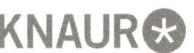

Über den Autor:
Der Kinder- und Jugendpsychiater Professor Dr. Michael Schulte-Markwort beschäftigt sich seit Jahren damit, wie sich gesellschaftliche Entwicklungen auf Kinder auswirken. Er ist ärztlicher Direktor der Klinik für Kinder- und Jugendpsychiatrie, -psychotherapie und -psychosomatik im Universitätsklinikum Hamburg-Eppendorf und des Altonaer Kinderkrankenhauses.

Michael Schulte-Markwort

BURNOUT-KIDS

Wie das Prinzip Leistung
unsere Kinder überfordert

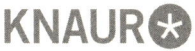

Besuchen Sie uns im Internet:
www.knaur.de

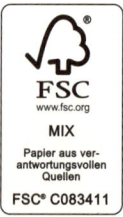

Vollständige Taschenbuchausgabe
© 2016 Knaur Verlag
Ein Imprint der Verlagsgruppe
Droemer Knaur GmbH & Co. KG, München
Alle Rechte vorbehalten. Das Werk darf – auch teilweise –
nur mit Genehmigung des Verlags wiedergegeben werden.
Covergestaltung: ZERO Werbeagentur GmbH
Satz: Adobe InDesign im Verlag
Druck und Bindung: CPI books GmbH, Leck
ISBN 978-3-426-78815-8

2 4 5 3 1

*Für Anna, Felix, Charlotte, Denise, Emilia
und all die anderen*

Inhalt

Vorwort 11

Der Befund 21

Anna (16) 23

Annas Lebensumstände 26 – Annas Familie 28 – Die Diagnose 29 – Die Behandlung 30 – Das Familiengespräch 32 – Der Verlauf 33

Felix (12) 34

Die schulische Situation 35 – Felix' Lebensumstände 40 – Untersuchung und Diagnose 41 – Die Behandlung 43

Charlotte (9) 45

Charlottes Lebensumstände 47 – Die Familie 47 – Die Vorgeschichte 48 – Die Diagnose 48 – Die Behandlung 49

Denise (14) 51

Die Lebensumstände von Denise 53 – Die Mutter 54 – Die Diagnose 54 – Die Behandlung 56

Emilia (17) 57

Emilias Lebensumstände 58 – Das Zweitgespräch 60 – Diagnose und Behandlung 61

Was diese Kinder gemeinsam haben 63

Bin ich noch normal? 64 – Ausgebrannt: Burnt out 65 – Noch mehr erschöpfte Kinder 66 – Anders erschöpft 68

Was Kinder heute über ihr Leben berichten 71

Die Familie als Kraftspender 72 – Scheidungskinder 74 – Die arbeitenden Eltern 75 – Kindheit plus 78 – Digitale Welt 79 – Die einsame Familie 82 – Lebenszufriedenheit 82 – Die Anforderungen der Umwelt 83 – Die seelische Realität der Kleinfamilie 85

Schule macht Druck 87

Die Schule – Grund zur Unzufriedenheit 88 – Also: Alles nur Schule? 89 – So viel Druck 89

Befundabschluss 91

Die Diagnose...93

Burnout – eine neue Mode?...........................93

Die Häufigkeit psychischer Erkrankungen im
Kindes- und Jugendalter.............................96

Wie kommt eine kinder- und jugendpsychiatrische Diagnose zustande? 96 – Die Häufigkeit psychischer Erkrankungen 98 – Wie häufig ist Burnout? Die Risikogruppe 100 – Von innen oder von außen? 102 – Ausgebremst: Die Diagnose Burnout bei Kids 105 – Geänderte Rahmenbedingungen 108 – Alltag in meiner Ambulanz heute 109 – Die fachliche Entwicklung 111 – Die Symptome des Burnout bei Kindern 113 – Körperliche Symptome 118 – Was ist Stress? 120 – Stress und Burnout 122

Burnout, Erschöpfungsdepression und
Depressionen – ein Teufelskreis......................124

Eine Depression aus Angst 126 – Trennungsangst 127

Die Diagnose Burnout................................131

Die Ursachen...133

Historische Ursachen.................................134

Historische Schuld 134 – Lynn (16) 135 – Nationale Geschichte und Familiengeschichte 138 – Die Zeit des Aufbaus und ihre Folgen 140 – Hans (17) 140 – Burnout als Familienerbe 142 – Heilsame Autonomieerfahrungen 143 – Von den Schulden zur ökonomisierten Kultur 144 – Die Anpassungsgesellschaft 147

Die Ursachen in der Gegenwart........................151

Ökonomie, Leistung und Leben 153 – Werte – und wie sie sich von klein auf vermitteln 154 – Alles nur Äußerlichkeiten? 156 – Welche Werte zählen für uns? 158

Ursachen heute: Familie..............................161

Familien in der Ökonomiefalle 161 – Fiona (13) 162 – Die Ökonomie bestimmt alles 164 – Mütter, Väter und Großeltern 166 – Die Eltern 168 – Familienunternehmen 171 – Die Kinder in der Ökonomiefalle 172 – Hilflosigkeit 175 – Josie (19) 176 – Der Übergang in die Erwachsenenwelt 179 – Anstrengung 181 – Der Wunsch nach natürlichen Kindern 182 – Die Verunsicherung der Eltern 183

Ursachen heute: Das Lebensumfeld.................185

Eine zersplitterte Welt 186 – Die Krippe 188 – Mama-Logistik 190 – Mama-Nachhilfe 191 – Das Gewissen der Mütter 192 – Die digitale Familie 194 – Digitale Medien 198 – Die fürsorgliche Familie 197 – Leben in der Kleinfamilie 199

Ursachen heute: Schule 200

Die Grundschule 200 – Das Gymnasium 206

Das Prinzip Leistung............................214

Die Behandlung...................................221

Die Behandlung mit Antidepressiva 222 – Das Dilemma mit den Behandlungsangeboten 222 – Der Therapieansatz 225 – Die psychotherapeutische Behandlung 227

Prävention oder: »Behandlung zu Hause«.............228

Ein Blick in meinen Kalender 228 – Paul (12) 229

Familienwerte und Familienwelten 232

Selbstbewusste Eltern 238 – Familientherapie 239

Das Prinzip Begegnung..........................241

Fördern ohne zu überfordern.....................244

Fürsorge 244

Ökonomie und Gier: Leistung auf dem
Prüfstand......................................247

Inseln der Gemeinsamkeit 249 – Urlaub 250 – Laura (4) 250 – Affektive Dysregulation 251

Mit Grenzen leben lernen 253

Kinder und Verzicht 254

Entspannung 256

Burnout, das Prinzip Leistung und unsere
Verantwortung.................................257

Nachwort.......................................261

Dank..269

Vorwort

»Ich kann nicht mehr!«, sagt Bea, 14 Jahre alt. Sie kommt mit ihren Eltern in meine Sprechstunde und berichtet mit erstaunlich nüchternen Worten, dass sie seit einem Jahr zunehmend müde ist. Sie fühlt sich bei der kleinsten Kleinigkeit angestrengt, erschöpft, ist danach niedergeschlagen und oft grundlos traurig. Seit Monaten hat sie keinen Appetit mehr, an Durchschlafen ist nicht zu denken. In der Schule kann sie nicht mehr aufpassen, von ihren Freundinnen hat sie sich zurückgezogen. Ihre Eltern sind hochgradig besorgt und ratlos. Als ich Bea genauer nach ihrer seelischen Verfassung befrage, fängt sie schnell an zu weinen. Sie ist immer eine gute Schülerin gewesen, und jetzt quält sie sich nur noch und weiß nicht, wie sie alles schaffen soll.

Bea ist ein hochgewachsenes Mädchen mit langen dunklen Haaren und unauffällig-modischer Kleidung. Ihre Eltern sind ausgesprochen liebevoll, und auch ihre beiden jüngeren Geschwister machen sich Sorgen um ihre Schwester. Die Familienanamnese ist völlig unauffällig, und die Diagnostik ergibt keinerlei Hinweise weder auf eine spezifische Form einer Depression noch auf eine körperliche Krankheit.

Meine Diagnose: Bea leidet unter einer Erschöpfungsdepression. Bea gehört zu den Burnout-Kids.

Burnout ist bei unseren Kindern angekommen. Erschöpfte und depressive Kinder und Jugendliche haben meinen Blick in den letzten Jahren auf diese Gruppe unserer Kinder gelenkt. Die Burnout-Kids fordern unsere Aufmerksamkeit. Deshalb ist dieses Buch entstanden.

Burnout bei Kindern? Ist das nicht wieder einer dieser effekthascherischen Versuche, unsere Kinder krankzureden? Müssen Ärzte uns immer wieder beunruhigen? Alles wieder nur Übertreibungen, um an mehr Patienten zu kommen?

Ich persönlich mag es nicht, wenn man übertreibt. Insbesondere dann nicht, wenn es um Beschreibungen unserer Kinder geht. Oder um Zuschreibungen an sie. Als Arzt für Kinder- und Jugendpsychiatrie und Psychotherapie gehört es seit 27 Jahren zu meinen zentralen Aufgaben, Kinder zu verstehen, nicht, sie krankzureden. Abgesehen davon, dass ich nicht auf Patientensuche bin und wir Kinder- und Jugendpsychiater den Ansturm kaum bewältigen können. Und Kinder verstehen, das heißt für mich: nichts in sie hineinzuinterpretieren, was nicht zu ihnen gehört. Meine eigene Vorannahme sorgfältig abzugrenzen. Das ist nicht immer leicht, weil vieles von dem, was wir tun, notwendigerweise theoriegeleitet ist. Und weil Kindheit sich verändert.

Ein Beispiel: Entwicklungspsychologisch galt lange Zeit, dass die Pubertät als Phase der Autonomieentwicklung und Identitätsbildung nur gelingen kann, wenn die Jugendlichen sich hart und heftig im Rahmen einer Sturm- und Drangzeit von der Elternwelt abgrenzen. Heute fragen mich Eltern oft ratlos, was sie falsch gemacht haben, wenn das ausbleibt und der Jugendliche friedlich und freundlich erwachsen wird. Ich bin überzeugt davon, dass dies etwas damit zu tun hat, dass Eltern heute verständnisvoller sind, besser von Beginn an auf die Bedürfnisse ihrer Kinder eingehen und weil Autonomie zu einem Thema geworden ist, das nicht erst in der Pubertät plötzlich aufkommt. Kinder fühlen sich heutzutage zu Recht mehr verstanden. Ich bin nicht nur von den Kindern, die zu mir kommen, berührt, sondern auch von den Eltern, die sich mit großer Ernsthaftigkeit um ein Verstehen und Fördern ihrer Kinder bemühen. Deshalb bin ich inzwischen dazu übergegangen, meine Arztbriefe direkt an die Kinder zu richten und nur noch nachrichtlich an die Eltern. Mir scheint dieses Verhalten ein gutes Beispiel dafür zu sein, welche Beziehungsqualität wir zwischen unseren Kindern und uns hergestellt haben. Erziehen heißt vorleben, heißt auf Augenhöhe mit den Kindern wahrnehmen, fördern, schützen, fordern, lieben. Und viele Eltern machen das hervorragend, und ihre Kinder entwickeln sich entsprechend. Das ist die eine, die gute Seite.

Die andere Seite ist, dass auch diese verständnisvolle Begleitung seitens der Eltern und der Umwelt unsere Kinder heute nicht vor dem Burnout schützen kann. Ich muss darauf hinweisen, auch auf die Gefahr hin, eingereiht zu werden in ein Phänomen unserer Zeit der misstrauischen und pessimistischen Übertreibungen, dieser ständigen Verdächtigungen unseren Kindern gegenüber, die Wirkung zeigen und die ich immer schwerer ertrage!

Wie oft bin ich in meiner beruflichen Tätigkeit von Journalisten gefragt worden, warum unsere Kinder immer aggressiver werden, warum sie immer kränker werden, warum es überhaupt immer schlimmer um sie bestellt ist. Ständig sehe ich Bücher, in denen unsere Kinder als Tyrannen beschrieben werden oder als verdummt und dement. Die Liste der Verdächtigungen ist lang. Und wie oft habe ich schon darüber nachgedacht, Gegenbücher zu schreiben, weil in meinen Augen alle diese Zuschreibungen falsch sind! Denn unsere Kinder sind liebenswert, freundlich, sozial kompetent, reflektiert, leistungsorientiert ... Ich könnte die Liste gerne verlängern.

Sie werden fragen: Erst so ein romantisch-verklärter Blick auf die Kinder, und jetzt ein Buch über Burnout? Bin ich damit nicht in die Falle gegangen und stecke sie in dieselbe Schublade, in der sie schon als »Tyrannen« oder mit »digitale Demenz« eingeordnet wurden?

Ich habe jahrelang darüber nachgedacht, mich öffentlich zu Wort zu melden, und habe mir die Entscheidung nicht leichtgemacht. Am Ende habe ich mich – wie immer – von den Kids selbst überzeugen lassen. In meinem Bemühen, möglichst nah, aufmerksam und gewissenhaft an den Kindern »dran zu sein«, ist mir seit fünf Jahren ein neues Phänomen aufgefallen.

Ich begegnete Jugendlichen, meistens Mädchen, die sich mit dem Vollbild einer Depression zeigten, die aber bei genauem Hinsehen, bei genauer Diagnostik nicht in die gängigen Kategorien passten. Erst habe ich mich innerlich gewehrt gegen das, was sich mir da aufdrängte, denn ich war grundsätzlich skeptisch gegenüber der Diagnose Burnout eingestellt. Alles, was ich von der Erwachsenenpsychiatrie darüber mitbekam, ließ für mich bei manchen Erwachsenen mit Burnout nur den Schluss zu, dass sie sich bloß eine Auszeit nehmen wollten. Kurz: Ich war misstrauisch. Da ich aber bis dahin nichts wirklich Fachliches über Burnout wusste, begann ich, mich damit zu beschäftigen. Ich ließ mich ein auf eine regelrechte Expedition in ein Phänomen, das mir über meine Patienten hinaus den Blick öffnete für gesamtgesellschaftliche Zusammenhänge.

Die Tatsache selbst aber ließ sich nicht länger verdrängen: Ich begegnete in der Ambulanz Jugendlichen mit Burnout. Und schnell wurde für mich deutlich, dass die reflexhafte Zuschreibung der Schuld an die Eltern oder an die Schulen zu kurz griff.

Eine Zeitlang dachte ich bei mir, ich hätte es eben mit besonders empfindlichen und überforderten Jugendlichen zu tun. Je mehr es wurden, desto mehr wurde mir klar, dass sich tatsächlich ein Krankheitsbild aus der Erwachsenenwelt zu den Kindern verschiebt. Meine Unruhe wuchs.

Anfänglich stieß ich auch bei meinen Fachkollegen auf Skepsis. Wenn wir Kinder- und Jugendpsychiater unserer Verpflichtung, Kindern maximal gerecht zu werden, nachkommen wollen, dann müssen wir auf Veränderungen reagieren. Nicht nur auf neue Bedingungen des Aufwachsens, sondern auf veränderte Krankheiten, Symptome, psychische Reaktionen. Ich hatte den Eindruck, dass ich auf einmal die Journalisten nicht beruhigen musste und ihnen nicht mehr vorwarf, unsere Kinder misstrauisch zu verfolgen, sondern dass ich sie tatsächlich auf ein neues Krankheitsbild hinweisen musste.

Die Balance zwischen medizinisch-sachlichem Hinweis und populistischer Übertreibung ist nicht immer einfach. Und ein kurzer Zeitungsartikel oder ein Interview können Denkanstöße liefern. Doch wenn ich meinen Beobachtungen und den Hypothesen Raum geben wollte, blieb nur ein Schluss: Ich wollte ein Buch schreiben. Denn ich wollte etwas dafür tun, dass unsere Kinder weiterhin und immer intensiver von uns Erwachsenen verstanden werden. Dass wir ihnen helfen können. Wie aber sollte ich es vermeiden, eingereiht zu werden in die Liste populistischer Kinder-Schwarzseher?

Am Ende war mir mein Bemühen um die Kinder wichtiger. Wollte ich ihnen gerecht werden, musste ich meine Sorge öffentlich machen. Denn ich bin überzeugt davon, dass wir alle, Eltern wie Ärzte, Lehrer wie Politiker zur Kenntnis nehmen müssen, dass es die Burnout-Kids gibt, und dass wir uns Gedanken darüber machen müssen, woher Burnout bei Kindern und Jugendlichen kommt. Wir brauchen eine Debatte darüber, was für eine Welt wir unseren Kindern präsentieren – und welche Welt wir eigentlich für sie gestalten möchten. Welche Werte wir vermitteln, welche Pädagogik wir uns für sie wünschen, was sie lernen sollen – was für Kinder wir uns wünschen. Dazu soll dieses Buch ein Anstoß sein. Unsere Kinder sind es wert, dass wir uns intensiv mit ihnen, ihrer seelischen Verfassung und ihrer Zukunft beschäftigen.

In diesem Buch möchte ich Sie, die geneigte Leserin (ich unterstelle, dass Mütter, Großmütter, Tanten und Pädagoginnen sich mehr für das Thema interessieren als ihre männlichen Ergänzungen; entschuldigt, lesende Väter!), mitnehmen auf diese Expedition, zu der mich meine Patienten selbst eingeladen haben. So beginne ich mit einem ganz normalen Alltag in meiner Ambulanz der Klinik in Hamburg. Die Zusammenstellung der Patienten hier im Buch entspricht – ein wenig verdichtet – tatsächlich dem Alltag meiner Ambulanz, in der ich an zwei Vormittagen der Woche Erstgespräche führe. Diese Ambulanz bedeutet mir viel, weil sie mich erdet, mich neben der klinischen und wissenschaftlichen Tätigkeit sowie dem Studentenunterricht immer wieder zum Kern unseres Faches zurückführt: dem direkten Kontakt zu »Kindern« zwischen 4 und 24 Jahren. Die Gruppe von Patienten, die ich selbst ambulant behandele – und das sind immer etwa 25 –, lehrt mich darüber hinaus, die Verläufe seelischer Entwicklungen zu verstehen. In Langzeittherapien bis zu acht Jahren darf ich den Übergang in das Erwachsenenleben begleiten. Das Vertrauen der Kinder und die Einblicke, die Familien mir immer wieder gewähren, sind zutiefst anrührend und lassen Beziehungswerte entstehen, die mit nichts Materiellem aufzuwerten sind.

Die Kinder und ihre Eltern haben mir ihr Einverständnis dafür gegeben, ihre Geschichte hier wiedergeben zu dürfen, die Namen habe ich natürlich verändert, ebenso wie persönliche Daten, so dass niemand wiederzuerkennen ist. Der Kern jeder Kranken- und Familiengeschichte ist authentisch.

Die ausführlich geschilderten Fallgeschichten zu Beginn des Buches sind das Kernstück der Expedition, denn mit ihnen begann alles, als ich vor ein paar Jahren plötzlich unsicher wurde, wie ich die Symptome der vor mir sitzenden Kinder und Jugendlichen in die gängigen Krankheitsdiagnosen einordnen sollte. Was diese Kids erzählen, spiegelt unseren Alltag, und bestimmt entdecken Sie Ähnlichkeiten und Unterschiede zu sich selbst. Der Befund ergibt eindeutig: Die Symptome lassen keine andere Diagnose als Burnout und Erschöpfungsdepression zu. Erhebt der Arzt einen Befund, schließt sich daran die Diagnostik an – und meine

Diagnose lässt keinen anderen Schluss zu: Burnout bei Kids nimmt zu.

In einem zweiten Schritt gehe ich noch einmal detaillierter auf die Symptome ein, denn es ist wichtig, dass Sie verstehen, wie ich zu meinem Schluss, also meiner Diagnose komme. Welche anderen Krankheitsbilder kämen in Frage? Ich halte Diagnose und die Differenzialdiagnosen gegeneinander, damit für alle deutlich wird, wie gesichert meine Erkenntnisse sind. Und natürlich sollen Eltern und das Umfeld in die Lage versetzt werden, bei dem eigenen Kind darüber nachdenken zu können, ob die Diagnose Burnout zutreffen könnte.

Dann hat sich mir die Frage nach der Ursache aufgedrängt: Warum entwickeln unsere Kinder ein Burnout? Die Antwort darauf ist nicht einfach, aber ich möchte Sie mitnehmen auf den Weg, den auch ich gegangen bin, um zu verstehen, was da gerade passiert. Ich blicke zurück in die Geschichte und versuche daraus die aktuelle Entwicklung herzuleiten. Daher kann ich die Augen nicht davor verschließen, dass die alles durchdringende leistungsorientierte Ökonomisierung unserer Gesellschaft Strukturen, Werte und Prozesse produziert, die – wenn es so weitergeht – zu einem signifikanten Prozentsatz Kinder und Jugendliche ins Abseits stellt. Kinder, die nicht mithalten können. Obwohl sie das intellektuelle Potenzial dazu hätten. Und auch das emotionale. Was fehlt, ist oft ein Schutzmechanismus, der bei zu hohen inneren und äußeren Anforderungen greifen könnte. Die Ursache ist komplex, aber wir können und müssen etwas dazutun, dass Burnout nicht weiter um sich greift. Und wir müssen dafür Sorge tragen, dass diejenigen, die schon betroffen sind, schnell und effektiv diagnostiziert und behandelt werden.

Da es unbefriedigend wäre, »die Gesellschaft« verantwortlich zu machen, geht es im letzten Abschnitt ganz konkret um die »Behandlung«. Es ist mir nämlich nicht etwa ein Anliegen,

Leistung als wichtiges Prinzip unserer Gesellschaft zu verteufeln oder abschaffen zu wollen. Doch wir müssen umdenken. Für mich ist der naheliegende Lösungsansatz, erst einmal die Werte zu hinterfragen, die wir vermitteln. Wir als Gesellschaft müssen zu einer anderen Gewichtung kommen, um Erschöpfungskrankheiten wie Burnout einzudämmen. Und dann geht es mir sehr wohl auch um die Frage, wie jeder für sich und seine Kinder tatsächliches oder drohendes Burnout verhindern kann. Damit ist im ersten Schritt nicht die fachärztliche Behandlung gemeint, sondern ich beschreibe, was jeder Einzelne, jede Familie für sich tun kann, um Erschöpfungsdepressionen bei den eigenen Kindern – und bei den Eltern – zu verhindern.

Während des Schreibens habe ich mich oft an die eigene Nase fassen müssen. Was ich manchmal so leicht dahersage – gerne auch in einem kurzen Interview –, wollte ich hier nun durchdeklinieren. Und ich muss gestehen: Ich kann nur Ansätze aufzeigen, kann auf diesem Wege nicht umfassend alles einbeziehen, was Wirkung auf Kinderseelen entfaltet. Manche Aspekte sind unberührt und müssen durch Sie, liebe Leserin, ergänzt werden. Im inneren Dialog, aber noch mehr in einer gesamtgesellschaftlichen Debatte, die wir dringend führen sollten. Denn die zentralen Fragen, die ich anstoßen will, lauten: Was für Kinder möchten wir haben? Welche Werte wollen wir ihnen vermitteln? Welche Pädagogik soll unsere Kinder zu was für Menschen ausbilden? Wie sehen Schulen aus, die unsere Kinder zufrieden und schlau ins Leben entlassen?

Der Prozess des Schreibens hat mich nicht beruhigt. So sehr ich zutiefst zufrieden und beglückt auf die Mehrheit unserer Kinder schaue, so sehr beunruhigen mich diejenigen, die wir ausschließen. Welche Werte vermitteln wir ihnen? Sind es die richtigen? Bleiben unsere Wunschwerte blanke Theo-

Vorwort

rie – und geben wir ihnen in der Wirklichkeit ganz andere Dinge mit auf den Weg?

Ich bin gespannt auf die Diskussion, die wir führen müssen. Ich bin gespannt auf einen konstruktiven Disput zum Wohle unserer Kinder – auf ein Ringen für eine bessere, gesündere Entwicklung unserer Kinder ohne Burnout.

Kinder von heute sind wunderbar. Sie sind aufgeschlossen, zugewandt, sozial kompetent, reflektiert – eine Liste, die sich noch lange fortsetzen ließe. Mich haben meine gesamte bisherige Berufslaufbahn lang die Kinder an die Hand genommen – nachdem ich begriffen hatte, dass ich mich darauf einlassen muss. Diese Mitnahme in ihr Leben ist für mich zu einer Expedition geworden, die nach wie vor jeden Tag neue Erkenntnisse, neues Verstehen und überraschende Kinder zutage treten lässt. Wenn diese positive Neugier und diese Begeisterung sich mit Respekt paart, entstehen gemeinsame Wege voller Zufriedenheit und Perspektive, auch wenn das Ergebnis manchmal bescheiden bleiben muss.

Wenn aber die Kinder so kompetent sind, warum dann die ständige Kritik? Unsere Gesellschaft versichert sich durch stete Wiederholung, dass sie richtigliegt mit ihrem Eindruck von den gestörten Kindern, und wenn gefühlt alle diese Meinung teilen, die Medien, die Kollegen, die Lehrer und die befreundeten Eltern, muss das noch lange nicht richtig sein. Plötzlich aber steht eine ganze Generation am Pranger. Das will ich hier im Buch bewusst nicht tun. Im Gegenteil: Mich treibt die Sorge um, warum in dieser verbesserten Welt immer mehr Kinder unter dem Druck zusammenbrechen, den sie selbst sich machen, um den Ansprüchen, unartikuliert oder nicht, ihrer Umwelt zu gehorchen.

Meine täglichen tiefen und berührenden Begegnungen mit Kindern machen dankbar und demütig. Dankbar für die Offenheit und das Vertrauen, mit dem sich Kinder an uns wenden. Demütig, weil sie verdeutlichen, was wir mit ein wenig Geduld und Hellhörigkeit aus ihnen machen können. Demütig manchmal auch in der Anerkennung von Grenzen. Von Kindern, die unter unveränderbaren Bedingungen aufwachsen. Veränderungen stellen sich nicht über Nacht ein, aber manchmal genügt ein erster Anstoß ... Sosehr ich mit dem Unglück lebe, das »meine Kinder« durchmachen und ertragen, so sehr bin ich aufgerufen, sie zu schützen und lebensfähig zu machen. Für Lebensbedingungen zu sorgen, die erstrebenswert sind. Dahin ist es noch ein langer Weg. Wir müssen noch einiges mehr tun. Für unsere Kinder. Für unsere gemeinsame Zukunft.

Der Befund

Burnout – das klingt nach Menschen in der zweiten Hälfte ihres Berufslebens, die ausgebrannt, erschöpft und depressiv auf der Suche nach Hilfe sind. Burnout ist eine der brennendsten Diagnosen unserer Zeit. Es kann jeden treffen, oft hört man etwas über die Berühmten. Die Stars. Aber es kann auch der Nachbar im Büro sein, der plötzlich eine Auszeit braucht. Für Burnout muss man erwachsen sein, ein paar Jahre gearbeitet und sich abgemüht haben. So haben wir alle bislang gedacht und uns in dem Glauben gewiegt, dass Kinder und Jugendliche nicht betroffen sind, weil die Kindheit und die Jugend als solche schon vor Burnout schützen. Kinder haben doch noch Kraftreserven. Wir denken an die in unserer Erinnerung unendlich scheinenden sechs Wochen Sommerferien. Ans Herumtoben. Die Freiheit. Kindheit, das ist eine Zeit des Glücks. Unsere Kids sind bestimmt kraftvoll und von Sorgen unbeeinträchtigt.

Dass Kinder – und von ihnen immerhin etwa zwanzig Prozent – von seelischen Erkrankungen betroffen sein können, ist mir als Facharzt für Kinder- und Jugendpsychiatrie seit 27 Jahren vertraut. Doch auch ich habe bis vor ein paar Jahren gedacht, dass es kein Burnout im Jugendalter gibt – oder bei Kindern. Damals habe ich weder in unseren Ambulanzen noch in unserer Klinik solche Patienten gesehen. Um die Diagnose Burnout habe ich mich nicht gekümmert, weil ich davon ausgegangen bin, dass es sich um eine Krankheit handelt, die im Kindesalter nicht vorkommt, ähnlich wie Demenz.

Bis mich seit fünf Jahren die Kids selbst mit ihren Symptomen eines Besseren belehrt haben. Zuerst habe ich gedacht, dass es nicht sein kann. Ich habe wie vorher die meisten der

Symptome als Depressionen diagnostiziert – heute weiß ich, dass meine Diagnose z. T. falsch war.

Mich beunruhigt das. Erst habe ich den Gedanken weggeschoben, habe die Einzelfälle gesehen und keinen Zusammenhang hergestellt. Allerdings: Wenn man verantwortlich und respektvoll mit Kindern arbeitet, ist man auch in der Pflicht, Veränderungen an ihnen wahrzunehmen und einzuordnen. Deshalb müssen wir uns als verantwortliche Erwachsene mit dieser Symptomatik, die unsere Kids uns zeigen, auseinandersetzen. Wir müssen uns dem Phämomen Burnout bei Kindern und Jugendlichen stellen. Wir müssen darüber aufklären und für eine schnelle und effektive Behandlung sorgen. Und wir müssen dringend darüber nachdenken, was wir tun können, um die Erschöpfung unserer Kinder zu verringern und damit das Burnout-Syndrom als Diagnose überflüssig zu machen.

Aber ich greife vor. Erst einmal war da der Moment, als mir die Kinder selbst mit ihren Klagen und Symptomen gezeigt haben, dass sich etwas Entscheidendes verändert hat. Das wird schon an einem ganz normalen Vormittag in meiner Ambulanz sichtbar. Fünf Kinder und Jugendliche unterschiedlichen Alters kommen zu mir. Und vielleicht muss man sie alle nacheinander kennenlernen, um das Ausmaß zu erahnen, mit dem wir Kinderpsychiater es zu tun haben.

Anna (16)

Anna stellt sich gemeinsam mit ihrer Mutter vor. Sie ist ein hübsches, groß gewachsenes Mädchen mit langen blonden Haaren, geschmackvoll, aber nicht übertrieben modisch gekleidet, etwas stark geschminkt und einerseits angemessen neugierig und gleichzeitig scheu und zurückhaltend. Auf die Frage, was sie denn zu mir führt und ob sie denkt, sie ist richtig bei mir als Kinder- und Jugendpsychiater, zögert Anna und schaut verlegen ihre Mutter an. Sie weiß es auch nicht so ganz genau, antwortet sie. Denn sie fragt sich tatsächlich, was der Termin bei mir jetzt soll. Als die Mutter ihn für sie ausgemacht hatte, war sie schon einverstanden, aber jetzt, wo sie vor mir sitzt, kommt es Anna doch wieder übertrieben vor.

Übertrieben? Was ist übertrieben? Ich stelle die Frage mit anderen Worten noch einmal: Was war vor einigen Wochen bei der Verabredung des Termins anders?

Vordergründig wirkt Anna komplett unauffällig. Wenn man sie so auf der Straße oder in der Schule sehen würde, käme man nicht auf die Idee, dass massive Probleme sie zu einem Kinder- und Jugendpsychiater führen könnten. Auch wenn mir der Gedanke natürlich zutiefst vertraut ist, dass man es den meisten Kindern und Jugendlichen nicht ansieht, ob oder gar welche psychischen Probleme oder Auffälligkeiten sie haben, so sticht Anna mit ihrer vordergründigen Unauffälligkeit noch etwas hervor. Sie macht den Eindruck, als dürfe auf keinen Fall etwas von dem, was sie zu mir führt, nach außen dringen. Es ist, als wenn Unauffälligkeit und Normalität ein inneres Gebot für sie sein könnten. Ihre Schminke wirkt auf mich wie eine Maske und unterstützt damit meinen ersten Eindruck, der seltsamerweise mit einem Gefühl der Anstrengung einhergeht. Aber diese Anstrengung bezieht sich nicht auf meinen Kontakt, meine Arbeit mit Anna, sondern ich bin mir schnell sicher, dass es auf einem Gefühl der Gegenübertragung beruht, d. h. Anna löst in mir ihr eigenes Gefühl aus. Das ist diagnostisch wichtig für mich: Ich erlebe ein Mädchen, das sich um Normalität und Unauffälligkeit bemüht, und schon beim allerersten Kontakt vermittelt sie mir ein Gefühl der Anstrengung.

Anna schießen die Tränen in die Augen. Offensichtlich ist sie so verzweifelt, dass diese Mutlosigkeit und diese Ausweglosigkeit schon nach kurzer Ansprache von mir zum Vorschein kommen. Sie wird unsicher und schaut ihre Mutter auffordernd an. Ich erkläre ihr, dass es nicht darum geht, sie zu beschämen, aber dass es für mich von großer Bedeutung ist, von ihr selbst und durch ihre eigenen Worte zu erfahren, was sie zu mir führt. Sie kann sich Zeit lassen und selbstverständlich selbst bestimmen, wie weit sie auf meine Fragen antworten möchte. Ich erkläre ihr weiter, dass ich ihre Mutter anschließend in ihrer Gegenwart befragen werde, und weise sie darauf hin, dass sie es nur sagen muss, wenn sie gerne etwas ohne ihre Mutter besprechen möchte.

Diese Art Vorgespräch ist mir wichtig, denn wie alle Kinder und Jugendlichen soll auch Anna am Ende auf keinen Fall das Gefühl haben, ich hätte ihr »ein Problem an die Backe geredet«. Denn dann wäre etwas schiefgelaufen. Ich möchte sicherstellen, dass die Kids sich nicht manipuliert fühlen. Sie sollen sich vielmehr bei mir so authentisch wie möglich geben können. Sie sollen sich bestenfalls von mir dort abgeholt fühlen, wo sie selbst sind. Es geht jetzt nur um sie und nicht darum, für irgendjemanden irgendwie zu sein.

Anna entspannt sich etwas nach meinen Worten und berichtet: Sie besucht das erste Halbjahr der 11. Klasse. Ihre ganze Schulzeit über macht sie sich schon große Sorgen um ihre Leistungen, obwohl es eigentlich keinen Grund dafür gibt. Sie war und ist eine gute Schülerin. Das war in der Grundschule noch mit Freude und Schullust gekoppelt, gegen

Ende der Mittelstufe und vor allem nun in der Oberstufe sind ihre Leistungen zwar nicht schlechter geworden – eher im Gegenteil –, aber seit über einem Jahr ist Anna nicht nur besorgter um ihre Noten und Ergebnisse, sondern sie hat ihren Lernumfang noch einmal gesteigert. Sie beschreibt das so: Sie muss sich enorm anstrengen, weil ein Abitur mit einem Durchschnitt schlechter als 1,5 ja »nichts wert« ist und man damit keine umfassende Studienauswahl mehr hat. Sie macht mir deutlich, dass sie mit großem Fleiß und sehr vorausschauend arbeitet. Anna hat sich die anstehenden Klausuren im Kalender markiert und fängt immer rechtzeitig zu lernen an. Ihre Eltern unterstützen sie in ihren Bemühungen, aber in der letzten Zeit sagen sie ihr auch, dass sie nicht so viel tun soll. Das würde aber gar nichts nützen, findet Anna, denn die müssten ja nicht mehr studieren. Sie ist nicht der Meinung, dass sie übertreibt. Sie ist eben nun mal nicht so klug, dass ihr alles zufällt. Sie muss sich ihren Erfolg erarbeiten.

Seit einigen Monaten hat sie massive Einschlafstörungen, Konzentrationsprobleme, die alles schlimmer machen, und manchmal quälen sie regelrechte »Heulkrämpfe«. Anna ist dann zutiefst verzweifelt, traurig und wütend gleichzeitig. Jeden Abend liegt sie in ihrem Bett und empfindet sich eigentlich auch als ausreichend müde, erschöpft fühlt sie sich sowieso. Kaum liegt sie aber, beginnen ihre Gedanken zu kreisen. Sie grübelt darüber nach, ob sie genug gelernt hat, und die Angst beherrscht sie, dass es nicht reicht. Sie malt sich düstere Szenarien ihrer Zukunft aus. Dann wälzt sie sich hin und her und schaut um halb zwei immer noch auf die Uhr. Deutlich vor dem Wecker um halb sieben ist sie wieder wach, fühlt sich gerädert und steht schließlich mit demselben Erschöpfungsgefühl wieder auf, mit dem sie eingeschlafen ist. Ihre Laune am Morgen ist schlecht, sie ist missmutig und kaum ansprechbar. Lange steht sie vor dem Spiegel, um sich gründlich zu schminken. Wenigstens das gibt ihr etwas Halt.

Beschwichtigungsversuche ihrer Eltern machen sie wütend, und sie fühlt sich dann von der ganzen Welt missverstanden. Anna ist unzufrieden mit sich selbst und kann die Gedanken nicht aus dem Kopf bekommen, dass sie sich nur anstellt und alles selbst schaffen muss. Von ihren Freundinnen hat sich Anna in den letzten Wochen komplett zurückgezogen. Diese versuchen schon gar nicht mehr, sie aufzumuntern und mitzunehmen zu ihren Unternehmungen oder den Partys. Annas soziales Leben ist komplett in den Hintergrund gerückt. Auch für einen Freund hat sie »keine Zeit«. Annäherungsversuche von Jungen wehrt sie angstvoll mit der Begründung ab, dass sie dann noch weniger zum Lernen kommt. Und tief in ihrem Innern verzweifelt Anna an sich, sie glaubt, dass sie zu dumm und zu faul ist. Nur manchmal blitzt der Gedanke in ihr auf, und sie kann für einen kurzen Moment sehen, dass sie in einem Karussell der Arbeit gefangen ist und wie ein Hamster im Rad versucht, dagegen anzurennen. Je mehr sie sich anstrengt, desto schlimmer wird es.

Inzwischen sind noch Appetitprobleme dazugekommen, was zu weiteren Streitigkeiten zwischen ihr und ihrer Mutter führt. Frau A hat Angst, Anna könnte magersüchtig werden, sie hört so viel von diesem Schreckgespenst jeder Mutter. Deshalb glaubt Frau A es Anna oft nicht, wenn diese sagt, dass sie keinen Hunger hat. Die Aufforderung der Mutter, mehr zu essen, ist für Anna ein »Wackerstein« mehr in ihrem von Anstrengung und Erschöpfung gekennzeichneten Leben.

Annas Lebensumstände

Ich lasse mir von den Kindern und Jugendlichen oft sehr genau schildern, wie sie leben. Deshalb wirkt es manchmal so, als sei ich in den Familien zu Hause gewesen. Anna berichtete hierzu: Sie lebt mit ihrer Familie in einer Vierzimmerwohnung in einem Stadtteil nahe der Innenstadt. Sie hat ihr Zimmer noch ein wenig mädchentypisch in Rosa eingerichtet, mit einer rosafarbenen Tagesdecke auf dem Bett, Tierbildern an der Wand, einem kleinen Sessel mit rosafarbenem Überwurf und ihrem kleinen Schreibtisch. Alles ist aufgeräumt, darum muss man sich bei Anna keine Gedanken machen. Auf dem Bett liegen ihre Kuscheltiere, die jeden Morgen von ihr neu angeordnet werden. Wenn Anna nicht am Schreibtisch sitzt, ist sie am liebsten auf ihrem Bett und hört Musik oder ist mit ihrem Handy beschäftigt.

Anna zeigt sich nicht gerne ungeschminkt. Sie hat das Gefühl, sie müsse etwas von sich verbergen, außerdem fühlt sie sich dann hässlich und unansehnlich. Es gibt nichts, womit Anna bei sich wirklich zufrieden ist. Sie gerät immer wieder in einen Strudel aus Selbstvorwürfen und trauriger Stimmung, weint viel und versucht, sich das zu erklären, indem sie innerlich ihren Eltern die Schuld gibt, was aber sofort wieder zu Selbstvorwürfen führt. Annas Leben kreist um die Schule. Wenn sie nach Hause kommt, isst sie kurz und hektisch, um sofort an ihren Schreibtisch zu gehen. Kurze Unterbrechungen zum Ballett oder Klavierunterricht empfindet sie meistens als Störung, und sie beeilt sich, möglichst schnell zurück am Schreibtisch zu sein. Abends steigert sich regelmäßig dieses Gefühl, nicht genug geschafft zu haben, dann gerät Anna häufig mit ihrer Mutter in einen »hysterischen« Streit, wie sie selbst in ruhigen Minuten einräumen kann.

Anna ist in der Pubertät, aber ihre Symptome reichen weit über normale pubertäre Gefühlsschwankungen hinaus. Sie lässt sich auch nicht fallen, sondern bemüht sich sehr, gegen den depressiven Sog anzuarbeiten. Das aber verstärkt ihren Teufelskreis nur noch mehr.

Annas Familie

Die Mutter von Anna ist Rechtsanwältin wie der Vater und arbeitet, seitdem die Kinder das Gymnasium besuchen, halbtags in einer kleinen Kanzlei. Sie hat mit großer Freude und Ernsthaftigkeit ihren Beruf mit der Geburt von Anna aufgegeben, denn es war immer ihr Wunsch, eine Familie zu gründen. Da ihr der Beruf großen Spaß gemacht hat, war es keine Frage, dass sie wieder damit beginnen wollte, sobald die Entwicklung der Kinder dies zulassen würde. Obwohl die ersten Jahre mit den zwei Kindern allein zu Hause bisweilen sehr anstrengend gewesen sind, würde Frau A nie auf die Erfahrung verzichten wollen. Frau A zeigt sich zutiefst zufrieden und beglückt, dass sie gesunde und sich gut und komplikationslos entwickelnde Kinder hat. Auch der zwei Jahre jüngere Bruder von Anna macht sich gut. Er ist sehr sportlich und ein unauffälliger Schüler der Mittelstufe, der mit seinen Leistungen etwas schlechter als seine Schwester im Zweier-Bereich liegt. Die Beziehung zwischen den Geschwistern schildert auch Anna als liebevoll mit den normalen Streitigkeiten. Nur in letzter Zeit sei der Bruder bisweilen genervt, wenn Anna so »rumzickt«. Ihre Ehe beschreibt Frau A als glücklich, die Eltern haben sich im Studium kennen- und lieben gelernt. Ihr Mann ist ihr Traummann gewesen und auch geblieben. Allerdings war und ist die Frage der Arbeitsteilung abends und an den Wochenenden ein strittiges Thema zwischen den Eheleuten, und das in eher zunehmendem Maße. So findet Frau A es auch nicht gut, »mal wieder« ohne ihren Mann in der Ambulanz zu sein. Er ist zwar nicht dagegen, sieht aber die Ernsthaftigkeit der Probleme seiner Tochter nicht ganz. Frau A macht sich Vorwürfe, dass sie Annas Symptome nicht rechtzeitig beachtet hat. Außerdem fragt sie sich, was sie selbst dazu beigetragen haben könnte, dass es Anna so schlechtgeht.

Anna (16)

Die Diagnose

Anna zeigt alle Zeichen einer Erschöpfungsdepression. Sie strengt sich schon lange so sehr an, dass sich Schlaf- und Appetitstörungen, Selbstzweifel, Erschöpfung und ausgeprägte Gefühlsschwankungen eingestellt haben. Diagnostisch entscheidend ist, dass es keine Hinweise darauf gibt, dass sie primär depressiv war oder dass ihre Stimmungslage durch äußere Auslöser entstanden sein könnte. Mit großer Leistungsbereitschaft – die als solches weder schlimm noch pathologisch, d. h. auffällig war und ist – muss Anna vor dem Hintergrund eines realen Leistungsdrucks in diese andauernde Erschöpfung geraten sein, die schließlich das Vollbild einer Depression, in diesem Fall einer Erschöpfungsdepression entwickelt hat. Erschöpfungsdepression, ein angemessenes Fachwort für das populärere Wort Burnout-Syndrom.

Wichtig ist, Anna und ihrer Familie deutlich zu machen, was dieses Burnout-Syndrom bedeutet: Allein kann Anna nicht aus der Symptomatik herauskommen, auch nicht mit Hilfe ihrer Familie. Sie darauf hinzuweisen, sie möge weniger tun, würde nichts bewirken, ebenso wenig wie der Hinweis, dass auch ein schlechteres Abitur eigentlich gut genug ist, um etwas aus ihrem Leben zu machen.

Da stehe ich also mit dem ersten Burnout-Fall des Tages. Und muss überlegen, wie ich die Behandlung angehen möchte – immerhin die Behandlung einer Krankheit, die offiziell diagnostisch so nicht beschrieben ist. Ich betrete Neuland. Die ersten Male war ich unsicher – inzwischen habe ich so viele Kinder und Jugendliche mit Burnout behandelt, dass ich weiß, wie ich schnell und effektiv helfen kann.

Die Behandlung

In dieser Situation ist es wichtig, die Symptome der Depression so gut und so schnell wie möglich zu lindern, weil Depressionen die unangenehme Eigenschaft haben, sich negativ zu verstärken (depressive Symptome verstärken die depressive Symptomatik) und schnell zu chronifizieren. Darüber hinaus ist Anna aufgrund des Schweregrads ihrer Depression kaum psychotherapiefähig. Deshalb behandele ich sie zunächst wie bei einer sogenannten mittelschweren Depression, indem ich ihr ein Medikament verschreibe, das schlafanstoßend und antidepressiv, d. h. stimmungsstabilisierend wirkt. Damit sorge ich zunächst dafür, dass sich ihr Schlaf reguliert und sie wenigstens schon einmal ausgeruhter in den Tag starten kann. Das ist wichtig, damit sie sich nicht noch weiter in die Erschöpfungsdepression hineindreht. Das kann man bei der gebotenen Effektivität mit keiner anderen Methode erreichen. Ich achte darauf, dass es Medikamente sind, die nicht abhängig machen, so dass man im weiteren Verlauf über eine Umstellung auf ein »normales« Antidepressivum nachdenken kann.

Warum sofort ein Medikament? Geht das nicht auch anders?

Diese Fragen sind verständlich, und oft erschrecken Eltern, wenn bei Symptomen, wie Anna sie zeigt, »sofort« mit einem Medikament reagiert wird. Eigentlich wäre es doch ganz einfach, oder? Anna muss nur ihren Arbeitsstil, ihren großen Eigendruck verringern, und dann kann sie auch wieder entspannter leben und lernen. Genau da liegt aber das Problem: Diese Aufforderung hat sie schon oft gehört. Ihr Lebens- und Arbeitsstil ist ein Lösungsversuch, mit dem sie auf die Anforderungen des Erwachsenwerdens reagiert. Dieser Verarbeitungsmechanismus ist so in ihre Persönlichkeit integriert, dass jeder psychotherapeutische Versuch, etwas daran zu verändern, eine Weile bräuchte, bis sich tatsächliche und ausreichend tiefgreifende Veränderungen zeigen könnten. Dann aber ist das Abitur schon in greifbarer Nähe und intensives Lernen unausweichlich. Für eine stationäre Behandlung ist der Schweregrad nicht ausgeprägt genug, abgesehen davon, dass ein stationärer Aufenthalt die Probleme nur verschieben würde, denn die Leistungsanforderungen würden sich dann zu einem späteren Zeitpunkt einstellen. Und auch Psychotherapie hat Nebenwirkungen. In der ärztlichen Verpflichtung, Anna möglichst schnell und effektiv zu helfen, ist in der Abwägung aller Wirkungen und Nebenwirkungen in dieser Situation eine anfängliche medikamentöse Behandlung der schnellste und sicherste Weg.

Eine zeitnah durchgeführte testpsychologische Untersuchung ergibt, dass Anna ein ausgeglichenes Profil der unterschiedlichen Bereiche der Intelligenz hat und insgesamt einen leicht überdurchschnittlichen IQ. Sie liegt bezogen auf ihre Altersgruppe im oberen Drittel. Diese testpsychologische Untersuchung ist sehr wichtig, weil nichts übersehen werden darf, was die Leistungsfähigkeit von Anna tatsächlich mindert. Typisch für Anna ist allerdings, dass das Ergebnis sie nicht beruhigt oder entlastet. Anna denkt sofort, dass es geschönt ist und dass sie es nicht verdient hat – ganz im Sinne ihrer depressiven Wahrnehmungsverzerrung.

Zusätzlich braucht Anna eine psychotherapeutische Unterstützung und eventuell auch einen Lerncoach. In der Psychotherapie sollte es um ihr Selbstwertgefühl gehen, um ihre Selbstunsicherheit und um ein Aussöhnen mit ihrer Lern- und Lebenssituation.

Das ist leicht gesagt! Wie soll man einer Jugendlichen, die sich anstrengen möchte für ein gutes Abitur, damit sie eine möglichst große Studienauswahl hat, vermitteln, dass sie das lassen soll? Abgesehen davon, dass ihre Eltern das schon seit Jahren zu ihr sagen und das eher zu einer Verhärtung von Annas Haltung geführt hat.

Ich fühle mich selbst in einer unauflösbaren Zwickmühle,

die genau die Situation von Anna widerspiegelt: Versuche ich, Anna in ihren Grenzen zu bestärken, und ermuntere sie, sich mit einem schlechteren Abitur abzufinden, so ist das keine Hilfe, mit dem Leistungsdruck und -anspruch unserer Gesellschaft umzugehen. Ich kenne zu viele Jugendliche, die sehr unglücklich damit werden, »irgendetwas« zu studieren und nicht das werden zu können, was sie wollen und auch »könnten«. Eine Jugendliche implizit zur Leistungsverweigerung zu ermuntern, empfinde ich in heutigen Zeiten als zynisch. Wir alle haben den Auftrag, den Kindern so gut wie möglich zu helfen – und das heißt auch, ihnen so viele Wege zu öffnen wie irgend möglich. Versuche ich, Anna zu helfen, möglichst gut durch das Abitur zu kommen, so unterstütze ich die Mechanismen, die zu ihrem Zustand der Erschöpfungsdepression geführt haben. Wie soll ich dieses Problem lösen?

Mein Ansatz ist: Ich behandele Annas Symptomatik und sorge dafür, dass sie den Leistungsanforderungen besser gerecht werden kann, und gleichzeitig kümmere ich mich in ihrer weiteren psychischen Entwicklung darum, dass sie selbst besser entscheiden kann, was ihr guttut und wie sie mit Anforderungen auf der einen Seite und inneren Wünschen und Konflikten auf der anderen Seite umgehen kann.

Das Familiengespräch

Zusätzlich verabrede ich als nächsten Schritt ein Familiengespräch, um mit allen Beteiligten zu klären, wer in diesem System welche Position hat und wer welchen Beitrag dazu leisten kann, dass Anna gesund wird. In diesem Familiengespräch stellt sich heraus, dass die Männer, der Vater und ihr Bruder, sehr deutlich dazu neigen, Anna nicht ernst zu nehmen. Auch wenn sie es nicht aussprechen, so denken sie doch, dass Anna sich nur anstellt. Das Gespräch führt immerhin dazu, dass die beiden begreifen, dass Anna in einen Krankheitszustand geraten ist, der behandlungsbedürftig ist. Auch wenn der Vater nicht den Eindruck macht, übermäßig leistungsorientiert zu sein, so versteht er doch, in welchem System Anna innerhalb und außerhalb der Familie aufwächst und wie sehr dies als Rahmenbedingung ihre ausweglose Situation gefördert hat. Herr A ist nach einem zusätzlichen Einzelgespräch tatsächlich in der Lage zu beschließen, seine eigene Arbeit umzustellen und – auch wenn die Kinder schon so groß sind – spürbar und regelmäßig früher zu Hause zu sein. Anna freut sich über dieses Signal ihres Vaters, auch wenn sie ihn konkret gar nicht mehr so sehr braucht.

Der Verlauf

Es wird schnell deutlich, wie sehr Anna sich über das Verständnis ihrer Familie freut und unterstützt fühlt. Das Medikament führt umgehend zu einem guten und erholsamen Schlaf, und mit der Lerntherapeutin erarbeitet Anna sich einen Lernplan, der effektives Lernen mit ausreichenden Pausen verbindet. In der begonnenen Psychotherapie stellt Anna sich der Frage ihres schlechten Selbstwertgefühls und ihrer pessimistischen Grundhaltung. Sie kann verstehen, in welches Dickicht der Gefühle, zusammengesetzt aus unausgesprochenen Forderungen, nicht genannten Enttäuschungen und einem großen Eigenanspruch, sie sich unbewusst begeben hat.

Mit diesem Set an Maßnahmen ist Anna relativ schnell entlastet, und die eigentliche und länger dauernde psychotherapeutische Arbeit kann beginnen, während sie etwas sicherer und nicht mehr depressiv in das Schuljahr des Abiturs startet. Ihre Erschöpfungsdepression ist deutlich gebessert, und Anna ist so leistungsfähig, dass sie sich vorstellen kann, das Abitur durchzustehen. Sollte es schlechter ausfallen als mit dem Durchschnitt 1,5, traut sie es sich zu, auch damit den Weg in ihr Wunschstudium zu finden.

Felix (12)

Felix wird mir von seinem Vater und seiner Mutter vorgestellt. Er berichtet in Gegenwart seiner Eltern, dass seine Noten in der Schule – er besucht die 6. Klasse eines Gymnasiums – immer schlechter geworden sind. Nachdem er zunächst in der ersten und zweiten Klasse der Grundschule ein sehr guter Schüler gewesen ist, sind danach etwa ab der dritten Klasse zunehmend Schwierigkeiten aufgetaucht, so dass Felix auch nur knapp eine Empfehlung für das Gymnasium erhalten hat. Weder seine Eltern noch er hätten allerdings an seinen grundsätzlichen Fähigkeiten jemals gezweifelt. Felix kann es sich selbst nicht erklären, warum seine Leistungen mit der Zeit immer schlechter geworden sind.

Im Kontakt ist er ein freundlicher, offener und zugewandter Junge. Er ist groß gewachsen, sehr jungenhaft mit kurzer Hose und Sweatshirt gekleidet und hat seine blonden Haare modisch nach hinten gegelt. Er wirkt sehr nachdenklich und traurig. Er berichtet, dass ihn seine Schulsituation sehr belastet. Zu Hause flieht er gerne und oft in die Welt von strategischen Computerspielen, was nicht selten zu zusätzlichen Streitigkeiten und Auseinandersetzungen mit seinen Eltern führt.

In der letzten Zeit kann Felix nicht mehr gut einschlafen und klagt über Kopf- und Bauchschmerzen. Er fühlt sich kraftlos und schlapp. Abends im Bett weint er oft und schildert seiner Mutter, wie verzweifelt er ist. Besonders alarmiert hat sie der Satz neulich, dass sein Leben eigentlich sinnlos sei und es vielleicht besser sei, wenn er tot wäre.

Felix berichtet darüber hinaus, dass er mit seinen Mitschülern immer schlechter auskommt. Er wird oft gehänselt, weil er so ungeschickt und in den Augen der Mitschüler tollpatschig ist. Und, ebenso schlimm für ihn: Er fühlt sich auch von den Lehrern schlecht und ungerecht behandelt.

Meine Frage, ob es denn stimme, dass er tollpatschig sei, beantwortet Felix sehr nachdenklich. Ja, er kann nicht gut Ballspielen, obwohl er Fußball eigentlich sehr mag. Er ist noch nie gerne geklettert. Ansonsten erkennt er bei sich selbst nichts Auffälliges. Auch seine Mutter kann nichts Besonderes an Felix finden, allerdings kommt er im Gymnasium bei schriftlichen Arbeiten nie mit der Zeit hin.

Felix ist ein sehr berührender Junge: Man spürt, wie sehr er sich anstrengt, den Anforderungen der Schule sowohl im Leistungsbereich als auch im Sozialen gerecht zu werden. Die Verzweiflung darüber, dass es ihm immer schlechter gelingt, ist ihm deutlich anzumerken. Atmosphärisch breitet sich eine große Trauer und Erschöpfung aus.

Die Mutter, Frau F, macht sich darüber hinaus große Vorwürfe, weil sie gemeinsam mit ihrem Mann auf der Grundlage einer schwierigen wirtschaftlichen Situation – die Eltern sind selbständig im Einzelhandel tätig – in den letzten zwei Jahren viel arbeiten musste. Es tut ihr sehr weh, wenn sie merkt, wie sehr Felix sich anstrengt, den Eltern keine zusätzlichen Sorgen zu bereiten.

In einem ersten Reflex könnte man vermuten, dass übermäßig leistungsorientierte Eltern ihr Kind entgegen seinen Begabungen auf das Gymnasium bringen wollten und sich diese Überforderung nun rächt. Ich habe allerdings gelernt, immer wieder sehr genau zuerst auf die Kinder und dann auf die Eltern zu hören: Normalerweise sind sie die Experten für sich und ihre Lage.

Die schulische Situation

Felix hat vor kurzem unaufgefordert einen Brief an seine Lehrer verfasst, den er nicht abgeschickt hat. Dieser Brief drückt auf präzise und gleichzeitig auf bedrückende Art und Weise die Not des Jungen aus.

Felix hat erlaubt, dass dieser Brief hier abgedruckt werden darf (Danke, Felix!):

17.6.19

Das Schulleben von Felix

Als ich kurz vor meinem 6. Geburtstag eingeschult wurde, hatte ich große Lust auf die Schule. Ich kam in eine Klasse in der ich kein anderes Kind kannte, habe dann nach einiger Zeit viele Freunde gefunden. Aber meine Lehrerin war ganz fies und hat uns nur angeschrien. Wenn wir etwas falsch geschrieben haben, hat sie den Zettel zerknüllt und vor allen anderen Kindern in den Mülleimer geworfen. Auch hat sie Kindern mit den finalen Sachen aus der Hand geschlagen. Ich dachte, dass das Verhalten dieser Lehrerin normal ist, weil ich sonst noch keine Erfahrung mit der Schule hatte, aber ich war oft krank.

Nach zweieinhalb Jahren kam das raus und meine Eltern haben mich in einer anderen Schule angemeldet. Weil ich so oft krank war war ich 3 ~~Jahre~~ ~~in~~ Monate im Kinder Krankenhaus. Damit ich Luft bekomme haben mich meine Eltern eine Klasse zurückgesetzt.

Meine neuen Mitschüler waren aber gar nich nett zu mir und ich wurde wider krang. Weil ich neu und "sitzen geblieben" bin, wurde ich nur gemobbt. Nach einem halben Jahr ist ein anderer Junge nicht mehr in die Schule gekommen. Weil er auch gemobbt wurde. Er hat der Klassenlehrerin einen Brief geschrieben, wo das alles raus kam. Ich habe dann auch einen Brief geschrieben. Danach hat der andere Junge die Klasse verlassen und die Lehrerin hat versucht mich zu beschützen. Als ich dann anfang des neuen Jahres einen schweren Unfall in der Schule hatte und ich über eine Woche im Krankenhaus war, waren danach die Kinder netter zu mir. Wir wissen bis heute was keinem passiert war, den ich hatte mehrer Verletzungen und 3 Kopfwunden und war ohnmächtig. Als ich wider in die Schule kam ist unsere Lehrerin weggegangen. Dann haben wir eine neue Lehrerin bekommen und diese Lehrerin war gut und nett zu mir. Ich wurde besser in der Schule und da ich habe einen Freund Namens John gefunden.

Am Ende der 6. Klasse hat mich
meine Mutter am GJ angemeldet und
ich bekam eine Einladung vom O. Ich
war überglücklich und habe gedacht
ich kann noch einmal neu anfangen.
Ich habe mich aber geirrt.

Ich bin in die 5e gekommen und
habe viele nette Lehrer bekommen.
Am Anfang bis zu den Herbstferien
war auch alles gut. Aber meine Eltern
mussten plötzlich noch mehr mehr arbeiten
als sonst und ich war oft alleine und
traurig. Nach den Ferien wurden die Jungs
plötzlich gemein zu mir, weil sie
dachten und behauptet haben,
dass ich schlecht in der Schule bin und
wollten mit mir nichts mehr zu tun
haben. Mir ging es oft schlecht und ich
fühlte mich noch mehr allein. Sie
haben sogar gewettet, dass ich
von der Schule fliege. Weil ich seid
der ersten Klasse Durchfall hatte
habe und mir oft in diser Klasse
übel war, hate ich im Krankenhaus
noch eine große Untersuchung.
Danach haben Frau ___ und
Herr ___ mit den Jungs und
sie wurden netter zu mir.

Felix (12)

Aber nur für kurze Zeit. Zwei Jungs sind besonders fies zu mir und stacheln die anderen dann auch gegen mich auf. Vor ein paar Wochen hatte ich angst vor jeder Bewegung. Wenn ich eine gemacht habe, wurde ich schon angeschimpft und angebrüllt mit den schlimmsten Schimpfwörtern, die ich je gehört habe, oder sogar getreten und geschlagen. Auch wollte mich einer von den beiden Jungs erpressen. Ich wurde nie nett oder wenigstens normal angesprochen oder behandelt. Bis unsere tolle Religionslehrerin, Frau [...], mit der Klasse ernsthaft gesprochen hat und wir das Thema „Ausgrenzung" bekommen haben.

von Felix

In diesem Brief wird deutlich, wie dramatisch die Schulentwicklung dieses Kindes ist. Er fühlt sich unverstanden und vor allem alleingelassen in einer Situation, in der er immer wieder von massiver Ausgrenzung bedroht ist. Wenn man den Text liest, könnte man vordergründig davon ausgehen, dass Felix ein sozial inkompetenter, vielleicht ungeschickter Junge ist, dessen zentrales Problem darin besteht, keinen sozialen Anschluss in der Klasse zu finden. Dies passt überhaupt nicht zusammen mit meinem Eindruck: Selbst wenn ich unterstelle, das Felix als Einzelkind besser mit Erwachsenen auskommt, so überwiegt der Gedanke, dass es sich bei Felix um einen freundlichen und um Kontakt bemühten – und dabei weder ungeschickten noch altklugen –, altersentsprechend entwickelten Jungen handelt, dessen Probleme in anderen Bereichen liegen müssen als primär in seinem Sozialverhalten.

Felix' Lebensumstände

Felix lebt in einem Reihenhaus in einem Vorort der Stadt. Sein Zimmer liegt im ausgebauten Dachboden und fühlt sich für ihn oft an wie ein Baumhaus, in das er sich zurückziehen kann. Er hat keine Geschwister, obwohl er sich das immer gewünscht hat. Da die Eltern selbständig einen Einzelhandel betreiben, der in den letzten Jahren wirtschaftlich in seiner Existenz bedroht war, haben sie viel gearbeitet. Auch wenn die Mutter manches zu Hause am Schreibtisch erledigen konnte, war sie für Felix nicht ansprechbar. Die Computerspiele, in die sich Felix dann mehr und mehr gestürzt hat, waren den Eltern einerseits willkommen, weil sie dann in Ruhe arbeiten konnten, und andererseits verstärkte sich das schlechte Gewissen ihrem Sohn gegenüber. Anfangs haben die Spiele Felix auch Spaß gemacht, aber zunehmend ist er damit in einen inneren Sog schlechter Stimmung geraten, den er durch längeres Spielen abzuwenden versucht hat. Je weniger das gelang, desto mehr hat Felix gespielt. Ganze Nachmittage fanden dann vor dem PC statt.

Wenn Felix in der Schule mit den anderen Fußball spielen wollte, wendeten sich die anderen immer häufiger ab. Niemand wollte so einen schlechten Spieler in seiner Mannschaft haben. Je mehr Felix sich dann aufdrängte, desto ablehnender reagierten die anderen.

Felix hat keine Hobbys. Die Sportvereine, die er ausprobiert hat, haben ihm nach kurzer Zeit keinen Spaß mehr gemacht. Er hatte keine Erfolge. Fahrradfahren hat er erst sehr spät gelernt und fühlt sich auch heute noch nicht sehr sicher im Straßenverkehr.

Untersuchung und Diagnose

Wir benötigen dringend einen Intelligenztest, weil wir als Erstes wissen müssen, ob Felix in der Schule überfordert ist. Der Test ergibt ein besonderes Profil: In der sprachabhängigen Intelligenz ist Felix deutlich überdurchschnittlich mit einem IQ von 128, im wahrnehmungsgebundenen-logischen Denken ist er durchschnittlich und im Arbeitsgedächtnis sowie in der Verarbeitungsgeschwindigkeit unterdurchschnittlich. Das bedeutet, dass der Gesamt-IQ nicht als aussagekräftiger Wert genommen werden darf und man die Ergebnisse einzeln interpretieren muss. Bei Felix ist besonders die Diskrepanz zwischen der überdurchschnittlichen sprachabhängigen Intelligenz auf der einen Seite und seinem Arbeitsgedächtnis sowie seiner Verarbeitungsgeschwindigkeit auf der anderen Seite von Bedeutung. Felix hat ein ausgesprochen schlechtes akustisches Kurzzeitgedächtnis (obwohl er ausreichend gut hören kann) und eine sehr schlechte Auge-Hand-Koordination, die ihn bei Schreibarbeiten übermäßig langsam werden lässt.

Klinisch interpretiert bedeutet das IQ-Profil, dass Felix unter einer Entwicklungsdyspraxie leidet, die zusätzlich erschwert wird durch eine schlechte akustische Merkfähigkeit. Für die Schule benötigt er dringend einen Nachteilsausgleich, d. h. er braucht mehr Zeit oder weniger Aufgaben (was besser ist, weil er dann nicht bestraft wird für sein Handicap), und darüber hinaus braucht er Lernstrategien, die wesentlich auf visuelles und nicht auf akustisches Lernen abzielen. Felix braucht lerntherapeutische Unterstützung, damit er trotz seiner Handicaps und seiner ansonsten guten Intelligenz (!) das umsetzen kann, was eigentlich in ihm steckt. Für die sozialen Probleme benötigt er eine Psychotherapie oder, noch spezieller und effektiver, eine Gruppentherapie zur Stärkung seiner sozialen Kompetenz, die aufgrund seiner Entwicklungsdyspraxie sekundär (d. h. in Folge davon) schlechter geworden ist. Felix ist in der Tat ein tollpatschiges Kind, das durch diese Ungeschicklichkeit – im Bewegungsbereich und nicht im Sozialen! – bei anderen Kindern leicht im wahrsten Sinn des Wortes aneckt und dadurch nicht gut in Kontakt kommt und sich zur Ausgrenzung aus der Gruppe anbietet. Er ist auf die Hilfe von Lehrern angewiesen, die sich seiner annehmen und ihm zu einer besseren Integration in die Klasse verhelfen. Oft ist es so, dass entwicklungsdyspraktische Kinder mit Ausgrenzungserfahrungen sich noch mehr abkapseln oder durch ihre Anstrengungen noch ungeschickter werden, so dass sie schnell in einen Teufelskreis geraten.

Seine Schulleistungen sind schlecht, weil er zu langsam ist und sich die Dinge, die er gehört hat, nicht gut merken kann. Eigentlich ist er von seiner Auffassungsgabe überdurchschnittlich intelligent, also in jedem Fall ein Gymnasialkind. Die Eigeneinschätzung und auch die seiner Eltern war also richtig.

Zusätzlich zu seiner Dyspraxie hat Felix alle Anzeichen einer Erschöpfungsdepression entwickelt. Er ist traurig, ängstlich, schlapp, hat Kopf- und Bauchschmerzen und ist bisweilen so verzweifelt, dass er denkt, sein Leben mache keinen Sinn mehr. Kinder wie Felix haben mich gelehrt, dass sich Burnout-Symptome nicht nur auf Anforderungen von außen beziehen müssen. Auch innere Hürden, Handicaps, können dazu führen, dass die Kinder schneller als andere Kinder über alle Maßen angestrengt, erschöpft und schließlich depressiv sind.

Die Behandlung

Mit den Lehrern in seiner Schule muss dringend über seine Dyspraxie gesprochen werden, und sie müssen ein Konzept des spezifischen Nachteilsausgleichs für ihn entwickeln. Leider kennen viele Lehrer sich damit nicht aus und fühlen sich auch oft überfordert, spezifische Nachteilsausgleiche zu gewähren, aus Angst, sie müssten dann vielen Schülern ähnlich begegnen, oder sie mutmaßen, dass die jeweilige Schulgesetzbarkeit diese nicht zulässt (was nicht stimmt).

Die Erschöpfung und die Traurigkeit von Felix werden sich schnell legen, wenn er durch eine lerntherapeutische Unterstützung erkennt, wie er mit seinen Handicaps besser umgehen und dennoch effektiv lernen kann. Und in einer Psychotherapiegruppe wird er sich aneignen können, wie man auf andere Kinder so zugeht, dass sie sich nicht abwenden, auch wenn man bisweilen tollpatschig ist. Allein die Ergebnismitteilung hat Felix sehr entlastet, und er schaut zum ersten Mal seit langem optimistischer nach vorn.

In einem Elterngespräch wird deutlich, dass die Eltern sich von den Lehrern in den letzten Jahren ebenfalls im Stich gelassen gefühlt haben. Sie haben zunehmend an sich und ihrer Wahrnehmung gezweifelt und sind froh, dass ihr Eindruck von der grundsätzlichen Leistungsfähigkeit ihres Sohnes nicht falsch war. Beide Eltern sind geprägt von ihren Schuldgefühlen, ihrem Sohn aufgrund der familiären wirtschaftlichen Situation nicht mehr helfen zu können. Darüber hinaus machen sie sich Vorwürfe, erst jetzt zur Diagnostik gekommen zu sein. Sie haben einfach nichts gewusst von dieser Teilleistungsstörung ihres Sohnes. Gleichzeitig sind sie nun erleichtert und berichten, dass dieses gemeinsame Gefühl der Erleichterung die familiäre Situation entlastet hat.

Charlotte (9)

Als ich Charlotte und ihre Eltern im Wartezimmer begrüße, fällt mir auf, mit welcher Aufmerksamkeit und welch kritischem Blick sie mich ansieht. Als wenn Erwachsene primär nicht wirklich vertrauenswürdig wären. Ich gebe Charlotte vor ihrer Mutter und dem Vater die Hand, und ein Lächeln huscht über ihr Gesicht. Bei der nachfolgenden Klärung des Settings berichten die Eltern, dass sich die Familie schon vorher verständigt hatte, dass Charlotte mich zunächst allein sprechen möchte.

Es ist ungewöhnlich, dass ein 9-jähriges Mädchen mich tatsächlich zuerst allein sprechen möchte. Ich bin gespannt und beeindruckt, mit welcher Selbstverständlichkeit dieses kleine (Charlotte ist für ihr Alter wirklich klein und zierlich) Mädchen neben mir zu meinem Arbeitszimmer geht. Als ich ihr in der Tür den Vortritt lasse, lächelt sie wieder ein wenig und schiebt mit eleganter Bewegung ihre blonden Haare aus dem Gesicht. Sie setzt sich auf die andere Seite des Schreibtisches und streicht ihr geblümtes Kleid glatt.

Mit großer Ernsthaftigkeit schildert Charlotte dann, dass sie sich in der Schule in einer sehr schwierigen Situation befindet. Sie besucht die dritte Klasse der Grundschule und fühlt sich von den Lehrern komplett unverstanden. Nachdem sie auf einer Klassenfahrt vor drei Monaten sehr starkes Heimweh bekommen hat und nicht zu Hause anrufen durfte, um die anderen Kinder nicht »anzustecken«, kann Charlotte sich nur noch mit großer Mühe im Unterricht halten. Ständig hat sie Angst, wobei sie gar nicht genau sagen kann, wovor oder weshalb. Immer wieder betont sie, wie gemein es gewesen ist, dass die Lehrer sie mit ihrer Angst nicht ernst genommen haben, und dass sie die Woche der Klassenreise nur unter größter Anstrengung durchgehalten hat. Einmal hat sie sogar im Bett der Lehrerin geschlafen, weil es nicht anders ging! Dieses Gefühl der Anstrengung hat sich seitdem gehalten, jeder Schultag ist von Angst, mangelnder Konzentrationsfähigkeit und immer wieder von Anstrengung gekennzeichnet. Charlotte klagt über Bauchschmerzen, die besonders morgens und abends auftreten. Sie kann dann nur schlecht einschlafen und weint aus Angst vor dem nächsten Tag. Sie hat deutlich weniger Appetit und – nach Angaben der Mutter – auch etwas an Gewicht verloren.

Die große Anstrengung wird unmittelbar im Gespräch mit mir deutlich: Charlotte beginnt zu weinen und beruhigt sich nur mühsam. Dann aber ist sie sehr vertrauensvoll und erleichtert, dass ich ihr glaube. Das Schlimmste für sie auf der Klassenfahrt war gar nicht die Angst, sondern die Erfahrung, dass sie ihr Gefühl unterdrücken sollte, da es so schlimm nicht sein konnte und sie ihre Mitschüler nicht beunruhigen sollte.

Charlotte musste sich betrogen fühlen um ihre eigene Wahrnehmung. Natürlich hilft es manchmal, wenn man Kindern signalisiert, dass ihre unangenehmen Gefühle, ihre Angst gerade nicht so schlimm ist. Wenn man aber mit dieser Einschätzung falschliegt und dann darauf beharrt, muss beim Kind das Gefühl entstehen, dass entweder die eigene Wahrnehmung komplett falsch ist oder die Zuschreibung der sonst so verlässlichen Erwachsenen nicht stimmt.

Es wird deutlich, warum Charlotte mich so kritisch betrachtet hatte: Sie hat ihr Vertrauen in die Erwachsenenwelt verloren, was ihre Angst verständlicherweise verstärkt hat. Als sie merkt, dass ich nicht an ihren Schilderungen zweifele und ihr glaube, kann sie sich nach der ersten Verzweiflung bei mir wieder fangen und eigene Gedanken anstellen. So schildert Charlotte weiter ihren Eindruck, dass ihre Mutter auch verzweifelt und ratlos ist. Sie muss sich zusätzlich um die neun Monate alte Schwester von Charlotte kümmern und schafft es kaum noch, jeden Morgen gegen die Angst von

Charlotte anzureden und sie zu überzeugen, in die Schule zu gehen. Mit dem Vater, der als Arzt arbeitet, geht es etwas leichter, aber der kann es nicht jeden Tag einrichten, Charlotte zur Schule zu bringen.

Charlottes Lebensumstände

Charlotte war immer eine gute Schülerin, der es wichtig ist, gut zu bleiben. Nun hat sie den Eindruck, dass sie nicht mehr aufpassen kann, und sie hat Angst, dadurch schlechter zu werden, dass sie nicht jede Arbeit mitgeschrieben hat. Das verstärkt wiederum die empfundene Angst, und man sieht es den weit aufgerissenen Augen von Charlotte an, dass sie bisweilen in Panik gerät. Ein ausgeprägtes Erschöpfungsgefühl vermittelt sich unmittelbar. Charlotte lebt mit ihrer Familie in einem Dorf außerhalb der Stadt. Dort bewohnen sie ein altes Bauernhaus mit einem alten Obstgarten. Die Schule ist im Nachbardorf, und der Schulbus bringt Charlotte dorthin. Zu Hause an den Nachmittagen fühlt sich Charlotte wohl. Sie liebt den Familienhund und spielt gerne mit ihrer Freundin von gegenüber. Auf die kleine Schwester hat sie sich sehr gefreut, jetzt ist sie aber naturgemäß manchmal genervt von dem Babygeschrei und davon, dass die Mutter weniger Zeit für sie hat und oft angestrengt ist.

Die Familie

Die Eltern von Charlotte sind ratlos. Auch sie müssen eingestehen, dass sie die Angst, mit der ihre Tochter von der Klassenreise zurückgekommen ist, nicht gleich ernst genommen haben. Jetzt haben sie den Eindruck, alles sei zu spät. Jeden Morgen dieses ängstlich-erschöpfte Mädchen in die Schule zu bringen strengt auch die Eltern sehr an. Frau C, die bis zur Geburt von Charlotte ebenfalls als Ärztin tätig war, bricht wie ihre Tochter in Tränen aus. Sie hat große Angst, dass Charlotte demnächst gar nicht mehr dazu zu bewegen ist, in die Schule zu gehen. Sie hat Schuldgefühle gegenüber der kleinen Schwester von Charlotte, die derzeit deutlich zu kurz kommt und funktionieren muss. Die emotionalen Ressourcen von Frau C sind erschöpft. Frau C ist völlig perspektivlos geworden und kann sich unter diesen Umständen nicht vorstellen, jemals wieder arbeiten zu gehen, was sie eigentlich machen wollte, sobald die Kleine in der Krippe gut untergebracht ist. Herr C gesteht, dass er bisweilen in seine Klinik flieht und froh ist, die Anstrengung des Alltags in dieser Situation seiner Frau überlassen zu können. Auch ihn kostet es große Kraft, seine Tochter mit ihrer Angst und gegen ihren Willen in die Schule zu bringen.

Die Vorgeschichte

Charlotte war schon immer ein tendenziell ängstliches Mädchen. Mit dem richtigen Zuspruch hat sie allerdings bislang alle Schwellen wie den Eintritt in den Kindergarten oder bei der Einschulung geschafft. Sie ist gerne zur Schule gegangen und war gut in die Gruppe der Mädchen integriert. Immer mal wieder war den Eltern aufgefallen, dass Charlotte das Lernen und die Hausaufgaben in ihren Augen etwas zu ernst nahm, zu perfektionistisch war. Von ihren Schwierigkeiten während der Klassenfahrt haben sie erst im Nachhinein durch Charlotte erfahren. In Gesprächen mit den Lehrern wurde inzwischen deutlich, dass auch diese die Situation deutlich falsch eingeschätzt und Charlotte überfordert haben.

Die Diagnose

Eine testpsychologische Untersuchung ergibt ein ausgeglichenes Profil mit einem leicht überdurchschnittlichen IQ von

116. Charlotte ist ein Kind, das schon immer eher ängstlich und deutlich leistungsorientiert war. Die seit neun Monaten bestehende neue Situation mit der kleinen Schwester und der Anforderung, die Mutter nach der langen Zeit mit jemandem zu teilen, hat sie anfällig gemacht für ängstliche Reaktionen. Auf der Klassenfahrt hat sich diese emotionale Situation für Charlotte dann verstärkt: Sie musste die Trennung von zu Hause aushalten und sich gleichzeitig übermäßig anstrengen, da niemand etwas von ihrem Bedrohungsgefühl merken sollte. Dies hat sich dann in ihr zu einer traumatisierenden Situation zugespitzt. Dadurch hat sich die Klassenfahrt als Trauma manifestiert und in der Folge das Gefühl von Angst und Anstrengung verstärkt. Die daraus resultierende Diagnose heißt Trennungsangst.

Bei Kindern wie Charlotte spricht man (noch) nicht von einer Erschöpfungsdepression. Aber es gut vorstellbar, wie sich so eine psychische Konstitution, die charakterisiert ist durch Ängstlichkeit, Perfektionismus und Anstrengungsbereitschaft in der Pubertät bei steigenden Anforderungen in der Schule zu einer chronischen Erschöpfungsdepression auswachsen kann. Wenn man die Konstellation genauer unter die Lupe nimmt, sieht man schon jetzt dieselben Phänomene wie bei »richtigen« Erschöpfungsdepressionen.

Die Behandlung

Momentan überwiegt bei Charlotte die Angst. Sie braucht eine hochfrequente, d. h. eine zweimal pro Woche stattfindende Psychotherapie, in der sie lernt, ihre Angst zu regulieren, und in der sie jeden Tag aufs Neue übt, den Schulweg und den Schulalltag zu bestehen. Zusätzlich wird es darum gehen, die Situation zu Hause mit der kleinen Schwester und der erschöpften Mutter zu bewältigen. Flankiert wird diese Behandlung durch ein Hometreatment-Team, das nach Hause kommt, die konkreten Schritte im Alltag begleitet und die Eltern unterstützt. Gespräche in der Schule beraten die Lehrer, wie sie die Behandlung flankieren können und wie sie auf bestimmte Reaktionen von Charlotte reagieren können. Besonders wichtig in diesem Kontext ist die Nachbesprechung der Klassenreise durch die Lehrer mit Charlotte. Dabei sollten diese sich nicht scheuen, sich bei ihr zu entschuldigen. Begleitende Elterngespräche dienen dazu, mit der Mutter bezüglich ihrer massiven Schuldgefühle zu arbeiten und mit ihr Strategien zu entwickeln, wie sie sich auf die Situation mit beiden Kindern so einstellen kann, dass sie weniger angestrengt sein muss und sich auch wieder um sich selbst kümmern kann. Hier wird man von Zeit zu Zeit den Vater entsprechend mit einbeziehen.

Nach einigen Monaten Einzelpsychotherapie kann darüber nachgedacht werden, ob es sinnvoll ist, wenn die Psychotherapeutin Charlotte in eine Gruppentherapie überführt. Dies soll ihr helfen, ihre soziale Unsicherheit besser zu überwinden. Charlotte ist ein Kind, das in den nächsten zwei Jahren sicherlich noch externe psychotherapeutische Hilfe benötigt, um dann auch den Übergang in die weiterführende Schule gut zu bewältigen.

Denise (14)

Denise ist nicht zu übersehen. Sie hat tiefschwarz gefärbte Haare mit einer knallroten Strähne und neben den Piercings in beiden Ohren auch eines an der Unterlippe. Zu ihrer schwarzen Lederjacke trägt sie eine schwarze kurze Hose, aus der grobe, durchlöcherte Strümpfe hervorkommen, um in schweren, schwarzen Boots zu enden. Denise – bei diesem Namen habe ich eigentlich zarte Assoziationen – betrachtet mich argwöhnisch und lässt viel Platz zu ihrer Mutter.

Nein, sie ist nicht freiwillig bei mir. Also kläre ich erst einmal die Situation. Widerwillig lässt sie sich von mir erklären, was für ein Arzt ich bin und was für Kinder und Jugendliche normalerweise zu mir kommen. Nachdem ich ihr versprochen habe, ihr kein Problem einreden zu wollen, entspannt Denise sich ein klein wenig. Meine Frage, ob sie denn richtig bei mir ist, beantwortet sie zunächst mit einem Achselzucken, als ich warte, beginnt sie jedoch zu erzählen.

Das Leben von Denise hat sich aufgeteilt in ein Leben in ihrer »Gruppe«, alles »Hardrocker«, und ein Leben in der Schule, in der nichts mehr geht. Fühlt sie sich in ihrer Gruppe insbesondere von den älteren Jungen verstanden und dort aufgehoben, ist sie in der Schule zur Außenseiterin geworden. Sie besucht die 8. Klasse einer Gemeinschaftsschule und kann sich nur mit größter Anstrengung morgens aufraffen, dorthin zu gehen. Die Mutter schafft es kaum noch, Denise rechtzeitig zu wecken. Regelmäßig entspannt sich daraus ein großer morgendlicher Streit. Meistens endet er damit, dass Denise liegen bleibt. Wenn sie dann am späten Vormittag endlich aufsteht, fühlt sie sich schlecht, ist missmutig und missgelaunt. Oft bleibt sie dann in ihrem abgedunkelten Zimmer, bis sie am späten Nachmittag endlich zu ihrer Gruppe fliehen kann. Nicht selten kommt sie spätnachts betrunken wieder nach Hause.

Als deutlich wird, wie angespannt die Situation zwischen Mutter und Tochter auch in meiner Gegenwart ist, suche ich das Einzelgespräch mit Denise, womit beide einverstanden sind.

Sie berichtet, dass sie allein mit ihrer Mutter lebt. Ihr Vater habe sie (!) verlassen, als sie vier Jahre alt gewesen ist. Seitdem hat Denise ihren Vater kaum gesehen. Er hat eine neue Frau und zwei Kinder, wahrscheinlich acht und sechs Jahre alt. Es ist spürbar, wie sehr sich hinter der Wut von Denise große Trauer verbirgt. Trotzig behauptet sie, dass ihr Vater ihr nicht fehlen würde. Und trotzdem wäre es schön, einen zu haben, halte ich ihr vorsichtig entgegen, und Denise schaut mich traurig an. Denise findet ihre Mutter schrecklich spießig, es gibt kaum Themen, die sie miteinander teilen können, die Mutter reitet immer nur darauf herum, dass sie lernen muss, und lamentiert, dass höchstwahrscheinlich nichts aus ihr wird.

Denise kann nicht schlafen, und ihr Tagesrhythmus hat sich komplett verschoben. Eigentlich geht sie gerne zur Schule, aber sie hat es schon immer schwer dort gefunden. Sosehr sie sich auch bemüht hat, gute Noten hat sie nie geschafft. In den letzten drei Jahren, seit sie auf der weiterführenden Schule ist, hat sie sich nur noch angestrengt. Anrührend schildert Denise ihr Gefühl des Ausgeschlossenseins. Erst vom Schulstoff, dann von den Mitschülern und inzwischen von der ganzen Schule. Ihre große Erschöpfung ertränkt sie regelmäßig in Alkohol, doch ihre Stimmung ist am nächsten Morgen noch schlechter. Sie ist dann traurig-verzweifelt, und so kommt ihr jeder Streit mit der Mutter gerade recht, weil sie dann ihre Traurigkeit nicht mehr spüren muss. Ihre Kopfschmerzen nimmt sowieso niemand ernst, und von ihren Bauchschmerzen spricht sie lieber gar nicht erst. Leise weinend schildert Denise, dass sie nicht mehr kann. »Ich bin so müde und erschöpft, alles tut mir weh. Vor mir ist eine große schwarze Wand. Am liebsten möchte ich nur noch liegen bleiben.«

Das Bild hat sich gewandelt. Aus der trotzigen Rockerbraut, die ihr Kostüm noch gar nicht ausfüllen kann, ist die kleine Denise geworden, die sich verlassen und unverstanden fühlt und der sich die Welt nicht wirklich erschließt. Sie ist erschöpft und depressiv und weiß mit ihren 14 Jahren nicht, wie es weitergehen soll.

Ob sie manchmal gar nicht mehr weiterleben möchte? Verschämt schiebt Denise ihren Ärmel hoch und zeigt mir ältere und frische Narben am Unterarm. Eigentlich möchte sie schon weiterleben, aber manchmal wird es einfach zu viel. Es ist ein großes Beziehungsgeschenk an mich, dass sie sich mir am Ende der Stunde doch anvertrauen kann. Sie kann mir zusagen, sich bis zu unserem nächsten Termin nichts anzutun. Ich verspreche ihr, der Mutter von den Selbstverletzungen zunächst noch nichts zu sagen. Denise versteht, dass sich das später noch ändern muss, damit auch Frau D mir vollständig vertrauen kann – was sie muss, wenn die Behandlung erfolgreich sein soll.

Die Lebensumstände von Denise

Denise lebt mit ihrer Mutter in einer kleinen Zweizimmerwohnung in einem industriell geprägten Stadtteil. Manchmal geht sie am Wochenende noch mit in den Schrebergarten, aber »den Spieß dort« findet sie »zum Kotzen«. Ihr Zimmer ist unaufgeräumt und voller schmutziger Wäsche. Denise erlaubt ihrer Mutter nicht, in ihr Zimmer zu kommen. Manchmal schleicht diese sich heimlich hinein, um die Wäsche herauszuholen, aber das gibt jedes Mal Ärger. Das Zimmer ist mit schwarzen Laken verhängt. Denise liebt diese Dunkelheit – und ihre Ratte. Den Geruch nimmt sie gar nicht wahr. Sie hat das Gefühl, dass ihre Ratte zu Hause das einzige Wesen ist, das zu ihr hält.

Mit ihren Freunden, den Kumpels, »hängt« sie »gerne im

Stadtpark ab«. Die stellen keine Fragen, reichen einfach das Bier weiter oder die »Mischen«, und dann geht es nur darum, Spaß zu haben. Manchmal fühlt Denise sich von den Jungen auch bedrängt, aber bislang konnte sie sich immer so wehren, dass sie in Ruhe gelassen wurde. Sie ist so etwas wie ein Maskottchen für die Älteren, die sich aufgerufen fühlen, sie wie große Brüder zu beschützen. Das gefällt Denise. Aber irgendwie fühlt sie sich auch dort verloren.

Die Mutter

Frau D ist eine verzweifelte Frau. Sie musste ja viel arbeiten, nachdem der Vater von Denise sie verlassen hatte und sie keinen Unterhalt bekam, weil er auch dazu zu unzuverlässig war. Sie wollte doch immer nur das Beste für Denise! Sie hat doch auch für ihre Kleine gearbeitet und nicht gemerkt, wie die Tochter ihr entglitten ist. Jetzt kann Frau D ihr eigenes Geschrei schon nicht mehr hören. Aber was soll sie machen, wenn das Kind nicht folgt und seine eigene Zukunft zerstört? Kann sie denn nicht von Denise erwarten, dass sie sich mehr Mühe gibt?

Immer hat Frau D alles Eigene hintan gestellt. Und was ist der Lohn dafür? Sie ist doch so angestrengt, fühlt sich oft so müde und erschöpft. Auf die Schlafstörungen der Mutter nimmt Denise keine Rücksicht. Neulich hat der Hausarzt Frau D gesagt, sie habe ein Burnout und solle mal zu Kur fahren. Aber wer versorgt dann Denise? Alles hat keinen Sinn. Es gibt keine Perspektive.

Die Diagnose

Ein erster wichtiger Schritt in der Behandlung von Denise ist die Normalisierung ihres Schlafes und ihres Schlafrhythmus sowie eine antidepressive Behandlung.

Denise ist mit einer testpsychologischen Untersuchung einverstanden. Sie ergibt bei einem ausgeglichenen Profil einen Gesamt-IQ von 82. Damit ist klar, woher das Gefühl der Überforderung und nachfolgenden Erschöpfung bei Denise kommt: Sie ist lernbehindert.

> Was ist der IQ?
>
> Ein normaler Intelligenzquotient (IQ) liegt bei einem Wert von 100. Je nach Definition beginnt die Hochbegabung bei einem IQ von >130. Die Lernbehinderung beginnt bei einem Wert von < 85, die geistige Behinderung beginnt bei einem IQ von < 69. Für den Alltag und die schulische Situation von Kindern ist es plastischer, wenn man sich den jeweiligen Prozentrang vor Augen führt: Der IQ von 100 entspricht einem Prozentrang von 50, d. h., dass von 100 Kindern desselben Alters bzw. derselben Klassenstufe 49 besser und 49 schlechter sind, das Kind also in der Altersgruppenverteilung genau in der Mitte liegt. Ein hochbegabtes Kind hat einen Prozentrang größer als 97, d. h., von den 100 Kindern sind nur noch drei besser in ihrem IQ. Bei der Lernbehinderung dreht sich das Ganze um: Ein IQ von 82 entspricht einem Prozentrang von 8, d. h., dass 92 von 100 Kindern kognitiv besser ausgestattet sind. Wie abgehängt so ein Kind sich in einer normalen Klasse einer Gemeinschaftsschule fühlt, selbst wenn es im Hauptschulbereich eingeordnet ist, erklärt sich von selbst.

Denise ist mit dem Lernniveau überfordert und erlebt tatsächlich seit drei Jahren einen zunehmenden Ausschluss vom Lernstoff. Wie sieht eine Welt aus, die man nicht versteht? Wie fühlt man sich, wenn die anderen um einen herum alles mitbekommen? Die erhebliche Anstrengung, mit der Denise versucht hat, in der Schule trotz ihrer Überforderung mitzukommen, hat seit gut einem Jahr zu einer deutlichen Erschöpfungsdepression geführt. Denise ist depressiv, hat massive Schlafstörungen mit einer inzwischen eingetretenen Tag-Nacht-Umkehr, körperlichen Symptomen wie Bauch- und Kopfschmerzen sowie einer drohenden Alkoholabhängigkeit.

Die Behandlung

Mutter und Tochter weinen beide, als ich versuche, ihnen das Ergebnis schonend beizubringen. Denise fasst sich schneller als ihre Mutter. Sie kann doch so gut kochen, wäre das nicht eine Möglichkeit, wie sie doch zu einem Beruf und einem guten Leben kommen kann? Ein berufsförderndes Internat in Norddeutschland bietet die Möglichkeit, eine Berufsausbildung mit einem qualifizierenden Schulabschluss zu verbinden. Damit eine Psychologin in der Einrichtung Denise gut begleiten kann, erhält diese eine ausführliche Stellungnahme und Einschätzung von Denises Situation. Ein halbes Jahr später kann die Medikation abgesetzt werden, und Denise berichtet stolz von ihren Kocherfolgen im Internat. Sie hat verstanden, dass sie jede Form von Schmuck in der Küche ablegen muss. Vielleicht sind die Piercings dann irgendwann nicht mehr so wichtig. An den Wochenenden allerdings, wenn Denise nach Hause kommt, bleibt sie die Rockerbraut.

Emilia (17)

Emilia kommt ohne Begleitung zum ersten Termin. Meine verwunderte Nachfrage, warum sie allein kommt, beantwortet sie mit derselben Verwunderung. Sie wäre gar nicht auf die Idee gekommen, dass ihre Eltern hätten mitkommen können oder sollen. Es ist auch kein Autonomieimpuls, den man in diesem Alter sehr wohl haben darf, nein, Emilia ist es gewohnt, die Dinge für sich zu regeln. Sie beschreibt sehr liebevolle Eltern, die ihr aber auch schon immer viel Freiraum gelassen und vor allem Emilias Entscheidungen respektiert haben.

In dieser kurzen Gesprächssequenz gleich zu Beginn zeichnet sich etwas ab, was auch für den weiteren Kontakt mit Emilia kennzeichnend sein wird und ihre Persönlichkeit ausmacht: Emilia ist ausgesprochen selbständig, vernünftig, reflektiert, freundlich, sozial kompetent, zugänglich und klug. Alles Zuschreibungen, die Eltern sich für ihr Kind wünschen. Und gleichzeitig beschreibt es auch das Dilemma von Emilia: Die gesamte Konstellation ist so, dass man nichts einzuwenden hat, keine Kritik, keine Einwände, keine Verbesserungsvorschläge, ein perfektes Kind. Emilia ist ein junges Mädchen, von dem man sich gar nicht vorstellen kann, weshalb es in die kinder- und jugendpsychiatrische Sprechstunde kommt. Einzig die Tatsache, dass sie allein kommt, vermittelt einen Zustand von Verlorensein.

Emilia berichtet dann, dass sie die 12. Klasse eines altsprachlichen Gymnasiums besucht. Die erste Hälfte des Schuljahres ist vorüber, und eigentlich beginnen nun die letzten Vorbereitungen auf das Abitur. Emilia ist schon immer eine gute Schülerin gewesen, sie hat sich dabei nie anstrengen müssen. Sie ist gut integriert in ihr Profil (Geschichte und Gesellschaft) und fühlt sich ihren Freundinnen seit der 5. Klasse eng verbunden. Sie spielt Klavier, singt im Schulchor und ist seit vielen Jahren in einer Hockeymannschaft, in der es auch wichtige außerschulische Kontakte gibt. An den Wochenenden geht Emilia – zumindest am Freitag – gerne feiern. Das Interesse der Jungen an ihr genießt sie, beschreibt aber, dass »für so etwas« im Moment kein Platz in ihrem Leben ist. Emilia hat einen Stundenplan von 36 Wochenstunden. Mit allen Aktivitäten und Hausaufgaben sowie Vorbereitungen für Klausuren kommt sie insgesamt auf eine Wochenarbeitszeit von 60 Stunden. Nur der Samstag ist nach dem Feiern am Freitag frei und ihr einziger Tag zum Ausspannen. Nach wie vor macht Lernen Emilia nicht so viel aus, sie hat an vielen Dingen Freude, und auch ihr Leistungsanspruch ist »nicht so hoch«, allerdings ist sie es gewohnt, dass ihre Noten in allen Fächern zwischen 1 und 2 liegen.

Emilias Lebensumstände

Zu ihrer Familie berichtet Emilia, dass sie das dritte von insgesamt vier Kindern ist. Sie hat zwei ältere Schwestern und einen jüngeren Bruder. Mit der ältesten Schwester, die inzwischen in einer anderen Stadt studiert, ist sie immer am besten ausgekommen. Mit der nächsten Schwester gibt es öfter Streit, insbesondere wenn diese sich am Kleiderschrank von Emilia vergreift. Aber auch sie hat vor einem Jahr Abitur gemacht und tritt demnächst ein Auslandsjahr an. Mit dem jüngeren Bruder gibt es nicht so viele Berührungspunkte, er ist sehr sportlich, viel mit seinen Freunden unterwegs. Der Vater von Emilia ist ein erfolgreicher Anwalt. Die Mutter hat ihre ebenfalls juristische Berufstätigkeit mit der Geburt des ersten Kindes aufgegeben und sich dann ganz ihren vier Kindern gewidmet. Ihren Vater sieht Emilia eigentlich nur richtig am Wochenende. Sie bewundert aber ihre Mutter sehr für deren Geduld und das große Engagement für ihre Kinder. Ein Highlight des Jahres sind die drei Wochen im Sommer, wenn die ganze Familie gemeinsam in den Urlaub fährt.

Emilia lebt mit ihrer Familie in einem großen Haus der Elbvororte, ein Bezirk, in dem eher wohlhabende Familien leben. Emilia liebt das Haus und den großen Garten, die Nähe zur Elbe und zu einem der vielen Parks. Der Familienhund ist inzwischen sehr alt geworden, und Emilia fürchtet sich etwas vor seinem nahenden Tod, ist sie doch mit ihm aufgewachsen. Das Zimmer von Emilia ist groß, modern eingerichtet, und auch im Kleiderschrank hängt eigentlich alles, was man sich als Mädchen in ihrem Alter wünscht.

Emilia ist ein groß gewachsenes, dezent-modisch gekleidetes Mädchen mit langen braunen Haaren, die sie zu einem französischen Zopf gebunden hat.

Mein erster Eindruck des Verlorenseins verstärkt sich im Gespräch: Emilia macht einen erschöpften und traurigen Eindruck. Sie ist selbst irritiert darüber, dass sie sich seit einem Jahr zunehmend und sehr oft in gedrückter Stimmung befindet. Seit ein paar Monaten kann sie nicht einschlafen und ist grundlos traurig und lustlos. Emilia muss sich regelrecht anstrengen, um noch Freude bei der Ausübung ihrer Interessen zu empfinden. Ihr Leben sei leer und nur noch anstrengend, beschreibt sie das. Trotz ausgeprägter Rückenschmerzen hat der Orthopäde sie mit der lapidaren Bemerkung wieder weggeschickt, sie solle für weniger Stress sorgen. Doch es gelingt ihr immer weniger, das innere Gefühl der Leere und Erschöpfung unter Kontrolle zu bekommen. Neulich ist sie sogar von ihrer Tutorin angesprochen worden, ob denn etwas mit ihr nicht stimmt. Das war Emilia sehr unangenehm. Sie hat doch gar keinen Grund, traurig und erschöpft zu sein! Alles in ihrem Leben ist doch gut – was fast wie eine Beschwörungsformel klingt.

Das Zweitgespräch

Zu einem zweiten Gespräch habe ich die Eltern dazugebeten. Sie bestätigen den Eindruck von Emilia und beschreiben die eigene Familie als zufrieden – mit den normalen Konflikten und Streitigkeiten. Emilia ist eigentlich bislang ein ausgesprochen robustes Kind gewesen, das seinen eigenen Weg beschritten hat. Die Eltern haben ihr nie reinreden müssen und haben immer auf die ausgesprochen verlässliche Selbstregulation ihrer Tochter vertraut. Deshalb ist es für sie auch selbstverständlich gewesen, dass Emilia den Termin bei mir eigenständig wahrnimmt – wie alle anderen Arztbesuche auch. Beide Eltern freuen sich aber spürbar darüber, einbezogen zu sein. Auch sie sind in Sorge um Emilia, nicht weil es sein könnte, dass ihre Leistungsfähigkeit abnimmt, sondern weil sie die Traurigkeit in ihrer Tochter als bedrückend wahrnehmen und gleichzeitig das Gefühl haben, ihr nicht wirklich helfen zu können. Die Frage nach einem Zusammenhang mit der eigenen Leistungsorientierung haben sich beide Eltern, insbesondere der Vater, auch gestellt. Ihnen ist es das Wichtigste, dass die eigenen Kinder zufrieden sein können, und dabei kommt es nicht auf gute Noten an, sondern nur darauf, dass jeder etwas findet, mit dem er glücklich leben kann. Dass der eigene Erfolg des Vaters den Kindern Druck macht, hat Herr E sich auch schon oft überlegt, aber er hofft, dass sein Engagement zu Hause an den Wochenenden und in den Ferien dies ausgleichen kann. Und natürlich kann er nicht plötzlich auf Knopfdruck nicht mehr erfolgreich sein.

Frau E macht auch einen sehr zufriedenen Eindruck. Sie ist stolz auf ihre Kinder und ausgefüllt durch die ehrenamtliche Tätigkeit als juristische Beraterin einer sozialen Einrichtung. Sie hat das »Projekt Familie und Kinder« immer gerne übernommen und sich durch ihren Mann dabei ausreichend wertgeschätzt gefühlt. Nur manchmal, als die Kinder noch kleiner waren, hat sie gedacht, dass sie sich mit vier Kindern vielleicht zu viel vorgenommen hat. Allerdings hat Frau E ihre Erschöpfung immer für sich behalten, und jetzt sind die Kinder ja schon länger »aus dem Gröbsten heraus«. Wenn sie allerdings erlebt, wie es derzeit Emilia geht, hat Frau E oft Schuldgefühle, weil sie doch die Gründe auch bei sich sucht und weil sie die Symptome ihrer Tochter nicht rechtzeitig als solche wahrgenommen hat.

Emilia fühlt sich erleichtert, dass ihre Eltern bei dem Gespräch dabei sind – und sie gesteht, entlastet von der Verantwortung, ein noch größeres Gefühl der Traurigkeit als im Erstgespräch. Als wenn die Dämme geborsten wären, weint sie viel und betont immer wieder: »Ich kann nicht mehr.« Bei den Eltern ist eine große Hilflosigkeit spürbar, die gut nachvollziehbar ist, weil es keine schnellen Lösungen gibt.

Diagnose und Behandlung

Die Diagnose bei Emilia ist eindeutig: Sie leidet unter einer ausgeprägten und typischen Erschöpfungsdepression. Auch Emilia braucht zunächst eine Entlastung durch eine medikamentöse Unterstützung zur Beseitigung ihrer Einschlafstörungen. Nach 14 Tagen stelle ich die Medikation auf ein niedrig dosiertes Antidepressivum um. Dies ist wichtig, weil die Depression und die Erschöpfung von Emilia so ausgeprägt sind, dass sie sich bei einer isolierten Psychotherapie auch nur anstrengen würde, alles umzusetzen. Doch Emilia muss im Gegenteil akut entlastet werden. Im Rahmen einer tiefenpsychologisch orientierten Psychotherapie kann sie sich dann Strategien erarbeiten, wie sie mit allen Anforderungen zukünftig in einer Weise umgehen kann, dass sie nicht so schnell wieder in eine Erschöpfungsdepression gerät.

Mit der Kombination aus Psychotherapie und Medikation wird es gelingen, Emilia gut durch das Abitur zu bringen. Unklar bleibt, wie sie es später, z. B. im Studium, fertigbringen wird, ihr Leben und Lernen und Arbeiten anders zu gestalten. Denn die Anforderungen werden bleiben, und gute und nachhaltige Lösungen sind Mangelware. Schließlich gibt es auch viele erwachsene Emilias, die unter Erschöpfungsdepressionen leiden.

Was diese Kinder gemeinsam haben

Fünf Kinder bzw. Jugendliche unterschiedlichen Alters, mit unterschiedlichen Diagnosen und unterschiedlichen familiären Hintergründen habe ich Ihnen beschrieben. Die Kinder repräsentieren einen ganz normalen Vormittag bei uns in der Ambulanz. Sie alle haben ein Burnout.

Selbstverständlich kommen im Fach der Kinder- und Jugendpsychiatrie noch viel mehr Diagnosen vor. So beschreibe ich Ihnen beispielsweise keine Kinder mit ADHS, affektiver Dysregulation (DMDD), Angststörungen, Autismus, Borderline-Störungen, Depressionen, posttraumatischen Belastungsstörungen, Psychosen oder Zwangsstörungen, um nur einige andere Diagnosen zu nennen. Es ist mir wichtig, darauf hinzuweisen, denn ich möchte nicht Gefahr laufen, den Eindruck zu erwecken, dass Burnout eine beliebige Diagnose ist oder eine, die aufgrund von Modeströmungen die anderen Krankheitsbilder verdrängt.

Vordergründig am ähnlichsten sind sich Anna und Emilia. Jugendliche wie sie waren es, die mich seit einigen Jahren darauf aufmerksam gemacht haben, dass es Erschöpfungsdepressionen auch im Jugendalter gibt. Bei ihnen ist das Gefühl der Erschöpfung vordringlich, und es verschwindet nach einer Phase der Regeneration nicht wieder – wie es sonst fast jeder von uns kennt –, sondern es greift immer weiter Raum und entwickelt sich zu einer manifesten depressiven Gefühlslage, die ihrerseits wiederum die Erschöpfung triggert. Anna und Emilia sind Mädchen, die leistungsstark und leistungsorientiert sind, ohne dies zu übertreiben. Allenfalls könnte man bei Anna sagen, sie solle sich damit begnügen, eben ein Abitur entsprechend ihrer Fähigkeiten zu machen, und es damit gut sein lassen.

Damit ist aber das Dilemma dieser Kids nicht gelöst. Was

ist denn auch so schlimm daran, dass diese Jugendlichen etwas studieren wollen, was sie befriedigt und ihnen Spaß und Erfolg verspricht? Dieses erwachsene »Viele Wege führen nach Rom« muss in den Ohren der betroffenen Kids zynisch klingen. Wenn alles hinter einem liegt, kann man leicht von Alternativen der Entwicklung sprechen. Doch plant man sein Leben gerade, ist es gemein und unfair, wenn man nicht dem nachgehen kann, was man möchte und wofür man talentiert ist. »Ich konnte es mir auch nicht aussuchen« ist ein Satz, der zwar stimmen mag, die aktuelle Situation der betroffenen Kids aber nicht besser macht.

Bin ich noch normal?

Beide Mädchen wachsen in unauffälligen, »normalen« Familien auf und sind in Familie und Alltag mit den »normalen« Konflikten konfrontiert. In ihrer Vorgeschichte finden sich keinerlei Hinweise darauf, dass sie in irgendeiner Weise vulnerabel, d. h. anfällig für psychische Erkrankungen sein könnten. Auch im weiteren Umfeld ihrer Familien gibt es nichts, was auf vermehrt vorkommende seelische Erkrankungen hindeutet. Ihre Eltern reagieren angemessen besorgt, allenfalls bei Emilia könnte man denken, dass sie tendenziell von ihren Eltern in Bezug auf Eigenständigkeit überfordert wird. Allerdings hat sie bislang in ihrem Leben diese Eigenständigkeit im positiven Sinn bewiesen, und so gab es keinen Anhaltspunkt für die Eltern, sich anders zu verhalten. Die Einladung zu dem gemeinsamen Gespräch haben sie dankbar und entlastet aufgegriffen.

Beide Mädchen haben eine Weile gebraucht, um überhaupt zu merken, dass bei ihnen etwas nicht stimmt. Das ist typisch für diese Jugendlichen mit Burnout: Sie schreiben sich ihre Erschöpfung selbst zu und werfen sich vor, es liege daran, dass sie sich nicht genügend anstrengen. Was den Teufelskreis weiter verstärkt, da die vermehrte Anstrengung zu noch größerer Erschöpfung führt und den Kreislauf förmlich anheizt.

Bei den ersten Annas und Emilias, die mir vor etwa fünf Jahren begegnet sind, habe ich zunächst an eine endogene Depression gedacht, eine Depression also, die ohne äußere Ursachen von innen entsteht, und ich habe mich mehr auf die depressive Symptomatik und weniger auf die äußeren (z. B. die schulischen) Bedingungen konzentriert. Erst mit immer mehr Patienten vor Augen begann ich, mich mit dem Thema der Erschöpfungsdepression auseinanderzusetzen.

Ausgebrannt: Burnt out

Ein Gefühl der Erschöpfung geht meist damit einher, dass man sich müde und unkonzentriert fühlt, unfähig zu längeren Gedächtnisleistungen ist, sich allgemein schlapp fühlt. Diese Gefühlskomponenten kennen wir auch als Symptome von manifesten Depressionen, nur dass sie bei einer klassischen Depression nicht aus der Erschöpfung entstehen, sondern ihrerseits zu einem Gefühl der Erschöpfung führen. Das ist wichtig: Einmal entsteht die Depression aus einer Erschöpfung, und einmal entwickelt sich die Erschöpfung aus einer Depression. Dieser Unterschied muss in jedem Einzelfall sorgfältig beachtet und beim Befund ebenso sorgsam herausgearbeitet werden, um sicher ein Burnout diagnostizieren zu können.

Wichtig ist dabei: Wenn man sich nur lange genug so erschöpft fühlt, entwickelt sich unweigerlich eine Depression wie bei den Mädchen. Sie beschreiben sich selbst als traurig, antriebslos, weinerlich und niedergeschlagen.

Ein weiterer wichtiger Punkt sind die Schlafstörungen, die sich als Ausdruck einer sich schon entwickelten Depression einstellen. Sie verstärken sowohl die Depression als auch die Erschöpfung, führen zu Grübeleien und Denkkreisläufen beim Einschlafen und lassen die Patienten entsprechend gerädert morgens aufwachen. Da jede psychotherapeutische Intervention auf diesen Bereich der Symptomatik erst nach einigen Wochen – wenn überhaupt – wirksam wird, weil sich seelische Veränderungen nun einmal nicht auf Knopfdruck einstellen, muss man besonders schnell reagieren und rasch medikamentös intervenieren, damit es gelingt, die Kids aus einem stark krankheitserhaltenden Teufelskreis herauszuholen.

Noch mehr erschöpfte Kinder

Je mehr Annas und Emilias ich in meiner Ambulanz gesehen habe, desto aufmerksamer wurde ich allgemein gegenüber Erschöpfungsdepressionen auch im Kontext anderer seelischer Erkrankungen. Und damit sind wir bei Felix, Charlotte und Denise. Felix hat eine spezifische Teilleistungsstörung, d. h. dass er in einem spezifischen Bereich seiner kognitiven Fähigkeiten, also seiner Intelligenz, eine signifikante Absenkung seiner Leistungsfähigkeit hat.

Teilleistungsstörungen

Teilleistungsstörungen können sich auf die Bereiche Lesen und/oder Schreiben (Dyslexie), Rechnen (Dyskalkulie) oder auf die Verarbeitungsgeschwindigkeit (Dyspraxie) beziehen. Das Entscheidende – auch bei Felix – ist, dass diese Kinder in den anderen Bereichen ihrer Intelligenz mindestens normal, wenn nicht wie bei Felix überdurchschnittlich begabt sind. Wie der Begriff sagt, ist ein Teil der Leistungsfähigkeit signifikant beeinträchtigt und der IQ in diesem Bereich abgesenkt. Nur wenn die gestörte Teilleistung mindestens zwei Standardabweichungen unter der übrigen Intelligenz liegt, darf eine Teilleistungsstörung attestiert werden. Etwa fünf Prozent aller Schulkinder leiden unter dieser Beeinträchtigung eines spezifischen Teils ihrer Intelligenz.

Für Felix bedeutet dies, dass er Zusammenhänge schulischen Lernens schnell begreift und versteht, sie aber im Schriftlichen plötzlich nur deutlich langsamer umsetzen kann. Wie fühlt sich ein Kind, das im Mündlichen gut mitkommt, aber für die Hausaufgaben länger braucht als alle anderen und vor allem in den schriftlichen Arbeiten nie mit der Zeit auskommt? Was geschieht mit dem Selbstwertgefühl dieser Kinder, wenn sie darüber hinaus tollpatschig und ungeschickt sind? Bei Felix hat sich schon länger ein Gefühl des Unverstandenseins entwickelt, das sich sowohl auf seine Lehrer als auch auf seine Mitschüler bezieht. Und er hat das versucht, was wahrscheinlich viele in seiner Situation getan hätten: Er hat sich sehr, sehr angestrengt, um all das auszugleichen, was er gar nicht ausgleichen konnte und was ihn seine Lehrer jeden Tag haben spüren lassen. So hat sich sekundär als Reaktion auf seine Störung bzw. den Umgang seiner Lehrer damit (!) bei ihm eine Erschöpfungsdepression entwickelt.

Natürlich muss man auch mal daran denken, dass Kinder oder Jugendliche zwei Diagnosen haben können. Felix könnte eine Entwicklungsdyspraxie haben und zusätzlich – sozusagen daneben – eine Depression entwickelt haben. Da es aber einen direkten Zusammenhang gibt zwischen seiner unentdeckten Dyspraxie und der sich daraus langsam und durch Erschöpfung entwickelnden Depression, ist eine sozusagen zusätzliche aus sich heraus entstandene, also reaktive Depression unwahrscheinlich. Letztlich zeigt die Behandlung, ob es sich um eine Erschöpfungsdepression oder eine reaktive Depression gehandelt hat.

Nachdem zuallererst die Lehrer von Felix ausführlich über seine Teilleistungsstörung informiert und über den notwendigen Nachteilsausgleich beraten wurden, konnte Felix mit Hilfe einer Lerntherapeutin schnell andere Lernstrategien entwickeln. Und wie erhofft wurde Felix in dem Umfang, in dem seine Zensuren besser wurden, motivierter und erlebte zum ersten Mal in seinem Schulleben angemessene Erfolge. Nach einem halben Jahr war er deutlich nicht mehr depressiv, ohne dass eine spezifische psychotherapeutische oder medikamentöse Behandlung notwendig gewesen wäre, für mich die Bestätigung, dass er unter einer Erschöpfungsdepression gelitten hat und nicht an einer sogenannten reaktiven Depression.

Bei Felix war es wichtig, der Diskrepanz zwischen seinen Schulleistungen und seinem Intelligenzprofil nachzugehen. Mit einer Konzentration auf seine Erschöpfungsdepression hätte man nichts bewirken können, dennoch war es wichtig, sie im Auge zu behalten, um im weiteren Verlauf reagieren zu können, falls die Behandlungsstrategie nicht aufgegangen wäre.

Anders erschöpft

Und Charlotte und Denise? Auch sie zeigen beide eindeutige Symptome der Erschöpfungsdepression, haben aber unterschiedliche Gründe, die sie in den Burnout geführt haben. Charlotte ist ein Mädchen, das auf der Grundlage einer ängstlichen Konstitution eine Klassenfahrt nicht bewältigen konnte. Da ihre Not von den Lehrern übersehen wurde, konnte sich ein traumatisches Erleben entwickeln, und in der Folge steigerte sich auch zu Hause die Angst, gegen die Charlotte jeden Tag anzukämpfen versuchte. Diese große und übermäßige Anstrengung, die sich – wie bei Denise – nicht auf die Schule als solche beziehen muss, führte zu Zuständen der Erschöpfung, die sich jederzeit wie bei allen anderen Kindern bzw. Jugendlichen zu einer Erschöpfungsdepression ausweiten können.

Angst und Depression sind zwei Symptombereiche, die in dem Alter von Charlotte nicht so leicht voneinander zu trennen sind. Auch ängstliche Kinder sind verzweifelt, weinen und fühlen sich belastet, traurig.

Denise leidet unter einer spezifischen überfordernden familiären Situation, die sie emotional irgendwann nicht mehr bewältigen kann. Aufgrund dieser Situation ist sie so erschöpft und depressiv geworden, dass nur noch eine entsprechend intensive Behandlung helfen kann. Dies wird bei ihr massiv dadurch unterstützt, dass sie aufgrund ihrer Lernbehinderung in der Schule hoffnungslos überfordert ist.

Damit kein falscher Eindruck entsteht: Die meisten Kinder und Jugendlichen, die in der Kinder- und Jugendpsychiatrie vorgestellt werden, leiden nun einmal unter ihren Symptomen und Erkrankungen, sonst würden sie ja gar nicht in die Ambulanz kommen. Aber dieses Leiden an bestimmten Krankheiten heißt in der Regel nicht, dass die Patienten erschöpft und depressiv sind. Anna, Felix, Charlotte, Denise und Emilia haben jedoch eines gemeinsam, nämlich gleichermaßen eine Häufung der beiden Phänomene Erschöpfung und Depression. Und sie alle beschreiben es eindrücklich, und bei jedem Kontakt mit ihnen wird unmittelbar und drängend deutlich, wie schlecht es ihnen geht.

In jedem Einzelfall müssen die Hintergründe für die Erschöpfungsdepression ausreichend ausgelotet werden. Mir ist klar, dass es sich um sehr individuelle und komplexe Konstellationen handelt, die immer individuell verstanden und angegangen werden müssen.

Aber eine so signifikante Häufung von Erschöpfungsdepressionen in meiner Ambulanz lässt bei mir keinen anderen Schluss zu: Die Kinder leiden unter den heutigen Bedingungen des Lebens und des Aufwachsens, dem herrschenden Prinzip Leistung. Dies ist kein Prinzip, das lediglich von außen unseren Kindern übergestülpt wird, sondern das von Beginn ihres Lebens an verinnerlicht ist und eine Eigendynamik entwickelt.

Diese Dynamik greift dann besonders, wenn es mit tatsächlichem Lernen und Benotung in Verbindung kommt. Der Schule kommt – analog der Arbeitswelt der Erwachsenen – eine besondere Bedeutung in der Entwicklung von Burnout zu. Kindheit ist ohne Schule nicht denkbar. Daher liegt es nahe, nach der Erkenntnis einer Zunahme an Erschöpfungsdepressionen bei Kindern und Jugendlichen, einmal einen intensiven Blick auf das Umfeld der Kinder zu werfen, auf ihre Familien, unser heutiges Schulleben, die Rahmenbedingungen. Denn auch das gehört zum Befund dazu, sich mit den Lebensumständen vertraut zu machen, so, wie ich es oben für jedes einzelne Kind herausgearbeitet habe. Erweitern wir nun für die weitere Befunderhebung den Blick auf die Lebensumstände von Kindern heute.

Was Kinder heute über
ihr Leben berichten

Wirft man einen genaueren Blick auf Kindheit, kommt natürlich zuerst einmal eine ganze Bandbreite an Phänomenen zum Vorschein mit verschiedenen Facetten. Da sieht man die aufgeschlossenen, reflektierten und sozial kompetenten Kids. Sie folgen unserer Vorstellung widerspruchslos, dass etwas möglichst Gutes aus ihnen werden soll. Ich sehe Kinder und Jugendliche, die viel Zeit aufwenden und aktiv an der eigenen Ausbildung arbeiten. Aber da sind auch die anderen Facetten, die für mich ein alarmierendes Puzzle ergeben.

In meine Ambulanz kommen immer häufiger die Kinder und Jugendlichen, die erleben, dass Elternschaft als solche mit Anstrengung verbunden ist. Die mit besonderen Belastungen wie Trennung und Scheidung klarzukommen versuchen. Die gleichzeitig die Herausforderungen der digitalen Welt meistern – und viele ganz hervorragend. Und die doch am Ende mit einem enormen Gefühl der Anstrengung leben müssen, was dazu führt, dass sie in ihrer Lebenszufriedenheit im europäischen Vergleich weit hinten liegen. Dass wir tatsächlich Burnout bei ihnen diagnostizieren, dürfte eigentlich nicht mehr erstaunen. Schließlich ist es eben nicht nur für uns Erwachsene schwer, diese verschiedenen Facetten der Lebenswelt zusammenzubauen zu unserem persönlichen Weltbild, zu unserer mehr oder weniger gelingenden Alltagswelt. Kindern und Jugendlichen heute aber verlangt das eine übermäßige Anstrengung ab – an der immer mehr scheitern.

Wie aber sieht sie aus, diese Alltagswelt?

Kindheit hat sich in den letzten dreißig Jahren sehr verändert. Die Kinder des 21. Jahrhunderts sind es gewohnt, gefragt und einbezogen zu werden. Sie sind reflektiert, können über sich nachdenken und in einer Art und Weise über sich Auskunft geben, wie dies früher nicht der Fall war. Allerdings haben wir früher auch viel häufiger über die Kinder hinweg gesprochen, auch in deren Gegenwart, während wir heute mehr mit ihnen reden. Das ist gut so. Und das honorieren sie.

Der Lohn sind differenzierte Berichte über sich selbst, aber auch über Kindheit heute, über Familien, Freunde und Schule. Dieses Buch hätte auch ein Buch ausschließlich über Schule heute werden können. Doch zur Diagnose gehört ein ausführlicher Befund, eine Krankheitsgeschichte – ich betrachte daher im Folgenden lieber, was allgemein zur Kindheit heute gehört – mit einem Unterkapitel über die Schule, weil Schule nun einmal ein ganz zentraler Bestandteil des Lebens unserer Kinder ist.

Die Familie als Kraftspender

Kraftquelle und Ort der Sicherheit und Geborgenheit ist und bleibt für Kinder die Familie. Sie ist der Ort, der – wenn es gutgeht – alles weitgehend auffangen und kompensieren muss. Die Selbstberichte der Kids über ihr Familienleben sollten daher von uns gehört und ernst genommen werden. Sie sind ein wichtiger Bestandteil von Kindheit heute.

Was für ein positives Zeichen: Mir berichten Kinder und Jugendliche immer, dass sie ihre Eltern lieben, dass die Familie sehr wichtig in ihrem Leben ist. Allerdings habe ich es naturgemäß viel mit Kindern zu tun, die aus Familien kommen, bei denen die Eltern es nicht schaffen, zusammenzubleiben oder ihre Trennung friedlich zu verarbeiten. Familien, in denen es Mutter und Vater nicht gelingt, sich lebenslang zu lieben. Oder Familien mit psychisch kranken Eltern. Familien, in denen Gewalt vorkommt, oder ganze Familien, die traumatisiert sind.

Und doch wünsche ich mir oft, wenn ich mit Jugendlichen ohne ihre Eltern spreche, ich hätte das Gespräch aufgezeichnet, um den Eltern demonstrieren zu können, wie liebevoll ihr Kind über sie spricht, wie differenziert die Probleme von allen Seiten beleuchtet werden und wie sehr die Jugendlichen (meistens Mädchen!), trotz der abwertenden Berichte durch die Eltern, nach wie vor hinter diesen stehen.

Es gibt in der Kinder- und Jugendpsychiatrie die sogenannte »Wunschprobe« (»Stell dir vor, du bist im Zauberwald. Die Zauberfee kommt zu dir und sagt: du hast drei Wünsche frei! Was würdest du dir wünschen?«). Ich stelle diese Frage gerne auch den Jugendlichen – natürlich mit dem Hinweis, dass es eigentlich eine Frage für Jüngere ist. Meistens steht für alle Kinder und Jugendlichen an erster Stelle, dass die Symptome, die sie in die Ambulanz geführt haben, wieder weggehen sollen. An zweiter Stelle wird in der Regel bei Scheidungskindern die Familie genannt, meist verbunden mit dem Wunsch, dass »alles wieder gut« werden soll, dass Mutter und Vater wieder zusammenkommen sollen, dass alle gesund bleiben sollen. Und der dritte Wunsch lautet, dass es mehr Frieden auf der Welt geben soll. Natürlich begegne ich auch Kindern, die vorrangig sehr materialistisch sind, und Schlauköpfen, die zuallererst eine unbegrenzte Zahl von Wünschen nennen. Mehrheitlich aber bin ich berührt davon, mit welcher Ernsthaftigkeit sich alle Kinder und Jugendlichen Gesundheit, liebevolle Familien und ein friedliches Leben für alle wünschen.

Entsprechend kann man sich vorstellen, was für Auswirkungen Brüche in der Familienbiographie auf die Kinder haben. Dazu in einem späteren Kapitel zur historischen Entwicklung mehr. Was hier aber bereits festgehalten werden soll: Zu den Rahmenbedingungen für gesundes Aufwachsen ist der Zusammenhalt der Familie an herausragender Stelle einzuordnen. Das wird besonders deutlich, wenn man weiß, dass Kinder aus Scheidungsfamilien ein erhöhtes Risiko haben, psychisch zu erkranken. Ob es unter ihnen auch besonders viele Burnout-Fälle gibt? Mein Befund lässt den Schluss leider zu, auch wenn es dafür noch keine genauen Zahlen geben kann.

Scheidungskinder

Eine Trennung oder Scheidung der Eltern birgt für Kinder in den Industrienationen heute das größte Risiko für die Entwicklung einer seelischen Erkrankung in der Gruppe externer, also nicht im Kind begründeter Faktoren. Die Trennung oder Scheidung ihrer Eltern stellt eine große Bedrohung für das Seelenheil von Kindern dar. In Deutschland wird heute knapp die Hälfte aller Ehen wieder geschieden. Natürlich sind davon nicht immer Kinder betroffen, und manchmal sind diese selbst schon erwachsen. Nicht jedes Scheidungskind wird psychisch auffällig. Das Entscheidende aber ist: Jede elterliche Trennung führt bei Kindern unweigerlich zu Loyalitätskonflikten. Wie soll man das verstehen, dass zwei Menschen, die man gleichermaßen seit seiner Geburt über alle Maßen liebt und aus deren Liebe heraus man selbst entstanden ist, sich plötzlich nicht nur nicht mehr lieben, sondern sich streiten und hassen? Stellen Sie sich vor, ein befreundetes Paar von Ihnen, die Sie beide sehr gerne mögen, spricht nicht mehr miteinander und belastet Sie im Gegenteil mit schlechtem Gerede über den ehemaligen Partner. Die ursprüngliche Freundschaft zu beiden Menschen lässt sich nicht mehr aufrechterhalten, und nicht selten werden Sie sich entscheiden müssen, auf wen Sie zukünftig verzichten wollen bzw. müssen.

Auch geschiedene Ehepaare bleiben, ob sie wollen oder nicht, ein Elternteam. Wie oft aber müssen wir mit getrennten Paaren genau daran arbeiten! Es gibt Länder, in denen kann man gar nicht über das Sorgerecht streiten, weil man es automatisch bis zur kompletten Mündigkeit der Kinder gemeinsam innehat. In Kalifornien dürfen getrennte Eltern darüber hinaus nicht weiter als 50 Meilen auseinanderziehen, so dass auch der Wechsel der Kinder zwischen den Eltern regelmäßig gut zu bewältigen ist.

In der schon erwähnten Wunschprobe (»Du hast drei Wünsche frei«) wünschen sich Kinder getrennter oder geschiedener Eltern immer und unabhängig vom Alter, dass ihre Eltern wieder zusammen kommen sollen. Besonders belastend ist dies in den Fällen, in denen es zum Sorgerechts- oder Umgangsrechtstreit kommt. Der Loyalitätskonflikt entwickelt sich nun nicht selten für die Kinder zu einer inneren Zerreißprobe. Sie hören von ihren Eltern über den jeweiligen anderen Elternteil so widersprüchliche, abwertende oder auch hasserfüllte Äußerungen, dass sie nur mit einem dritten Ort seelisch überleben, in den meisten Fällen wird das eine ambulante begleitende Psychotherapie sein, in der die Kinder sicher sein können, dass die Therapeutin keine eigene Interessen außer der seelischen Gesundheit des Patienten verfolgt.

Es ist eine gesicherte Erkenntnis, dass Erwachsene, die aus Scheidungsfamilien kommen, ein erhöhtes Risiko haben, sich selber wieder scheiden zu lassen: Offensichtlich haben diese Menschen in ihrer Kindheit nicht erlebt, wie man Konflikte so meistert, dass man als Paar zusammenbleiben kann, oder auch, was man dafür tun kann – und muss –, dass man gegenseitig attraktiv bleibt.

Noch ist die Forschung zu jung in diesem Feld, sodass keine Zahlen darüber vorliegen, ob Scheidungskinder vermehrt von Burnout betroffen sind. In jedem Fall sind es Kinder, die zusätzliche Stressoren bewältigen müssen.

Die arbeitenden Eltern

»Mein Vater ist wenig zu Hause. Wir sehen uns oft nur beim Frühstück und am Wochenende, aber auch da nicht immer beide Tage. Meine Mutter ist oft sehr gestresst und schnell reizbar. Seit sie wieder angefangen hat zu arbeiten, muss sie doppelt arbeiten, sagt sie immer. Und dann wird sie schnell ungeduldig«, so lautet eine häufige Beschreibung in unserer Zeit von Eltern durch ihre Kinder.

Zu den Standardfragen in der Ambulanz gehört so etwas wie: »Bist du zufrieden mit deiner Familie?« Kinder, die sich unzufrieden zeigen, gehören zu den Ausnahmen. Kinder lieben ihre Eltern und auch ihre Geschwister – letztere naturgemäß meist in abgeschwächter Form – immer und bedingungslos. Die Liebe innerhalb der Familie ist und bleibt wichtigster Garant für eine gelingende Entwicklung. Das ist etwas, was sich auch über die Pubertät hinweg in das Jugendalter hinein nicht verändert, auch wenn sich das für Eltern manchmal anders anfühlt. »Zwischen meiner Mutter und mir geht es oft hoch her. Wir zicken uns dann so an, dass mein Vater – wenn er dabei ist, was selten genug vorkommt – sich verzieht. Wir schenken uns dann nichts. Ich verstehe aber auch nicht, warum das immer wieder passiert. Ich liebe meine Mutter doch! Wenn wir dann manchmal zusammen shoppen gehen, ist es auch wieder sehr lustig zwischen uns. Und dann ist sie wieder so gestresst« – ein typischer Mädchensatz.

Wie oft wünscht man sich in der Arbeit mit Jugendlichen, dass man die eine oder andere Aussage der Mädchen (und Jungen) über ihre Eltern aufgenommen hätte, um den Eltern zu demonstrieren, wie liebevoll ihre Kinder über sie sprechen. Und vielen Eltern wünschte man, sie würden sich mehr trauen, sich auf ihre im Kern guten Beziehungen zu ihren Kindern zu verlassen und nicht vorzeitig misstrauisch zu werden. »Auf meine Familie lasse ich nichts kommen. Das darf sich auch keiner rausnehmen: meine Eltern zu beleidigen! Dann gibt es Stress. Ohne meine Mutter würde ich das hier alles nicht durchhalten. Sie steht mir immer bei. Und mein Vater? Ja, der fehlt mir oft. Die wenigen Male, die wir zusammen beim Fußball waren, das war echt zu wenig. Aber eigentlich möchte ich auch mal so erfolgreich werden wie er. Ob ich das jemals schaffe? Keine Ahnung«, sagen mir viele Jungen über ihre Familie.

Jungen sind oft nicht so redefähig und -willig wie Mädchen. Sie kommen auch seltener, um nach Hilfe zu suchen. Sie haben immer das Gefühl und den Anspruch, alles allein schaffen zu müssen. Sosehr die Väter in den Sprechstunden fehlen (»Keine Ahnung, wozu das ganze Psycho gut sein soll …«), so sehr müssen die Jungen mit dem doppelten Druck fertigwerden: Sie müssen erfolgreich sein, und sie dürfen keine Schwächen zeigen. Ähnlich wie die arbeitenden Väter. Die Väter, die durch ihre Abwesenheit große Sehnsucht bei den Kindern hinterlassen, oft nicht mitbekommen, was zu Hause passiert, womit die Kinder sich beschäftigen, worunter sie leiden. Das sind genau die Väter, die aus allen Wolken fallen, wenn dann plötzlich ein Termin beim Kinder- und Jugendpsychiater gemacht werden muss. Sie sind die Vertreter des Prinzips Leistung und nicht selten selbst mit der akuten Verhinderung eines Burnout beschäftigt – oder mit der abwertenden Abwehr dieser Krankheit als ein Feld für Versager.

Den arbeitenden Müttern geht es nicht anders. Nur dass sie nicht diejenigen sind, die aktiv vertreten, dass Arbeit das einzig sinnstiftende Lebenselixier ist. Sie sind diejenigen, die sich zur Wahrung des Lebensstandards für die Familie, die Kinder in die Arbeit aufmachen und nicht selten allein schon durch das Jonglieren mit den unterschiedlichen Lebensbereichen und das Verbinden von Haushalt, Kindern und Arbeit ausbrennen.

Allerdings kann man die Eltern nicht davor schützen, dass sie diejenigen sind, die unsere Werte gemeinsam tragen und an die Kinder vermitteln. Unsere Leistungsgesellschaft ist mit all ihren positiven und negativen Auswirkungen in den Familien bis in das kleinste Kinderzimmer angekommen. Und damit auch das Burnout.

Kindheit plus

Kindheit heute heißt, dass man selbstverständlich neben der Schule in zusätzlichen Lernbereichen engagiert ist. Da die Fächer Musik als auch Sport in der Schule, trotz vieler Bemühungen, nicht so abgedeckt werden, dass man von einer ausreichenden Förderung ausgehen kann, sind die meisten Eltern heute bemüht, ihren Kindern mindestens ein Instrument und eine Sportart nahezubringen. Speziell beim häuslichen Musikunterricht höre ich immer von endlosen Streitereien, die sich nur darum ranken, dass die Eltern von ihren Kindern erwarten, jeden Tag »mindestens zehn Minuten« zu üben – schließlich werde dieser teure Unterricht bezahlt. Diese Anforderung ist eine relativ sichere Methode, um seinem Kind den Spaß am Instrument auszutreiben. Ein hochbegabtes Kind, das eine intensive Förderung auch braucht, wird mit diesem Anspruch vielleicht umgehen können, denn dann ist der Erfolg meist auch vom Kind gewollt. Sonst aber reicht es völlig aus, dass ein Kind sich so viel mit seinem Instrument beschäftigt, wie es mag, oft reichen auch die Stunden beim Musiklehrer aus. Dieser muss das natürlich mittragen. Oft entwickelt sich dann alters- und entwicklungsabhängig ein vertiefter Zugang zur Musik, sonst ist dieser Anreiz eben eine Ergänzung zum ansonsten üblichen Lernen, was auch völlig genügt.

Wichtig für unseren Blick auf die Kinder heute ist, dass sich in diesem Bereich etwas etabliert hat, was früher nur wohlhabenden und akademischen Familien vorbehalten war. Dadurch, dass sich die Erkenntnis: musisches Lernen fördert die Gehirnentwicklung!, in nahezu allen Elternschichten durchgesetzt hat, haben Kinder mindestens einen Termin in der Woche mehr. Das muss nicht bedeuten, dass es über die Maßen anstrengend ist, aber es strukturiert die Schulwoche deutlich anders: War früher nach den Hausaufgaben freie

Zeit, so gibt es heute also den außerschulischen Musikunterricht, das Üben und dazu den Sportverein.

Die Erkenntnis, dass körperliche Bewegung der körperlichen und seelischen Gesundheit dient, ist älter als das Wissen um die Bedeutung der musischen Förderung, und so geht nahezu jedes Kind heute einer Sportart außerhalb der Schule nach. Ein zusätzlicher Termin. Wenn in einer Sportart regelmäßige Wettkämpfe stattfinden, können das auch weitaus mehr Termine sein. Auch hier gilt: Solange es Spaß macht, ist dagegen natürlich nichts einzuwenden. Aber auch Spaß kann bedeuten, dass der kindliche Terminkalender der Woche sehr voll ist. Auch freudvoller Stress ist stressig. Zusammen mit den Hausaufgaben kann schnell eine auf die Wochenstunden bezogene Arbeitsbelastung entstehen, die sich von den Anforderungen an Erwachsene nicht unterscheidet.

Hier gibt es eine merkwürdige unterschiedliche Wertung in der Öffentlichkeit: Schule ist Schule und nicht Arbeit und von daher auch nicht so anstrengend. Genauso ist es mit dem Hobby. Oft handeln wir nach dem Eindruck, dass Ausbildung, für die man nicht zahlt, auch weniger wert ist, leichter zu bewältigen, nicht so ernst zu nehmen ist. Das ist ja »nur« Schule oder Musik oder Sport. Inhaltlich und von der kognitiven, also geistigen, körperlichen und seelischen Auslastung gibt es für das Kind jedoch keinen Unterschied zu Erwachsenen. Lediglich der Anteil an Fremdmotivation dürfte in der Schule höher sein als in einem selbstgewählten Beruf, in dem sich ein Unternehmen um die Mitarbeiterzufriedenheit kümmert. Und Stress nimmt bekanntlich dort besonders zu, wo man fremdbestimmt ist.

Digitale Welt

Kindheit heute bedeutet Aufwachsen in einer digitalen Welt. Hieran entzünden sich viele Streitigkeiten in Familien, aber auch unter Fachleuten. Bei vielen Erwachsenen reicht das Stichwort, und sie haben sie sofort vor sich, die Kids, die ununterbrochen auf das Smartphone starren, Nachrichten schreiben, nicht vom Computer loskommen. Und sie sehen vor ihrem inneren Auge die abhängigen, blassen Gestalten beziehungsgestörter Kinder, wie sie die Medien uns vorhalten. Kinder, die nebeneinandersitzen und ihre Geräte bedienen, statt miteinander zu sprechen. Und es ist wirklich nicht ungefährlich, was unsere Gesellschaft mit ihrem Computer den Jugendlichen zumutet. Längst werden sie in der Kinder- und Jugendpsychiatrie behandelt, die süchtigen Kids. Das Gespenst der »digitalen Demenz« ist in den Wohnzimmern in Deutschland aufgetaucht und hat Eltern in ihrer Unsicherheit gegenüber einem angemessenen Umgang mit den digitalen Medien bestärkt und denjenigen recht gegeben, die den Eindruck hatten, dass unsere Kinder mit der Zeit verdummen, wenn sie zu intensiv die digitale Welt konsumieren. Es gibt Eltern, die stolz darauf sind, wenn es ihnen gelingt, die Kinder möglichst lange davon fernzuhalten.

Es gab eine Zeit, in der waren Eltern glücklich, wenn sie ihre Kinder nach der Geburt möglichst lange von Süßigkeiten fernhalten konnten. Dies hat regelhaft dazu geführt, dass sich diese Kinder wie ausgehungert bei den ersten Kindergeburtstagen bei anderen Familien auf die angebotenen Süßigkeiten gestürzt haben und sich im weiteren Verlauf heimlich von ihrem Taschengeld ausschließlich Süßes gekauft haben. Dasselbe gilt für die digitalen Medien. Sie sind ein nicht mehr wegzudenkender Bestandteil unserer Welt – für die wir Erwachsenen und die von uns geformte Gesellschaft die Verantwortung tragen –, und wir alle, auch die Kinder, müssen lernen, sie in unser Leben zu integrieren und damit zu leben, denn sie aus unserem Alltag zu verbannen, das können wir uns wohl selbst nicht mehr vorstellen.

Digitale Medien als solche sind natürlich nicht zu verteufeln, sie erleichtern an vielen Stellen das tägliche Leben – und sie verändern es. Es gibt keine Hinweise darauf, dass unsere Kinder durch die Benutzung digitaler Medien dümmer oder schlechter in der Schule werden! Diesen Satz sollten sich Eltern aufschreiben und am Küchenbrett aufhängen.

Was sich dramatisch verändert hat, ist der Ausverkauf der eigenen Person bzw. unserer Daten und das Tempo, mit dem die Kids ständig miteinander im Kontakt stehen. Inzwischen ist das auch Thema in den Psychotherapien: Jugendliche problematisieren das ununterbrochene Blinken und Brummen ihrer Smartphones bei eingehenden Nachrichten – und die Schwierigkeiten, einmal nicht darauf zu reagieren und beispielsweise ihren Nachtschlaf zu pflegen. Dasselbe gilt für die Hausaufgaben. Sosehr viele Kinder und Jugendliche, die mit der Technik aufgewachsen sind, Multitasking beherrschen, so kommen auch sie bisweilen an ihre Grenzen. Auch hier gilt: Je mehr Erwachsene das zu unterbrechen versuchen, desto mehr fühlen sich die Kids herausgefordert, uns zu beweisen, dass es dennoch geht. Wenn es uns dagegen gelingt, an ihrer Seite zu bleiben und wenn wir eigene Ausgrenzungsversuche vorsichtig aufnehmen, ist die Chance viel größer, dass man im Gespräch bleibt darüber, in welcher Schublade das Gerät nachts und während der Hausaufgaben aufbewahrt wird.

Es gibt keinerlei Hinweise darauf, dass die Kids von heute beziehungsgestörter geworden sind. Im Gegenteil: Es gilt, was als klinische Erfahrung jeden Tag erlebbar ist. Die Kinder und Jugendlichen sind in sozialen Netzwerken präsent und wissen sozusagen online, was der Freund, die Freundin gerade macht, und das meistens auch noch fotografisch belegt. Als »analoger« Erwachsener kann man sich nicht vorstellen, dass die Beziehungsqualität bei dem Tempo und der Fülle nicht leidet und alles komplett oberflächlich wird. Vielleicht muss man an dieser Stelle daran erinnern, welchen Wandel die Umstellung vom persönlichen Brief hin zu E-Mails, SMS oder anderen Nachrichtendiensten gebracht hat. Ist die Qualität der Beziehung zu den eigenen Freunden dadurch wirklich schlechter geworden?

Die einsame Familie

Familien leben heute insgesamt isolierter, haben nicht so viele Kontakte, und auch die Nachbarschaft kennt man nicht mehr so gut. Das ist die allgemeine gesellschaftliche Entwicklung, an der wir teilhaben und die wir alle leben. Es gibt weniger Beziehungen, aber Freundschaften und deren Bedeutung haben sich nicht gewandelt. Während die älteren Menschen ihren Streetview-Eintrag bei Google vielleicht haben verpixeln lassen, haben jüngere Menschen kein Problem mit der Transparenz ihres Lebens im Netz und nutzen Ortungssysteme, die anzeigen, wo sich die Freunde und Bekannten aufhalten und wie sie gerade aussehen. Das bedeutet einen deutlichen Wandel im Umgang mit dem eigenen Leben und dem, was bislang im Bereich der Intimität und Persönlichkeit unsichtbar gehalten wurde. Wir leben eine größere Offenheit, und es gibt tatsächlich keinerlei Hinweis darauf, dass dieser veränderte Umgang krank machen könnte oder bestimmte Psychopathologien, also seelische Auffälligkeiten, erzeugen würde. Die Kids von heute sind in Bezug auf ihre Zukunftsentwürfe so wertekonservativ wie ihre Eltern und Großeltern auch. Sie wollen eine gute Ausbildung und einen guten Beruf, wollen heiraten, eine Familie gründen und glücklich und zufrieden leben.

Lebenszufriedenheit

Die gute Nachricht: Unsere Kids werden mehrheitlich mit den Veränderungen unserer Gesellschaft fertig. Aber, und das ist alarmierend: Eine europaweite Untersuchung von UNICEF (Bericht zur Lage der Kinder in den Industrieländern 2013) zur Zufriedenheit der Kinder zeigt, dass Deutschland in der Frage der Lebenszufriedenheit nur auf dem 22. Platz liegt. Ist das nicht so schlimm, weil das kindliche Wohlbefinden auf Rang 6 eingestuft wurde, gleich nach den skandinavischen Ländern und deutlich weiter vorn als früher?

Was aber ist kindliches Wohlbefinden für die Forscher überhaupt? Untersucht wurden materielles Wohlbefinden, Gesundheit und Sicherheit, Bildung, Verhalten und Risiken sowie Wohnen und Umwelt. Warum aber dann in Sachen Lebenszufriedenheit nur der 22. Platz?

Ein Gegenbeispiel: In Griechenland ist es in etwa umgekehrt. Beim kindlichen Wohlbefinden landen griechische Kinder auf Platz 25, doch in Bezug auf Lebenszufriedenheit kommen die Kinder auf den 5. Platz. Erst einmal kann man dem entnehmen, dass Lebenszufriedenheit also nicht automatisch mit dem Wohlbefinden, mit der materiellen Versorgung und Ausstattung verknüpft ist. Auf Deutschland bezogen lässt das nur den Rückschluss zu, dass es uns offensichtlich nicht gelingt, unseren Kindern, trotz guter materieller Ausstattung, auch die entsprechende Lebenszufriedenheit zu vermitteln. Dieser Befund deckt sich für mich mit der so oft bei Kindern und Jugendlichen in der Ambulanz diagnostizierten Anstrengung. Allerdings sind die Kinder, die ich erlebe, nicht primär unzufrieden, sondern es ist die beschriebene Anstrengung, der alle – auch die Familie – ausgesetzt sind, die zu Unzufriedenheit und Erschöpfung führt, eine fast zwangsläufige Reaktion.

Die Anforderungen der Umwelt

Anstrengung und Erschöpfung treiben immer mehr Kids in meine Sprechstunde. Denn Kinder strengen sich nun einmal an, allen unterschiedlichen Anforderungen gerecht zu werden. Das bezieht sich nicht nur auf die Schule, das Instrument oder den Sportverein. Es bezieht sich auch auf die emotionalen Anforderungen, auf die Flut an Informationen, die täglich bewältigt werden muss, sozusagen auf die ganze Welt. Die Leichtigkeit, die man sich als Erwachsener für die Kinder – für Kindheit – wünscht, ist kaum noch anzutreffen.

Spätestens ab dem Moment, in dem Kinder zur Schule gehen, müssen sie sich zudem mit den Leistungsanforderungen auseinandersetzen. Das ist prinzipiell weder auffällig noch zu bemängeln. Doch was sich verändert hat, ist die Ernsthaftigkeit, mit der Kinder sich heute diesen Leistungsanforderungen stellen.

Es kommt so gut wie nicht mehr vor, dass mich Eltern fragen, was sie tun sollen, damit ihr Kind endlich die Schule ernster nimmt. Das war vor zwanzig Jahren noch anders. Da kamen oft verzweifelte Eltern, die große Angst hatten, dass aus ihrem Kind »nichts wird«. Eltern von Kindern, insbesondere Jungen, denen es egal war, wenn die Erwachsenen um sie herum immer aufgeregter nach Disziplinierungen und Sanktionen riefen und die sich meistens erst spät – manchmal zu spät – »berappelt« haben. Heute wollen Eltern wissen, wie man dafür sorgt, dass die Kinder entspannter und weniger angestrengt leben und lernen.

Umwelt im Sinne von Lebenswelt wird von den Kids heute wesentlich als eine Struktur wahrgenommen, von der Anforderungen ausgehen. Es gibt keine verlockende unbekannte Welt, in die man Expeditionen macht mit der Haltung, dass sich bestimmt spannende, positive Erfahrungen einstellen, sondern diese Welt erwartet etwas, will Erfolg, Leistung, einen klaren Plan und Zufriedenheit. Die Expedition ist ausgelagert in das gut organisierte Gap Year, in dem Abiturienten »zur Orientierung« oder zum Fremdsprachenerwerb gut organisierte und versicherte Reisen ins Ausland unternehmen. Wehe, sie wissen danach nicht, was aus ihnen nun werden soll! Dann war auch diese Investition umsonst …

Die elterliche Sorge und Fürsorge ist hier nicht zu verdammen. Auch die Eltern sind eingebunden in das System, das keine Versager zulässt. Wer versagt, steht so schnell so weit außerhalb des Systems, dass es dem Einzelnen wie ein Abgrund vorkommt – und nicht wie ein alternativer und kreativer »anderer Weg«. Eltern sind gefangen zwischen dem Versuch, fürsorglich und auf »das Beste« bedacht, ihr Kind in ein erfolgreiches Leben zu führen, und der Angst, sie zu überfordern, mit dazu beizutragen, dass sie ausbrennen. »Für uns muss sie nicht so viel lernen und arbeiten«, lautet der Satz, mit dem Eltern vor sich und der Welt rechtfertigen, dass sie auch unter dem Druck ihrer Kinder leiden. Gleichzeitig verdeutlicht er, wie gefangen die Eltern selbst sind – und wie hilflos. Mit dem Gefühl der Hilflosigkeit müssen wir uns später noch intensiver beschäftigen. Immerhin sind hilflose Eltern schlechte Gärtner, weil sie kaum die ausgebrannte Seele ihrer Kinder wieder begrünen können.

Die seelische Realität der Kleinfamilie

Familien sind schon lange nur noch Kernfamilien. Durch diese Reduktion auf Vater, Mutter, Kind – genaugenommen durchschnittlich 1,37 Kinder pro Familie – gibt es kaum noch eine Verteilung von Lasten. Lasten? Kinder sind doch ein großes Glück und keine Last!, werden viele sagen. Die seelische Realität allerdings ist eine andere. Kinder zu bekommen bedeutet zuallererst Verzicht. Davon höre ich häufig, und die Biographien »meiner« Burnout-Kids vom Anfang des Buchs zeigen das deutlich. Eltern, gerade aber Mütter, müssen in der Lage und bereit sein, beständig eigene Wünsche, eigene Ansprüche und Bedürfnisse hintenanzustellen.

Die kleine Familie ist von Beginn an wesentlich auf sich bezogen. Dieser Preis der Emanzipation von althergebrachten, überholten Ansichten, indem es unüblich geworden ist, die nun großelterlichen Erfahrungen abzurufen, verstärkt das Gefühl der Anstrengung. Natürlich ist der Lohn einmalig: das erste Lächeln, die ersten Worte, die ersten Schritte – alles das entlohnt auf unvergleichliche Weise! Wenn es gut läuft, dann ist diese Entlohnung auch so groß, dass durchwachte Nächte und schreiende Babys vergessen sind. Besonders hellhörig werde ich allerdings immer, wenn mich Eltern sehr demonstrativ darauf hinweisen, wie fröhlich ihre Kinder sind und wie fröhlich die ganze Familie sich anfühlt. Hinter dem Demonstrativen steckt oft die Angst, anzuerkennen, wie anstrengend alles auch war und vielleicht ist, und es zeigt, wie sehr manche Eltern das Gefühl haben, Familie muss fröhlich sein. Schon ein ernstes Kind wäre dann eine Niederlage. In der Werbung wird uns nicht selten das Bild der fröhlichen Familie angesichts einer wunderbaren Margarine oder eines glücksspendenden Urlaubs vermittelt.

Die seelische Realität der Kleinfamilie ist anders. Die meisten Mütter leben unter dem Anspruch – sei er von außen vermittelt oder innerlich gelebt –, möglichst schnell wieder in ihren Beruf zurückzugehen. Das hat natürlich durchaus auch finanzielle Aspekte, aber genauso emanzipatorische. Selbstverständlich hat jede Mutter genau wie jeder Vater ein Anrecht auf Selbstverwirklichung. Im Angesicht des eigenen Kindes aber muss es um die Abwägung gehen, wie man die kindlichen und elterlichen Ansprüche miteinander in Ausgleich bringen kann. Von den Müttern höre ich immer wieder: Eigentlich wollte ich wieder in den Beruf zurück. Jede Auffälligkeit des eigenen Kindes wird somit zu einer Hürde, die den eigenen Lebensentwurf der Mütter behindert. Konflikte sind da vorprogrammiert. Aber auch für die Kinder bedeutet das, sich zunächst einmal selbst als ein Hindernis begreifen zu lernen.

Schule macht Druck

Kinder in unserer Zeit sind es gewohnt, in alle Belange ihrer Familien und ihres Lebens einbezogen zu werden. Sie werden in der Regel von klein auf um ihre Meinung gefragt, bei Entscheidungen hinzugezogen und werden auch in der Schule früh zur Selbständigkeit im Denken und Handeln erzogen.

Die grundlegende Kompetenz der Kinder ist dabei verblüffend. Als Kinder- und Jugendpsychiater kann ich heute Gespräche mit Kindern und Jugendlichen führen, die noch vor Jahren nicht möglich gewesen wären. Waren vor zwanzig Jahren Kinder in der Regel darauf eingestellt, dass ihre Eltern wesentlich für sie antworten, so sind sie heute nicht erstaunt, wenn sie in der Sprechstunde auch in Gegenwart ihrer Eltern zunächst selbst befragt werden. Kinder geben in einer Art und Weise über sich Auskunft – und auch über ihr Erleben von Schule –, dass ihre eigenen Eltern in der Sprechstunde beeindruckt sind. Nicht selten entsteht ein erster therapeutischer Effekt dadurch, dass die Eltern berührt sind davon, wie genau und differenziert ihre Kinder alle Themen und Probleme in der Familie oder mit der Schule – und mit sich – beschreiben können. Das allein tröstet Eltern oft ein klein wenig über die nicht immer leichte Situation, mit ihrem Kind bei mir vorstellig werden zu müssen. Plötzlich entsteht allein dadurch ein neuer Blick auf das Kind, der zur Entspannung in der Familie beiträgt.

Mich begeistert diese Fähigkeit der Kinder jeden Tag aufs Neue, weil deutlich wird, welche konstruktive Kraft in ihnen steckt. Und doch reicht ihre Kraft oft nicht aus, weil sie Schule heute als Druck empfinden. Doch zu den Ursachen später mehr – wir sind noch bei der Befunderhebung.

Karl (7) kommt, weil er oft Kopfschmerzen hat. Schnell findet sich ein Zusammenhang zwischen seinen Schmerzen und der Schule. Seine Familie ist unauffällig. »Ich finde«, sagt Karl, »meine Lehrerin oft zu streng. Die Klasse ist sehr laut, und sie schreit los, und dadurch wird es noch lauter. Dann kann man gar nicht mehr aufpassen, und ich kriege Kopfschmerzen. Meine Mutter kann toll singen, und mein Vater ist stark. Meine kleine Schwester ist manchmal zickig, aber wir können auch gut spielen zusammen.«

Die Schule – Grund zur Unzufriedenheit

Kinder berichten naturgemäß viel von der Schule. Die Schule heute ist allerdings in der Regel kein Ort des fröhlichen und entspannten Lernens, sondern in vielen Fällen ungepflegt und vernachlässigt. Doch von Äußerlichkeiten wie stinkenden Schulklos, verfallenden Gebäuden und Raummangel abgesehen, gibt es auch handfeste Probleme im zwischenmenschlichen Bereich.

Der Dialog zwischen Lehrern und Schülern gelingt allzu oft nicht. Damit ist nicht nur gemeint, dass Schüler das Gefühl vermissen, ihre Lehrer erreichen zu können. Zu selten haben sie den Eindruck vermittelt bekommen, mit ihnen auf Augenhöhe zu sprechen und gehört zu werden. Vielfach ist die Lehrer-Schüler-Beziehung von Respektlosigkeit gekennzeichnet. In der Süddeutschen Zeitung vom 10.10.2014 wird unter der Überschrift »Von Bestnoten weit entfernt« von einer Umfrage in München berichtet, nach der über die Hälfte der Schüler glaubt, ihre Lehrer unterrichten sie nur ungern, während neunzig Prozent der Lehrer angeben, mit ihrer Berufswahl zufrieden zu sein. Wie kann das sein? Sicherlich kein Wahrnehmungsproblem der Schüler, sondern ein Vermittlungsproblem der Lehrer! Lernprobleme werden reflexartig beim Schüler und nie bei den Lehrmethoden verortet, und wie sehr Zensuren vom jeweiligen Lehrer abhängen, ist immer wieder überraschend. Beginnt die Schule schon im ersten Schuljahr mit Enttäuschungen, so steigert sich das im weiteren Verlauf hin zu einem überwältigenden Gefühl der Anstrengung, bis hin zur Erschöpfung, weil die Kids sich eben anzupassen versuchen.

Also: Alles nur Schule?

Man könnte nach den Schilderungen der Kinder und Jugendlichen auf die Idee kommen, wir müssten primär die Schule verändern, weil sie als Institution Schuld hat an der großen Erschöpfung. Dies wäre viel zu kurz gegriffen. Kinder jeden Alters sind neugierig und wollen lernen. Unterforderten und gelangweilten Kindern würde es nicht anders gehen. In der Schule ballt sich allerdings, was wir gesamtgesellschaftlich für unsere Kinder vorhalten. Schule hält uns einen Spiegel vor. Und da ich viele Gründe für das Burnout bei Kindern und Jugendlichen dort verorte, werfe ich einen genaueren Blick auf die Schullaufbahn der Kids unter der Überschrift »Ursachen«. Doch eines darf nicht unterschlagen werden: Schule macht Druck.

So viel Druck

Kinder berichten von einem ihr Leben wesentlich bestimmenden Bereich – der Schule – als einem Lebensraum, der durch Missachtung, Abwertung, durch zu hohe oder zu niedrige Anforderungen und ein zunehmendes Gefühl der Anspannung und Erschöpfung gekennzeichnet ist. Dieses sehr früh einsetzende Quasi-Arbeitsleben, das sich schon bald nicht von dem der Erwachsenen unterscheidet, wird zu Hause ergänzt durch eine hohe Arbeitsbelastung der Eltern, die nichts mehr abfangen können – oder hohe Ansprüche haben.

Die Berichte der Kinder und Jugendlichen sind anrührend, weil man spürt, wie sehr alle Kinder darum bemüht sind, niemandem zur Last zu fallen. Auch sie wollen nur ihren »Job« machen, und zwar so gut wie möglich. Der Preis: ein Gefühl der Überlastung, Anspannung und Erschöpfung. Das zentrale Lebensgefühl unserer Kids ist dadurch gekennzeichnet, dass sie damit leben müssen, nie wirklich allen Anforderungen gerecht zu werden. Und das ist eine der Voraussetzungen für Burnout.

Druck, physikalisch gedacht, erhöht den Gegendruck. Im Sport führt das zu Muskelaufbau, solange der Druck, das Gewicht, den Muskel nicht überfordert und entweder gar nichts passiert, weil man seine Kraft gegen die Übermacht an Gegenkraft nicht einsetzen kann, oder der Muskel reißt. Viele Menschen sind davon überzeugt, dass Druck notwendig ist, damit man überhaupt etwas tut und nicht auf der »faulen Haut« liegen bleibt – das ist ein Modell des Menschen, der keine Verantwortung übernimmt, ein defizitäres Modell, das für manchen Erwachsenen stimmen mag. Es blind auf die Kinder zu übertragen, wie es zu oft geschieht, heißt, unsere Kinder mit einer selbsterfüllenden Prophezeiung zu belegen, statt sie in den Bereich befriedigender Selbststeuerung zu locken. Mit der Annahme, dass ohne Druck die Welt aus den Fugen gerät und unsere Kinder faule, lebensunfähige Erwachsene werden, gießen wir das Fundament in Beton, auf dem auch das Burnout steht. Wir verhindern Erfahrungen, wie von innen Interessen und Motivation entstehen können, und enthalten unseren Kindern die lustvollen Erfahrungen von Verantwortungsübernahme vor.

Befundabschluss

Kinder und Jugendliche stellen sich immer mehr mit ausgeprägten Symptomen der Erschöpfung und vor allem Erschöpfungsdepressionen vor. Burnout, von dem wir bislang dachten, es sei eine für Erwachsene reservierte Erkrankung, die lediglich im Zusammenhang mit der (erwachsenen) Arbeitswelt entsteht, ist in unseren Kinderzimmern angekommen. Wohlgemerkt: im Kinderzimmer, denn auch die Jugendzimmer reichen nicht mehr aus, um diesem Symptomkomplex Raum zu geben. Die Krankheit zeigt sich in immer jüngerem Alter. Die jüngsten Patienten sind Grundschüler.

Die Befunderhebung ergibt, dass hier die Depression aus der Erschöpfung folgt und nicht umgekehrt. Eine solche Erschöpfung kann auch im Kontext anderer psychischer Erkrankungen, wie Teilleistungsstörungen oder Angsterkrankungen – um nur zwei Beispiele zu nennen –, entstehen. Die Lebensberichte aller betroffenen Kinder sind jedoch von Anstrengung und dem Bemühen gekennzeichnet, »gute« Kinder sein zu wollen. Aber es sind oft nicht ihre Eltern, von denen die Anforderung nach besonderer Leistung ausgeht. Was uns viel mehr beschäftigen sollte, sind die Folgen von Streit, Trennung und Scheidung und das Los einsamer Kleinfamilien, die durch Arbeit und wiederum von Anstrengung gekennzeichnet sind. Familie zeigt sich im Gewand einer postmodernen Fabrik, die mit hoher Taktung all diejenigen ausspuckt, die nicht mithalten können. Unsere digitale Welt mit dem ihr eigenen hohen Tempo flankiert diese Prozesse, die qualitätsgesichert und dreifach »controlled« Langsamkeit, Bedächtigkeit oder gar Innehalten als Störvariablen identifizieren. Zu allem kommt der Druck der Schule, dieser Ort des täglichen Kinderlebens, in dem die kindliche Lebenswelt so lange befeuert wird, bis sie einfach ausbrennt. Der Druck wird zu groß, und das Überdruckventil heißt Burnout. Es ist kein gesellschaftlicher Wandel, kein gesellschaftliches Nachdenken in Sicht, das bereit oder in der Lage wäre, das Feuer so verträglich zu machen, dass in warmer Atmosphäre emotionale und kognitive Lern- und Lebensprozesse möglich und erhalten werden.

Lassen Sie uns daran etwas ändern! Ein inzwischen auch im alten Europa bekanntes Sprichwort beschreibt, dass es ein ganzes Dorf braucht, um ein Kind zu erziehen: Unsere Kinder brauchen unsere ganze Gesellschaft, die sich neu und anders mit den Lebensbedingungen unserer Kinder auseinandersetzt und: sie umkrempelt. Wir sind es unseren Kindern schuldig. Immerhin wollten wir sie haben. Und erfreuen uns jeden Tag – zu Recht – an ihnen. Jetzt müssen wir ihnen etwas zurückgeben.

Die Diagnose

Burnout – eine neue Mode?

Burnout ist keine neue Krankheit. In den Medien wird es lediglich so dargestellt, als sei das Phänomen Burnout eine neue Erkrankung unserer Zeit und als wären früher die Menschen nicht so empfänglich dafür gewesen: Das stimmt nicht! Damit verbunden wird häufig die Vermutung geäußert, dass die davon betroffenen Menschen oder Kinder sich »anstellen« oder besonders dünnhäutig und sensibel seien. Auch das stimmt nicht!

Burnout gab es schon immer. Für die Diagnose Burnout stehen Symptome, die seit Menschengedenken bekannt sind. Belege finden sich schon in der Bibel, so kann man beispielsweise im Alten Testament bei Mose 18 lesen: »Du wirst müde und kraftlos, zugleich du und das Volk, das bei dir ist.«

Im 17. Jahrhundert wurden in England und Frankreich die Hypochondrie, also die Angst vor Krankheiten, sowie die Melancholie – wir würden es heute als Depression beschreiben – in medizinische Abhandlungen aufgenommen. George Cheyne (1671–1743) bezeichnet die Hypochondrie als »English Malady«, als »englische Krankheit«. Davon waren insbesondere Menschen höherer Schichten und des Adels betroffen, die als besonders sensibel beschrieben wurden. Man muss jedoch davon ausgehen, dass die niedrigeren Schichten damals schlicht nicht untersucht wurden.

Zu den Symptomen der Neurasthenie, also der Nervenschwäche, die im ausgehenden 19. und beginnenden 20. Jahrhundert ebenfalls vornehmlich in den gehobenen Gesellschaftsschichten festgestellt wurde, gehörten Erschöpfung und Ermüdung, eine zu geringe Belastbarkeit durch äußere

Anstrengungen, Ängstlichkeit, Konzentrationsstörungen sowie Spannungskopfschmerz und Reizbarkeit. Behandelt wurde die Neurasthenie durch Kuren, in denen ein von dem schottischen Arzt John Brown (1735–1788) entwickeltes Verfahren durchgeführt wurde. Dieser Brownianismus beinhaltete vegetarische Kost, Beruhigungsmittel, Aderlass. Darüber hinaus wendete man auch Abführ- oder Brechmittel an, weil man damals die Vorstellung hatte, der Körper müsse »gereinigt« werden. Das ist eine Annahme, die sich teilweise noch hält. Auch heute gibt es Fasten- und Heilkuren oder auch Heilmittel für den Gebrauch zu Hause, die über den Darm oder die Blase »entgiften« oder »entschlacken« sollen. Es hält sich hartnäckig die schlichte Vorstellung, dadurch könnte man den Körper belastende Giftstoffe entsorgen. Medizinisch haltbar sind solche Vorstellungen jedoch kaum. Aus psychiatrischer Sicht verbirgt sich hinter diesem Gedanken ein Versuch, das so schwer fassbare Seelische zu verdinglichen, der Beschwerde also ein »Gift« zuzuweisen. Wenn ich sicher sein kann, dass etwa der Zustand des Ausgebranntseins mit Giftstoffen in meinem Körper zusammenhängt und nicht mit meiner Lebensführung oder mitmenschlichen Konflikten, dann ist es leichter, sie etwa mit reinigenden Tees loszuwerden. Das Schlechte wird ausgeschwemmt. Psychische Arbeit zur Lösung eines belastenden innerseelischen Konflikts ist viel mühsamer und auch langwieriger.

Die eigentliche Geburtsstunde des Begriffs Burnout war bereits im Jahr 1960. Graham Greene beschrieb in seinem Roman »A Burnt-Out Case« einen Architekten, der sich im Rahmen seines Berufs zunehmend ausgebrannt fühlt und alle Symptome entwickelt, die wir heute einem Burnout zuschreiben würden. Es dauerte weitere 15 Jahre, bis der amerikanische Psychiater Herbert Freudenberger 1974 ein Burnout bei sich selbst feststellte und den Begriff damit in die (psychiatrische) Medizin einführte.

Seitdem ist die Krankheit in aller Munde und wird immer mal wieder als Modediagnose bezeichnet, und die psychiatrische Fachwelt diskutiert bis heute, ob es sich tatsächlich um ein eigenständiges Krankheitsbild handelt oder »nur« um eine Reaktion auf belastende Ereignisse im (Berufs-)Leben.

Die Häufigkeit psychischer Erkrankungen im Kindes- und Jugendalter

Psychische Erkrankungen im Kindes- und Jugendalter sind keine seltenen Krankheiten. Die gute Nachricht: Sie haben in den letzten dreißig Jahren nicht zugenommen – mit Ausnahme von psychosomatischen Erkrankungen, die aber wahrscheinlich früher eher übersehen wurden. Die andere große Ausnahme ist Burnout, bei dem wir in den letzten fünf Jahren einen enormen Zuwachs an Krankheitsfällen verzeichnen. Ja, das ist ein Teil der schlechten Nachricht. Der andere Teil: Es ist uns nicht gelungen, die Gesamtzahl von 20 bis 25 Prozent auffälliger Kinder und Jugendlicher zurückzudrängen. Es gibt psychische Erkrankungen, die man nicht verhindern kann. Dazu gehören zum Beispiel die Schizophrenie, die auch schon im Jugendalter auftreten kann, oder die schon erwähnte endogene Depression oder etwa Autismus.

Andere seelische Erkrankungen wie die Störung des Sozialverhaltens oder reaktive Angststörungen oder reaktive Depressionen könnten jedoch zumindest zum großen Teil verhindert werden. Das gilt auch für das hier in Rede stehende Burnout! Erschöpfungsdepressionen in jungen Jahren wären zu verhindern! Noch genauer: Sie müssen verhindert werden! Doch zunächst, um besser zu verstehen, wie man eine Erschöpfungsdepression diagnostiziert, ein kurzer Überblick über den diagnostischen Prozess in der Kinder- und Jugendpsychiatrie.

Wie kommt eine kinder- und jugendpsychiatrische Diagnose zustande?

Psychische Gesundheit bzw. seelische Krankheiten werden heute nach genau festgelegten Kriterien erfasst. Der Vorwurf, der uns Kinder- und Jugendpsychiatern manchmal entgegengehalten wird, wir würden die psychische Verfasstheit der Kinder dramatisieren, ist leicht zu entkräften: Wann die Kriterien für das Vorliegen einer psychischen Erkrankung erfüllt sind, kann man leicht selber nachlesen. In Europa wird dafür die ICD-10[1] (International Classification of Diseases in der 10. Revision) verwendet. Für jede einzelne Diagnose wird dort im Kapitel F (= Psychische Erkrankungen) definiert, welche Symptome wie lange vorliegen müssen, bevor eine bestimmte Diagnose vergeben werden darf. Weltweit haben sich alle Psychiater und Kinder- und Jugendpsychiater schon seit dreißig Jahren darauf verständigt, einheitliche Manuale zu verwenden, damit es möglichst wenig Willkür, kulturelle Besonderheiten oder Abhängigkeiten von Konventionen gibt. In den USA und besonders für Forschungszwecke wird das DSM-V (Diagnostic and Statistical Manual of Mental Disorders) verwendet. Internationale Arbeitsgruppen bemühen sich um eine Angleichung beider Manuale, die sich immer noch in manchen Symptombewertungen unterscheiden.

Dabei muss immer berücksichtigt werden, dass psychische Erkrankungen und ihre Einordnung einem gesellschaftlichen Wandel unterliegen. So ist z. B. Homosexualität schon lange keine Diagnose mehr, wurde in der 1950er Jahren aber noch zu den Störungen der Sexualpräferenz gezählt. Gerade im Bereich der Klassifikation von Sexualität als gestört, d. h. krank, gibt es aktuell dramatische Weiterentwicklungen. So werden viele Diagnosen nur noch dann gestellt, wenn der betroffene Mensch darunter leidet und nicht, wenn es dem Mainstream der sexuellen Entwicklung oder Präferenz nicht entspricht – um im Bereich der Sexualität zu bleiben.

---

1 Dilling H, Mombour W, Schmidt MH, Schulte-Markwort E, Remschmidt H (Hrsg.): Internationale Klassifikation psychischer Störungen. 8. überarbeitete Auflage. Verlag Hans Huber, Bern 2011

Sind auf der einen Seite Diagnosen weggefallen, so sind andere neu dazugekommen. Für das Kindesalter relevant ist hier die affektive Dysregulation (Disruptive Mood Dysregulation Disorder), mit der Kinder beschrieben werden, die schon im Kleinkindalter dadurch auffallen, dass sie ihre Gefühle nur schlecht regulieren können, und durch unangemessene Wutausbrüche und schlechte Laune. Ein anderes Beispiel für veränderte Konventionen ist die Einschätzung dissozialen Verhaltens: Ein Kind bzw. Jugendlicher, der bis zu seinem 18. Lebensjahr nicht mindestens einmal einen Ladendiebstahl begeht, ist die Ausnahme. Damit ist (einmaliger) Ladendiebstahl für uns noch kein Symptom der Störung des Sozialverhaltens.

Es gibt daneben aber auch Symptome und Erkrankungen, die unabhängig sind von jedem Wandel der Konventionen. Das prominenteste Beispiel hierfür ist die Schizophrenie, bei der sich die diagnostischen Kriterien kaum ändern und lediglich die Behandlungsmethoden beständig erneuert und erweitert werden.

Zusätzlich zu den Manualen gibt es eine Vielzahl von Fragebögen, die krankheitsspezifisch eingesetzt werden können und immer dann sinnvoll sind, wenn man sich unsicher ist, ob eine bestimmte Diagnose vorliegt.

Neben der Anamnese, also der Krankheitsgeschichte, ist in unserem Fach die Familienanamnese von besonderer Bedeutung, weil man vieles von der Symptomatik des Kindes nur versteht und einordnen kann, wenn man die Familiengeschichte kennt. Testpsychologische und körperlich-neurologische Untersuchungen runden die Diagnostik ab.

Die Häufigkeit psychischer Erkrankungen

Insgesamt muss man davon ausgehen, dass 22 Prozent aller Menschen unter 18 Jahren in Deutschland psychisch auffällig sind.² Bezogen auf psychosomatische Erkrankungen kommen noch einmal fünf Prozent dazu.³ Im Einzelnen verteilen sich die häufigsten psychischen Erkrankungen geordnet nach ihrer Auftretenshäufigkeit wie folgt (die Summe ergibt mehr als zwanzig Prozent, weil Überschneidungen im Sinne von Doppeldiagnosen möglich sind):

Psychische Erkrankungen bei Kindern

Körperliche Beschwerden (ohne körp. Diagnose)	10 %
Angststörungen	10 %
Schlafstörungen	10 %
Ausscheidungsstörungen bis zum 8. Lebensjahr	10 %
Ausscheidungsstörungen im Jugendalter	1 %
Störung des Sozialverhaltens	8 %
Posttraumatische Belastungsstörungen	7 %
Depressionen	5 %
Teilleistungsstörungen (z. B. Legasthenie)	5 %
ADHS	3 %
Essstörungen (Anorexie und Bulimie)	3 %
Burnout	> 3 %!
Zwangsstörungen	2 %
Suchterkrankungen	2 %
Schizophrenie	< 1 %
Autismus	< 1 %

Statistiken wirken auf den ersten Blick genau und unbestechlich, man kommt ohne Interpretation allerdings nicht aus. Oberflächlich betrachtet, erschreckt man angesichts der gro-

---

2 Ravens-Sieberer U, Wille N, Bettge S, Erhart M (2007): Psychische Gesundheit von Kindern und Jugendlichen in Deutschland. Bundesgesundheitsblatt, 50:871-878

3 Barkmann C, Schulte-Markwort M (2012): Prevalence of Emotional and Behavioral Disorders in German Children and Adolescents – a Meta-Analysis. Journal of Epidemiology and Community Health, 66, 194-203

ßen Zahlen, die so wirken, als gäbe es kaum ein seelisch gesundes Kind. Deshalb muss man sich zuerst klarmachen: Die große Mehrheit unserer Kinder – und das sind 75 Prozent – ist gesund und unauffällig. Die Differenz zu hundert Prozent besteht aus der leicht ansteigenden Gruppe von Kindern und Jugendlichen, die so auffällig sind, dass eine differenzierte Diagnostik durchgeführt werden sollte. Bezogen auf die weiterführenden Schulen in Deutschland heißt das: Bei einer Schule von tausend Schülern ist davon auszugehen, dass zweihundert wenigstens einmalig zur Diagnostik vorgestellt werden sollten, um nichts zu übersehen.

Mindestens die Hälfte der Kinder dieser Gruppe ist allerdings tatsächlich behandlungsbedürftig! Der gesunde Menschenverstand sagt uns: Das kommt nicht hin. Niemals sind pro Schule etwa einhundert Kinder in Behandlung. Doch die Zahlen lassen keinen anderen Schluss zu – und machen damit eindrucksvoll deutlich, wie häufig psychische Störungen tatsächlich sind.

Wie häufig ist Burnout? Die Risikogruppe

Über die Häufigkeit des Burnout im Kindes- und Jugendalter gibt es kaum Daten und Untersuchungen, ich kann daher nur eine Annäherung liefern. Aber das kann ich tun – und trotzdem realistisch bleiben, nicht nur aufgrund eigener klinischer Erfahrungen.

Eine von der WHO alle zwei Jahre in vielen Ländern der Welt durchgeführte Studie zur Gesundheit und der gesundheitsbezogenen Wahrnehmung von 11-, 13- und 15-jährigen (HBSC-Studie[4]; Health Behavior of Schoolaged Children) Schülern liefert Ergebnisse, die alle schon zitierten Daten zu

---

4 HBSC-Team Deutschland (2011) Faktenblätter. Bielefeld: WHO-Collaborating Centre for Child and Adolescent Health Promotion. http://hbsc-germany.de/downloads

psychischen Krankheiten ergänzen – und kommt zu aussagekräftigen Ergebnissen auch in Bezug auf Burnout. In der letzten in Deutschland durchgeführten Studie wurden in den Jahren 2009 und 2010 insgesamt 5005 Schülerinnen und Schüler der Klassen 5, 7 und 9 an 289 Schulen zu verschiedenen Themen ihrer Gesundheit und ihrer Lebensführung befragt.

Die Angaben zur subjektiven Gesundheit aus dieser Studie decken sich in etwa mit den Daten zur psychischen Gesundheit. Demnach beschreiben 86 Prozent der Mädchen und 89 Prozent der Jungen ihren Gesundheitszustand als ausgezeichnet oder gut. Wie üblich werden bei solchen Auswertungen die beiden oberen Kategorien »ausgezeichnet« und »gut« zusammengezogen. Allerdings gibt es subjektiv u. U. eine große Differenz zwischen ausgezeichnet und gut! Aber das hier nur am Rande.

Die Angaben der Mädchen verschlechtern sich mit dem Alter bis zum 15. Lebensjahr um zehn Prozent. Sie kommen in allen Altersgruppen in ihrem subjektiven Gesundheitserleben zu negativeren Ergebnissen als die Jungen. Bei den 15-Jährigen bedeutet dies: Nur 75 Prozent der Mädchen finden ihren Gesundheitszustand ausgezeichnet oder gut.

Bei beiden Geschlechtern gibt es einen Zusammenhang mit dem familiären Wohlstand: Je geringer das Lebenshaltungsniveau, desto schlechter die subjektive Gesundheit.

Bezüglich der Lebenszufriedenheit zeichnet sich ein ähnliches Bild ab. Immerhin 16 Prozent bezeugen eine Unzufriedenheit mit dem eigenen Leben, wobei Mädchen zu sechs Prozent weniger zufrieden sind als die Jungen. Die Zufriedenheit nimmt vom 11. bis zum 15. Lebensjahr um 13 Prozent ab. Von den 15-Jährigen sind sogar dreißig Prozent unzufrieden.

Fünfundzwanzig Prozent der Jugendlichen fühlen sich durch die Schule stark oder sehr stark belastet, d. h. 65 Prozent aller Schüler geben die Schule als Belastung an. Dies ist einer der wenigen untersuchten Bereiche, in dem es keine Geschlechtseffekte gibt: Jungen und Mädchen fühlen sich gleichermaßen belastet.

Zehn Prozent aller Schüler geben an, schon einmal Opfer von Mobbing – definiert als zweimal pro Monat erlebte Schikane über mehrere Monate – gewesen zu sein. Mädchen, die einen niedrigen familiären Wohlstand erleben, sind besonders gefährdet, Opfer zu werden. Alle Schüler, die subjektiv starken Belastungen ausgesetzt sind, unzufrieden sind und einen schlechten Gesundheitszustand an sich wahrnehmen, vielleicht zusätzlich noch Mobbingerfahrungen machen, gehören zu der Risikogruppe für Burnout.

Von innen oder von außen?

Für alle psychischen Erkrankungen gilt, dass sie sich in dem Spektrum zwischen »reaktiv« und »endogen« bewegen. Als reaktiv würde man etwa eine depressive Erkrankung als Reaktion auf ein schweres Trauma einordnen, während eine Schizophrenie oder eine schwere depressive Episode als endogen gelten, also als ein von Außenfaktoren unabhängiger Prozess aufgrund genetischer Veranlagung. Dabei stellt sich die Frage, ob die Reaktion des Betroffenen angemessen ist oder vermeidbar. Es reagiert nicht jedes Kind auf verwahrlosende familiäre Verhältnisse mit Symptomen, aber niemand würde auf die Idee kommen, den Kindern, die dennoch reagieren, Überempfindlichkeit zu unterstellen …

Reagiert ein Kind jedoch auf die Anstrengung in der Schule oder ein erwachsener Mensch auf seine Arbeit mit Burnout-Symptomen, sind wir viel eher geneigt, dies einer Überempfindlichkeit zuzuschreiben, weil Schule und Arbeit »normale« Anforderungen sind, die in unseren Augen jeder bewältigen können muss. Und wer das nicht schafft, der muss empfindlich sein, sogar überempfindlich. Vielleicht stellt dieser Mensch sich nur an? Oder er steigert sich in sein Leid hinein? Schließlich hat er ja nicht wie bei einer »normalen« Depression eine genetische Veranlagung dafür. Ist die Krankheit deshalb weniger ernst zu nehmen? Ich denke nicht!

Es ist mir daher besonders wichtig, auf die Diagnose Burnout hinzuweisen, denn in den derzeit gültigen Klassifikationssystemen (z. B. die ICD-10) gibt es diese Unterscheidung »von innen oder von außen« nur durch eine Schweregradzuschreibung, weil sich daraus Konsequenzen für die Behandlung ableiten. Wie der Name schon andeutet, sind reaktive Depressionen immer eine Reaktion auf etwas, also oft eine Auswirkung von belastenden Umweltbedingungen. Akut kann so etwas entstehen, wenn jemand Liebeskummer hat und diesen Kummer nicht angemessen überwinden kann. Kinder können mit solchen Formen der Depression auf den Tod eines nahen Angehörigen oder auch auf die Trennung der Eltern reagieren. Dabei ist immer wichtig: Eine akute Reaktion auf ein belastendes Ereignis wie etwa eine Trauerreaktion ist immer normal und angemessen! Nur, wenn sie zu lange dauert, nur, wenn das Kind den Tod der Großmutter nachhaltig nicht verwindet, die Jugendliche dauerhaft an ihren Freund denken muss und darüber depressiv geworden ist, diagnostiziert man eine reaktive Depression.

Eine endogene Depression (englisch: Major Depression) ist hingegen eine Erkrankung, die sich unabhängig von äußeren Umständen entwickelt. Sie hat einen hohen genetischen Anteil, d. h. die Vererbung spielt eine größere Rolle als bei der reaktiven Form und entsteht endogen, also »von innen« heraus.

Wie sich diese beiden Formen der Depression unterscheiden lassen? Ein wichtiges Kriterium auch für den untersuchenden Arzt sind die Tagesrhythmen und die Schlafstörungen: Während die reaktiven Formen der Depression mit einem Morgenhoch, dem Gefühl »neuer Tag, neue Chance«

einhergehen und die betroffenen Menschen abends wieder einen schlechten Tag bilanzieren und dann nicht einschlafen können und grübeln, wachen Menschen mit einer Major Depression morgens tief depressiv verstimmt auf und fühlen sich abends besser, wirken dann sogar manchmal unauffällig und schlafen gut ein. Sie wachen dafür aber nachts auf und leiden unter Früherwachen.

Die Differenzierung zwischen den beiden Formen der Depression ist wichtig, weil die Faustregel heißt: Je mehr Reaktivität, je mehr Umweltabhängigkeit der Depression, desto eher ist sie für psychotherapeutische Behandlungsansätze zugängig. Das leuchtet ein, weil es, um bei den Beispielen vom Verlust geliebter Menschen im Kindes- oder Jugendalter zu bleiben, eher darum geht, den betroffenen Patienten beizubringen, wie man die Trauer anders bewältigt, wie man sie überwindet.

Doch nicht immer lässt sich eine Depression psychotherapeutisch behandeln. Das ist abhängig vom Schweregrad der Depression und unabhängig davon, ob der Therapeut tiefenpsychologisch orientiert oder verhaltenstherapeutisch vorgeht. Ist ein Patient von der Depression gleichsam gefangen genommen, wird jede Psychotherapie das Gefühl des Versagens zunächst verstärken und seinerseits gar nicht so schnell wirken können, um hilfreich zu sein. In solchen Fällen sollte die Psychotherapie, die man gleichwohl sofort beginnen sollte, im ersten halben Jahr von einer medikamentösen Behandlung begleitet werden.

Ein Burnout ist auch reaktiv. Worauf aber reagieren die Jugendlichen? Es muss dann ja einen Auslöser geben, der unsere Kinder krank macht. Doch solange wir die Diagnose nicht richtig stellen, bleibt auch die Erforschung der Ursachen Büchern wie diesem vorbehalten. Zunächst aber möchte ich noch einen Blick werfen darauf, warum Burnout so zögerlich diagnostiziert wird. Was hindert uns Ärzte, der Tatsache ins Auge zu sehen?

Ausgebremst: Die Diagnose Burnout bei Kids

In der Kinder- und Jugendpsychiatrie ist Burnout bis heute ein Phänomen, das nicht wahrgenommen wird. Erst seit kurzem wird überhaupt in Fachkreisen diskutiert, ob man genauer untersuchen muss, wie weit verbreitet die Krankheit wirklich ist. Ob es Unterschiede zur erwachsenen Form gibt. Oder ob dadurch auch ein Burnout im Erwachsenenalter vorbereitet wird. Ob aus Burnout-Kids automatisch Burnout-Erwachsene werden.

Warum hat die Kinder- und Jugendpsychiatrie Burnout im Kindes- und Jugendalter bislang nicht wahrgenommen? Auf diese Frage gibt es zwei Antworten. Einerseits ist es tatsächlich so, dass sich die Erkrankung in den letzten zehn Jahren immer weiter in das Kindes- und Jugendalter hinein vorverlegt hat und, soweit sich das heute noch feststellen lässt, früher in diesem Alter weniger oder kaum vorgekommen ist.

Was die Diagnose so schwer macht, ist, dass es diagnostische Gewohnheiten gibt, die es überall in der Medizin dem Arzt schwer machen, etwas Neues zu entdecken oder zu beschreiben. Schließlich erwartet ein Arzt nur die Symptome und Krankheiten, die ihm vertraut sind.

Hinzu kommt, dass man Burnout von den Symptomen her problemlos in andere diagnostische Kategorien wie Angststörungen, Depressionen und Konzentrationsstörungen einordnen kann. Auch mich hat erst die Häufung, das wiederholte Auftauchen ähnlicher Symptome und die Schwere der Erkrankungen davon überzeugt, dass wir es hier mit einer wirklich neuen Ausprägung der Erschöpfungsdepression bei Kindern zu tun haben. Anfangs war ich davon überzeugt, überempfindliche Jugendliche mit zu hohem Selbstanspruch vor mir zu haben. Bei denen muss ich mich heute entschuldigen.

Die andere Ursache für das »Übersehen« des Burnout liegt darin, dass es ein traditionelles Denken in der Kinder- und

Jugendpsychiatrie gibt, das davon ausgeht, dass es bestimmte psychische Erkrankungen des Erwachsenenalters bei Kindern nicht gibt. Ohne Zweifel gibt es Diagnosen, für die das zutrifft (z. B. Demenz oder Schizophrenie vor dem 10. Lebensjahr). In den 1960er Jahren lagen die Angaben für die Häufigkeit der Depressionen im Kindes- und Jugendalter bei einem Prozent, heute wissen wir, dass es durchschnittlich acht Prozent sind. Auch hier treffen bestimmt die beiden Begründungen zu: Möglicherweise waren Depressionen früher bei Kindern tatsächlich seltener, aber sie sind mit Sicherheit häufig übersehen worden.

Die Einstellung, bei Kindern ist alles kleiner, leichter und nicht so ernst zu nehmen, hält sich bei manchen Erwachsenen beharrlich. Der Vorwurf, wir Kinder- und Jugendpsychiater würden heute nur genauer hinschauen und deshalb mehr psychische Erkrankungen diagnostizieren (wie z. B. Autismus) ist unethisch. Und niemand wäre bei Erkrankungen im Erwachsenenalter unzufrieden, wenn Krankheiten früher und genauer festgestellt werden könnten.

Oft wollten oder wollen wir es bis heute nicht wahrhaben, in welchem Umfang Kinder und Jugendliche psychisch krank sind. Erst kürzlich wurde ich beim Einkaufen vom Verkäufer gefragt, was es bedeutet, wenn sein 16-jähriger Sohn »meint, er ist depressiv«. Das kann doch gar nicht sein!, schwang unterschwellig mit. Allein die Formulierung, der Sohn »meint«, depressiv zu sein, ist eine Unterstellung, denn das hieße, er behaupte lediglich etwas (wahrscheinlich, um Aufmerksamkeit zu bekommen oder sich vor der Schule zu drücken). Automatisch stellt sich der Reflex ein: Das kann gar nicht sein! Kindheit und Jugend, das ist nach unserer (Wunsch-)Vorstellung eine Zeit der absoluten Gesundheit, Unversehrtheit und des Glücks. Die Mühe und die Anstrengung, mit der wir versuchen, die Kindheit als glücklich und unbeschwert zu erhalten, verstellt den Blick auf die Realität: Auch Kinder haben

Sorgen. Kinder sind nicht nur glücklich, sie sind nachdenklich, fröhlich, traurig, verzweifelt – sie sind alles, was Erwachsene auch sind, nur mit etwas anderen Verarbeitungsmechanismen und einem anderen Verständnis der Welt, was von außen, von »oben«, so aussieht, als sei es leichter, kleiner, unbeschwerter.

Was ist eigentlich so schlimm daran, anzuerkennen, dass Kindheit genauso schön, aber auch genauso belastend ist wie das Erwachsenenleben?

Wenn es immer mehr Kinder und Jugendliche mit Burnout gibt: Vielleicht haben sich die Kids verändert und sind sensibler und anfälliger geworden? Dieser Zusammenhang ist mir besonders wichtig. Denn die Kinder selbst dürften sich nicht geändert haben, also nicht zu mehr seelischen Erkankungen neigen, dafür gibt es keinerlei Hinweise. Daher muss die Ursache in ihrem Umfeld liegen, das wohl zumindest Einfluss nimmt auf die zunehmende Zahl an Erschöpfungsdepressionen. Was aber ist so ermüdend an unserer Welt heute?

Ist es denn nicht so, dass unsere Kinder unter guten Bedingungen aufwachsen? Noch nie haben sich Mütter und Väter so intensiv um ihre Kinder gekümmert. Auch wenn jeder einzelne Fall von Kindesverwahrlosung uns alle aufrüttelt, so können wir insgesamt feststellen, dass diese Fälle seltener werden und dass beispielsweise sexuell motivierte Morde an Kindern seit den 1970er Jahren rückläufig sind. Viele Programme an Schulen und anderen öffentlichen Einrichtungen gegen Aggression und Gewalt zeigen Wirkung, Gewaltpräventionsbeauftragte in den unterschiedlichen Behörden arbeiten erfolgreich, und so haben Gewalttaten von Jugendlichen in den letzten Jahren zumindest nicht mehr zugenommen.

Es gibt eine Fülle von Daten, die belegen, dass unsere Kinder heute besser versorgt werden, besser behütet, insgesamt umsorgter sind. Woran kranken sie dann?

Geänderte Rahmenbedingungen

Als ich vor knapp dreißig Jahren als junger Assistenzarzt in der Kinder- und Jugendpsychiatrie angefangen habe, hatten wir sehr oft den Eindruck, dass wir mit unseren Maßnahmen den Symptomen und Krankheiten unserer Patienten hinterhergelaufen sind. Die Eltern kamen viel zu spät zur Diagnostik und Behandlung. Dafür gab es unterschiedliche Gründe. Zum einen waren Eltern nicht so gut über psychische Erkrankungen und ihre Behandlungsmöglichkeiten informiert, zum anderen haben sie Symptome bei ihren Kindern nicht ernst genommen, sie hatten ihre Kinder nicht so im Blick wie Eltern heute und waren zudem getragen von dem Wunschgedanken, dass sich alles »auswachsen« würde – was durchaus manchmal von den Kinderärzten bekräftigt wurde. Im Vergleich mit der eigenen Kindheit, die in den Nachkriegsjahren sehr viel härter war als in der damaligen Gegenwart, hatten viele Eltern – und hierbei insbesondere die Väter – den Eindruck, dass die schwereren Lebensbedingungen ihnen auch nicht geschadet hätten. Wie oft sah ich mich mit diesem Satz konfrontiert: »Die Schläge meines Vaters haben mir doch auch nicht geschadet!« Wie sollte ich reagieren, schließlich hätte die Antwort eigentlich lauten müssen: »Sind Sie sicher?« Die Tatsache, dass man bestimmte Verhältnisse überstanden, ja überlebt hat, sagt noch nichts darüber aus, welchen seelischen Preis man dafür zahlen musste. Gerade die Väter, die selbst streng erzogen worden waren, dachten damals, dass sie ihren eigenen Kindern gegenüber streng sein müssten. Viele Diagnosen, wie ADHS, Autismus oder affektive Dysregulation, wären ohne die Aufmerkamkeit und beharrliche Diagnostik und Behandlung durch die Kinder- und Jugendpsychiatrie nie so anerkannt und in einem guten Sinn etabliert. Heute muss kein Kind mit Verdachtssymptomen, die zu irgendeiner manifesten seelischen Erkrankung gehören, fürchten, dass es damit übersehen wird – wenn die Eltern den Gang zum Facharzt nicht scheuen. Sosehr die genannten Diagnosen ihren Weg in die kinder- und jugendpsychiatrische Normalität gefunden haben, so sehr ist dies im Fall von Burnout noch komplett in den Anfängen. Deshalb muss dieses Buch geschrieben werden. Deshalb müssen wir uns alle sensibilisieren für das in der Kindheit neue Krankheitsbild.

Alltag in meiner Ambulanz heute

Heute habe ich es in der Regel mit anderen Eltern als den übersehenden zu tun. Eltern sind besorgt, sie kümmern sich um die Symptome ihrer Kinder und sind nachvollziehbarer Weise unzufrieden mit den langen Wartezeiten. Es ist Eltern heute viel weniger unangenehm, mit dem eigenen Kind zum Kinder- und Jugendpsychiater zu gehen als früher. Der Facharzt für Kinder- und Jugendpsychiatrie ist ein dienstleistender Arzt für die Familien geworden wie jeder andere auch.

Nach wie vor gibt es allerdings in der Offenheit und Unbefangenheit mir gegenüber Unterschiede zwischen Müttern und Vätern. Allgemein kommen Väter seltener und kritischer zum Gespräch. Dies ist ein geschlechtsstereotypisches Merkmal, das man auch sonst in der Gesellschaft findet: Männer haben mehr Angst vor Gefühlen, sprechen seltener und mühsamer darüber und haben deutlich mehr die Tendenz, Probleme und Symptome ihrer Kinder zu bagatellisieren als die Mütter. Diese werden hingegen immer mal wieder von den Vätern verdächtigt, zu dramatisieren und Probleme schlimmer zu beschreiben, als diese in Wirklichkeit sind. Wenn ich allerdings darauf bestehe, dass Väter dazukommen und sich den familiären Themen stellen, so gelingt es in den allermeisten Fällen, sie zu erreichen.

Als Kinder- und Jugendpsychiater bin ich heute froh, wenn Eltern früh kommen. Hatte ich mir am Anfang meiner Praxiszeit gewünscht, auch einmal in der Position eines Kinderarztes sein zu können, der mehrfach am Tag sagen kann: »Es war gut, dass Sie mit Ihrem Kind bei mir waren, aber machen Sie sich keine Sorgen, es ist nichts Schlimmes!«, so kommt es heute tatsächlich vor, dass ich Eltern und Kinder nach der durchgeführten Diagnostik beruhigt wieder nach Hause schicken kann. Mir ist es viel lieber, ich kann einmal »umsonst« nachschauen, als wie früher mit den Behandlungen einer Symptomatik, die schon chronifiziert ist, hinterherlaufen zu müssen.

Natürlich gibt es Eltern, die übermäßig besorgt sind, die ihre Kinder nicht allein lassen können, die »Helikoptereltern«, die immer über ihren Kindern kreisen in der Angst, dass sie etwas übersehen oder ihrem Kind etwas Schlimmes zustößt. Um es ganz deutlich zu sagen: Das ist eine Minderheit und kein allgemeines Zeitgeistphänomen, sondern nur die Spitze einer Entwicklung, die man als gut bezeichnen muss!

Kinder werden heute mehr gesehen, sie werden mehr respektiert, mehr einbezogen und sind viel selbstverständlicher ein Familienmitglied auf Augenhöhe. Sätze wie »Das verstehst du noch nicht« höre ich nicht mehr – eher fallen mir die manchmal verzweifelten Versuche auf, dem Kind einen komplexen Sachverhalt auf jeden Fall erklären zu wollen, selbst dann noch, wenn das Kind schon gar nicht mehr zuhört.

Natürlich hat das frühe Zugeständnis an die Kinder, dass sie nach Möglichkeit immer alles allein entscheiden sollen, auch zu kritisierende Auswüchse, wenn beispielsweise das dreijährige Mädchen morgens wütend und überfordert vor dem Kleiderschrank steht, weil es nicht weiß, was es anziehen soll. Aber diesen Preis zahle ich gerne und helfe Mutter und Kind aus der Selbstbestimmungsfalle, wenn ich weiß, dass ansonsten die Kinder mehr gehört werden und intensiver umsorgt sind. Tyrannische Kinder, wie von manchen Kollegen behauptet, sind jedenfalls nicht in Sicht.

Die fachliche Entwicklung

Auch das Fach der Kinder- und Jugendpsychiatrie hat sich positiv gewandelt. War es früher sogar üblich, dass die Arztbriefe auf keinen Fall direkt an die Familien – geschweige denn an die Kinder und Jugendlichen – gerichtet wurden, so ist es heute selbstverständlich, dass die betroffenen Familien ein Anrecht auf Akteneinsicht haben und die Briefe nach Hause geschickt bekommen. In jüngster Zeit bin ich dazu übergegangen, meine Arztbriefe auch in der Anrede direkt an die Kinder zu richten. Mein Eindruck ist, dass sich dadurch die Beziehungsqualität und das Vertrauen der Patienten zu mir weiter verbessert haben.

Ein entspannteres Miteinander haben wir auch bei der früher wohl teilweise mit Recht so gefürchteten stationären Behandlung erreicht: Sosehr wir früher Time-out-Räume brauchten, um aggressive Kinder zu isolieren und zu beruhigen, so wenig gibt es diese Räume noch, weil sich unser professioneller Umgang mit den Patienten geändert hat. Wer von Beginn seiner Behandlung an einbezogen wird und spürt, dass wir nach Möglichkeit alles nur mit ihm und infolge eines Auftrags des Patienten an uns gestalten, muss weniger aufbegehren und empfindet die Regeln des Stationsalltags nicht als gegen sich selbst gerichtet. Doch zugegebenermaßen muss es sich auch heute für die Jugendlichen manchmal so anfühlen.

Viele Erkenntnisse der Kinder- und Jugendpsychiatrie und Psychologie wirken in den Alltag der Kinder hinein. Das Wissen von uns allen, nicht nur von Eltern, um den richtigen Umgang mit Kindern hat sich erheblich erweitert, und das Internet ist auf diesem Gebiet für viele Familien ein Erziehungsratgeber geworden, der oft genutzt wird. Die Zahl der informierten Patienten, d. h. der Familien, die sich schon vor dem Erstgespräch gut informiert haben, ist erfreulich hoch. Und die vielen Veranstaltungen in Schulen führen dazu, dass bereits die Schüler über die wichtigsten psychischen Erkrankungen informiert sind. So kommt es inzwischen durchaus vor, dass Jugendliche ihre Freundinnen zu mir bringen, nachdem sie sich vorher per E-Mail an mich gewandt haben, oder dass sie ihren Kontakt nutzen, der aufgrund einer eigenen Behandlung zu mir bestand.

Der eigene Spaß, meine eigene Motivation, den Beruf des Kinder- und Jugendpsychiaters auszuüben, hat sich in den letzten Jahren deutlich gesteigert. Wir sind schon lange nicht mehr die unbekannten Mauerblümchen der Medizin, zu denen man nach Möglichkeit unerkannt und heimlich gehen muss und nur, wenn es unausweichlich scheint. Weil der Umgang mit den Kindern sich so positiv entwickelt hat, steht auch unsere Berufsgruppe weniger im Schatten, was indirekt auch ein Zeichen ist für die Aufmerksamkeit und den Respekt unserer Gesellschaft den Kindern gegenüber. Das ist eine sehr gute Entwicklung! Nicht weil wir Kinderpsychiater uns über die Aufmerksamkeit freuen, die man uns entgegenbringt – wir wären im Gegenteil beruflich lieber überflüssig –, sondern weil es keine Schande ist, als Kind seelisch auffällig und krank zu werden. Nun müssen wir diese positiven Entwicklungen konsequent weiter auf das Burnout im Kindes- und Jugendalter ausdehnen. Wir dürfen nicht zulassen, dass hier erneut eine Gruppe psychisch kranker Kinder und Jugendlicher entsteht, die mit Jahren der Verspätung fachlich und gesellschaftlich wahrgenommen wird.

Die Symptome des Burnout bei Kindern

So weit entwickelt sich also alles positiv, der Fachbereich allgemein, die Aufmerksamkeit für Erkrankungen. Wie aber manifestieren sich die Burnout-Symptome, was hat mich genau aufmerksam gemacht?

Der Zustand des Ausgebranntseins geht einher mit einer

ausgeprägten und anhaltenden Erschöpfung, die mit der Zeit zu einer verminderten Leistungsfähigkeit führt. Doch in der Regel gesellen sich weitere Symptome hinzu. Das können psychosomatische Beschwerden sein wie Verspannungen, Kopf-, Rücken- oder Bauchschmerzen. Diese Schmerzen können wandern und betreffen mal den einen und mal den anderen Körperbereich.

Eine befreundete Kieferorthopädin berichtet mir beispielsweise, dass sie es seit ein paar Jahren zunehmend mit Kindern im Alter von sechs bis neun Jahren zu tun hat, denen sie aufgrund massiven nächtlichen Zähneknirschens Gebissschienen verordnet. Sie geht davon aus, dass das Zähneknirschen Ausdruck von Stress ist, dem die Kinder ausgesetzt sind. Auch das war früher Erwachsenen vorbehalten. Genauer gesagt: gestressten Erwachsenen.

Eine andere Facharztgruppe, die mir vermehrt von Stresssymptomen bei Kindern und Jugendlichen berichtet, sind die Orthopäden, die vor allem Jugendliche mit Rückenschmerzen sehen, für die sich keine organische Ursache finden lässt. Die aus der Not heraus geborene Überweisung zur Krankengymnastik hilft dann mehr recht als schlecht, solange sich niemand traut, den Stress als Ursache zu identifizieren. Eine Physiotherapeutin, mit der ich ambulant zusammenarbeite, kombiniert die von mir verordnete Manuelle Therapie immer mit Massagen, und es ist erfreulich zu sehen, wie aufgerichtet und entspannt die Patienten aus den Stunden kommen.

Stress ermüdet, Kinder wie Erwachsene. Wenn die daraus resultierende Erschöpfung nur lange genug anhält, kann sich das Vollbild einer Erschöpfungsdepression ausbilden. Über die notwendige Dauer kann man jedoch keine allgemeingültigen Angaben machen, weil dies bei jedem Menschen, jedem Kind anders ist. Es gibt Kinder, die nach wenigen Wochen der Erschöpfung depressive Symptome entwickeln, und es gibt andere, die erst nach Monaten in dieser Weise reagieren.

Symptome der Erschöpfungsdepression sind:

- Gedrückte Stimmung
- Antriebslosigkeit (Apathie) oder Antriebsminderung
- Interessenverlust, Freudlosigkeit
- Verminderte Konzentration und Aufmerksamkeit
- Vermindertes Selbstwertgefühl und Selbstvertrauen
- Psychosomatische Beschwerden wie Kopf- oder Bauchschmerzen, wandernde oder unspezifische Schmerzen
- Schlafstörungen
- Verminderter Appetit
- Schuldgefühle
- Pessimismus, herabgesetzte Stimmung und Traurigkeit
- Selbstmordgedanken, Selbstverletzungen oder Selbstmordhandlungen

Wichtig bei dieser Liste ist: Die Reihenfolge der Symptome gibt keine Rangfolge wieder. Und: Alle Symptome können einzeln, kombiniert und in milder Ausprägung vorkommen. Gefragt ist die elterliche Expertise: Immer dann, wenn den Eltern eine Verhaltensänderung, ein Stimmungswandel ihres Kindes komisch vorkommt und sie es nicht mehr vorübergehenden Symptomen zuordnen können, ist die fachärztliche Überprüfung gefragt. Und: lieber einmal mehr Diagnostik als zu wenig. Kinder- und jugendpsychiatrische Diagnostik tut nicht weh und löst nichts aus, was nicht da ist.

Eine Erschöpfungsdepression ist von außen zunächst nicht von anderen Depressionen zu unterscheiden und kann ihrerseits noch zusätzliche Symptome ausbilden bis hin zu Selbstverletzungen oder Selbstmordgedanken. Die Unterscheidung gelingt nur mit einer genauen Anamnese, zu der die persönliche Krankheitsgeschichte, eine genaue Familienanamnese und eine Diagnostik der Persönlichkeit vor Ausbruch der Erschöpfungsdepression sowie der Lebensumstände gehören.

Allerdings ist auch der Übergang von der Erschöpfung zu einer damit verbundenen Depression fließend. Jeder Mensch, der eine Erschöpfung erlebt, fühlt sich ausgelaugt, kraftlos, müde. Doch nicht jeder Zustand von Erschöpfung ist unangenehm oder muss zu krankhaften seelischen Zuständen führen. Manchmal tut Erschöpfung richtig gut, wenn man sich beispielsweise körperlich ausgepowert hat oder nach einer intensiven geistigen Arbeit müde, aber zufrieden sein Werk beendet. Kinder oder Jugendliche schlafen nach einer aufregenden Wanderung erschöpft, aber hochzufrieden ein, und nach der Klausur gehen alle ausgelaugt, aber ausgelassen feiern.

Es ist also keinesfalls die bloße Anforderung, die Herausforderung oder die Arbeit, die in einen Burnout führt. Für die Ausbildung einer krankhaften Erschöpfung muss mehr hinzukommen. Die Anforderung muss subjektiv gefühlt die eigenen Ressourcen, die eigenen Kräfte Stück für Stück überfordern, Erholungsphasen reichen nicht mehr aus, und ein Teufelskreis in eine anhaltende Erschöpfung hinein nimmt seinen Lauf. Und immer kommt es auf das Zusammenspiel von äußeren Bedingungen und inneren Verarbeitungsmöglichkeiten des einzelnen Menschen an.

Es gibt ohne Frage Anforderungen, die so hoch sind, dass über kurz oder lang jeder Mensch darauf mit anhaltender Erschöpfung und Symptomen reagieren würde, die schließlich in ein Burnout münden. Doch die Übergänge sind fließend. Am Ende kann nur jeder Mensch für sich selbst beurteilen, ob und wie ihm eine Beschäftigung, eine Arbeit, eine Anforderung zu viel wird oder nicht. Natürlich kann man dabei auch selbst die eigenen Grenzen willkürlich in verschiedene Richtungen verschieben: Empfinde ich die Anforderung als Herausforderung und bin hochmotiviert, so werde ich viel später erschöpft sein, als wenn ich dieselbe Anforderung schnell als Überforderung wahrnehme. Obwohl von außen – manchmal verdächtigt man sich auch selbst – gerne unterstellt wird, der

Patient sei einfach zu empfindlich, übertreibe wirklich, ist es auch von medizinischer Seite unerlässlich, dass die subjektive Definition und Wahrnehmung zählt, um zu beurteilen, wann die Überforderung eines Menschen beginnt. Und genauso objektiv im Sinne von Anerkennung des Subjektiven müssen wir die Gemütslage der Kinder betrachten.

Entscheidend für das Stressempfinden ist die Diskrepanz zwischen dem Erfolgserleben und den Leistungsmöglichkeiten des Einzelnen auf der einen Seite und dem tatsächlichen Arbeits- oder Anforderungspensum auf der anderen. Doch je größer diese Diskrepanz wird, desto wahrscheinlicher werden wiederholende und anhaltende Gefühle der Erschöpfung.

Erschöpfung kennt jeder, dieses Gefühl von Erholungsbedürftigkeit, das mit Müdigkeit einhergeht. Wenn sich dann jedoch, trotz Erholungsphasen, keine Regeneration einstellt, beginnt der Kreislauf, in dem sich die Erschöpfung verstärkt. Wenn man nur lange genug erschöpft ist, hat das unmittelbare Auswirkungen auf die Affekte, die Gefühle. Freude, gute Laune, Spaß, Optimismus, bis sich am Ende unsere wertvollen Gegenpole in der emotionalen Welt untrennbar mit dem Gefühl der Erschöpfung verbinden. Dann können wir diese positiven Gefühle tatsächlich nicht mehr wahrnehmen. Die Depression ist da.

Obwohl Erschöpfung oft mit Müdigkeit einhergeht, sind beide Empfindungen nicht gleich. Müdigkeit muss kein unangenehmes Gefühl sein, sondern gehört in den normalen Tageszyklus jedes Menschen. Am Ende des Tages oder der Arbeit ist man natürlicherweise müde und freut sich auf die Regeneration durch den Schlaf, den man dann normalerweise schnell und problemlos erreicht. Bei Kindern ist dies oft anders. Sie freuen sich nicht auf den Schlaf, weil er sie vom Leben abhält. Und weil man nie wissen kann, ob die Welt am nächsten Morgen noch so ist, wie man sie am Abend verlassen hat.

Wirken anhaltende Erschöpfung und nachfolgende Depression zusammen, gelingt genau das aber nicht: Der Zugang zu den positiven Gefühlen bleibt versperrt. Der Schlaf stellt sich nicht mehr automatisch ein, und man beginnt, sich vor dem Schlaf zu fürchten, weil man weiß, dass man wieder nicht einschlafen kann, sich im Bett wälzen und gerädert am nächsten Morgen aufwachen wird.

Diese Erfahrung der Gleichzeitigkeit von Müdigkeit, Erschöpfung und Schlaflosigkeit ist ein schreckliches Erlebnis, das seinerseits alles negativ verstärkt: Müde, erschöpft und depressiv strengt man sich an, den Tag und die Nacht zu überstehen.

Katja (17) beschreibt das mit ihren Worten: »So ab dreiundzwanzig Uhr fange ich an, gegen meine Müdigkeit vorzugehen. Ich werde dann besonders aktiv, höre Musik, chatte mit meinen Freunden, räume mein Zimmer auf. Alles, um nicht ins Bett gehen zu müssen, weil ich genau weiß, dass ich mich dann nur hin und her wälze. Ich habe alles probiert: Tees, heiße Milch, auch mal ein Bier. Nichts hilft. Wenn ich mich dann völlig fertig schließlich gegen zwei Uhr morgens hinlege, dauert es bis vier Uhr, bis ich schlafe. Und um halb sechs bin ich wieder wach und kann nicht mehr einschlafen.«

Körperliche Symptome
Nicht selten entwickeln sich zusätzlich oder parallel zu den depressiven Symptomen auch körperliche Probleme im Sinne psychosomatischer Beschwerden. Häufig sind das bei Kindern Bauch- und/oder Kopfschmerzen, bei Jugendlichen zusätzlich Rückenschmerzen, Konzentrationsdefizite und Lernprobleme. Hier ist zweierlei für den Arzt wichtig: Er sollte einerseits nicht vorschnell die Diagnose einer psychosomatischen Entstehung vermuten und andererseits keine allzu aufwendige körperliche Diagnostik durchführen.

Seelisch bedingte körperliche Schmerzen werden mit der Diagnose der somatoformen Schmerzstörung erfasst. Damit sind, wie der Name schon sagt, Schmerzen gemeint, die wie körperliche Schmerzen daherkommen, im Bauch, im Kopf oder im Rücken, aber keine körperliche Ursache haben. Schmerz ist ein Phänomen, das unabhängig von der Verursachung im Kopf stattfindet, dort, wo die Schmerzwahrnehmung stattfindet. Und unser Kopf, das Gehirn, kann auch Schmerzen wahrnehmen, die nicht durch eine äußere Verletzung oder ein im Endorgan Bauch oder Rücken stattfindende äußere Erkrankung hervorgerufen werden. Wichtig hierbei ist: mit Einbildung hat das nichts zu tun! Schmerz ist Schmerz. Und im Übrigen von außen nicht zu beurteilen. Sosehr es angemessen sein kann, einem kleinen Kind, das hingefallen ist, zu sagen: »Das ist jetzt nicht schlimm«, so gilt bei allem, was nicht sichtbar ist: Die Schmerzangabe des Kindes zählt.

Da Kinder sich jedoch nicht so differenziert ausdrücken können und auch ihre Innenwahrnehmung in Bezug auf Gefühle noch nicht so ausgereift ist, empfinden sie seelische Zustände von Unwohlsein oft unspezifisch körperlich. Gerade Bauchschmerzen bei den jüngeren und Kopfschmerzen bei den Schulkindern sind sehr ernst zu nehmende Symptome. Leider werde ich damit immer öfter in der Ambulanz konfrontiert. Auch hier ist eindeutig eine Zunahme festzustellen. Kindliches Unwohlsein und Bedrücktheit finden schließlich auf diesem Wege ein Ventil. Darüber kann ich nicht einfach hinweggehen. Ich muss in jedem Einzelfall versuchen, durch eine genaue Familien- und Umweltanamnese herauszufinden, womit die Schmerzen zusammenhängen.

Kinder vor dem 12. bis 14. Lebensjahr behandelt man allgemein äußerst zurückhaltend mit Medikamenten, in unserem Bereich der Medizin sind das Psychopharmaka. Dies hängt zum einen mit fehlenden Studien, aber auch mit den Reifungsprozessen des Gehirns zusammen, in denen sich Kinder naturgemäß befinden. Speziell bei Schmerzsyndromen gibt es heute eine Reihe von erfolgreichen Behandlungsmethoden, die ohne Medikamente auskommen. Neben psychotherapeutischen Methoden gehören hierzu auch Physiotherapie, Manuelle Therapie und Entspannungsverfahren. Ich setze Medikamente immer dann ein, wenn ich weiß, jedes andere Verfahren würde zu lange brauchen, um Veränderungen zu bewirken. Was nicht heißt, dass ich parallel immer mit einer Psychotherapie beginne.

Burnout-Kids haben ein Anrecht darauf, möglichst schnell diagnostiziert und ebenso schnell erfolgreich behandelt zu werden. Gerade weil es sich um Kinder und Jugendliche handelt, die sich so unglaublich anstrengen, müssen wir dafür sorgen, dass sich die Anstrengung rasch verringert. Wir dürfen es nicht abtun, und wir dürfen Therapien nicht herauszögern!

Wie aber soll man sich den Zusammenhang zwischen Burnout und psychosomatischen Symptomen vorstellen?

Jeder Mensch hat ein Organsystem, das individuell auf seelische Anforderungen reagiert. Jeder kennt das: Man ist aufgeregt vor einer Prüfung oder etwas Ähnlichem und bekommt Herzklopfen, Schweißausbrüche, Bauchschmerzen, Durchfall oder andere Symptome, die keine körperliche Ursache haben, sondern unmittelbar mit dem Stress verknüpft sind. Nun muss der Stress nicht immer so offensichtlich sein wie bei Prüfungen. Stress kann sich schleichend entwickeln, aber immer vorhanden sein, sogar ohne dass es dem Betroffenen großartig auffällt. Ob bewusst wahrgenommen oder nicht: Die Überführung in das vulnerable, d. h. verletzliche Organsystem ist dieselbe. Burnout entsteht nicht ohne Stress, und die vielfältigen psychosomatischen Symptome sind dadurch zu erklären.

Was ist Stress?

Schon wieder so ein Modewort! Früher hat man die zu bewältigenden Aufgaben als normal empfunden, als normale Aufgabe, als normale Arbeit wahrgenommen – und heute soll das alles gleich Stress sein?

Das Wort Stress kommt ursprünglich aus dem Englischen und heißt übersetzt Druck oder Anspannung. In der Physik wurde es schon immer benutzt, um zu beschreiben, was passiert, wenn man einen Werkstoff unter Stress setzt, also erhöhtem Druck aussetzt, und beobachtet, wann sich beispielsweise das Metall verbiegt. Aktuell kennen wir alle den Stresstest für Banken, bei dem simuliert wird, was geschieht, wenn Banken Finanzausfälle zu kompensieren haben. Im Jahr 1936 wendete Hans Selye den Begriff erstmals auf Menschen übertragen an. Auch hier gilt: Stress ist nicht grundsätzlich etwas Schlechtes. Und: Stress ist normal. Entscheidend ist das Ausmaß des Drucks auf der einen Seite und auf der anderen die individuelle Reaktion eines Menschen auf diesen Druck.

Man unterscheidet akuten und chronischen Stress. Akuter Stress entsteht, wenn man plötzlich einer hohen Anforderung z. B. in einer Gefahrensituation ausgesetzt ist. Sogenannte Stresshormone, wie Adrenalin und Cortisol, werden ausgeschüttet und versetzen uns in die Lage, angemessen auf die Gefahr zu reagieren. Durch Cortisol werden abbauende Stoffwechselvorgänge aktiviert, wodurch dem Körper energiereiche Verbindungen zur Verfügung gestellt werden. Die Medizin nutzt die entzündungshemmende Wirkung künstlich hergestellten Cortisols. Durch Adrenalin erhöht sich die Herzfrequenz, der Blutdruck steigt, und die Bronchiolen in der Lunge erweitern sich, und schließlich wird durch Lipolyse, also Fettverbrennung, Fett abgebaut und damit als Energieträger zur Verfügung gestellt. Das alles braucht man, wenn man weglaufen muss, wenn man sich in Sicherheit bringen muss, wenn man kämpfen muss.

In unserer zivilisierten Welt haben die Bedrohungen durch die Natur keine so große Bedeutung mehr wie bei unseren Vorfahren, und trotzdem reagiert unser Körper auf jede Form hoher Anspannung mit einer individuell ausgeprägten Stressreaktion. Es ist für jeden sicher gut vorstellbar, was eine chronische Stressreaktion im Körper für Folgen nach sich zieht und dass sich körperliche Erkrankungen wie Bluthochdruck einstellen können.

Jeder Körper reagiert unterschiedlich auf Stress, etwas, das wir nicht bewusst beeinflussen können. Daher sind die psychischen Reaktionen so vielfältig. Jeder kennt sein eigenes »Stressorgan«: Während der eine vor der Prüfung Durchfall bekommt, hat der andere Herzklopfen oder wird appetitlos. Darüber hinaus erzeugt dauerhafter Stress Angst, kann Depressionen auslösen (womit wir bei der Erschöpfungsdepression wären, die symptomatisch ist für Stress), Schlafstörungen, Schwitzen, Muskelverspannungen, Rückenschmerzen, Haarausfall, Konzentrationsstörungen, Verlust der Libido und der Kreativität – und ich nenne hier nur die wichtigsten Folgesymptome.

Stress und Burnout

Stress ist somit eine zentrale Grundlage des Burnout, Stress bahnt mit seinen vielfältigen körperlichen und psychischen Folgen den Weg in das Burnout. Wir wissen heute: Burnout ist eine Folge von Stress, aber nicht jeder Stress führt unweigerlich zur Erkrankung. Entscheidend bei der Stressverarbeitung ist die Erholungsphase. Diese ist individuell sehr unterschiedlich, d. h. der eine braucht lange und viele solcher Phasen, während es beim anderen schneller geht. Und: Es gibt tatsächlich auch »Eu-Stress«, also guten Stress, der anregend wirkt und eine schützende Wirkung hat.

Man kann sich unmittelbar vorstellen, dass ein Kind, das immer von jeglichem Stress ferngehalten wird (was man sich als Eltern oft intuitiv wünscht), bei der ersten Konfrontation mit Stress überfordert reagiert und dekompensiert, seelisch entgleist.

Eine gute, eine angemessene Portion Stress ist etwas, das Kinder dazu bringt, leistungsfähig zu werden, stressresistenter und damit lebensfähiger. Das Problem: Bei jedem Kind, bei jedem Menschen ist die Stressempfindlichkeit individuell unterschiedlich, und so müssen Eltern immer aufgrund ihrer subjektiven Erfahrung im Einzelfall entscheiden, wie viel Anforderungen und wie viel Stress sie ihrem Kind zumuten wollen – und können. Normalerweise geschieht das intuitiv und gut und angemessen.

Es kommt aber immer wieder vor, dass insbesondere die Väter sich aufgerufen fühlen, ihre Kinder für das Leben fit zu machen, sie zu »stählen«. Und dann sind sie in der Gefahr zu übersehen, dass die Stressresistenz ihres Kindes nicht so ausgeprägt ist, wie sie sich das wünschen. Dann tritt leicht einmal eine chronische Überforderung ein. Klassischerweise ist das ein typischer Erziehungskonflikt zwischen Mutter und Vater: »Du verwöhnst die Kinder und machst Memmen aus ihnen«, versus: »Du überforderst sie und machst ihnen Angst.« Die Wahrheit liegt oft in der Mitte, aber dann müssen die Väter bereit und in der Lage sein, die Sensibilität ihrer Kinder anzuerkennen, was ihnen oft schwerfällt, weil es sofort den eigenen Umgang mit sich selbst (Männer kennen keinen Schmerz ...) in Frage stellt.

Es kommt in meiner Ambulanz häufig vor, dass mir Eltern ihre Kinder vorstellen mit der Frage: Will er/sie nicht oder kann er/sie nicht? Natürlich gibt es Kinder, die Anforderungen verweigern. Aber auch dafür gibt es in der Regel Gründe (Alle Kinder möchten die Wünsche ihrer Eltern erfüllen!), und darüber hinaus gilt der Grundsatz: Im Zweifelsfall können sie nicht! Dann ist es gut, dass die Familien bei mir sind, weil wir durch die Diagnostik herausfinden können, worin das Hindernis besteht, warum es dem Kind nicht gelingt, den Ansprüchen zu genügen. Sobald die Eltern dann ohne Vorwurf anerkennen lernen, dass ihr Kind in bestimmten Situationen eben nicht anders reagieren kann, entspannt sich die Situation zu Hause schnell, und dann können Kinder manchmal doch plötzlich mehr von ihren Fähigkeiten zeigen, weil sie nicht so beobachtet sind und nicht mehr unter dem Druck stehen, die (väterlichen) Anforderungen unbedingt erfüllen zu müssen.

Wenn die elterliche Kamera, dieser ständige Monitor, diese beständige Sorge ausgeschaltet ist, entsteht Raum für die Seele, die dann plötzlich wachsen kann. Das ist für mich ein wunderbarer Moment zu sehen, wie viel in Kindern steckt. So paradox es klingt: Oft ist wohlwollendes und aufmerksames Wegschauen hilfreicher für Kinder als besorgtes Hinschauen. Kinder, die es gewohnt sind, dass sie sorgenvoll und pessimistisch betrachtet werden, werden sich schneller überfordert fühlen als die Kinder, die einen zutraulichen Blick auf sich gerichtet fühlen – solange das Zutrauen nicht überfordert. Derselbe Balanceakt, den Erwachsene für sich selbst jeden Tag bewältigen müssen.

Burnout, Erschöpfungsdepression und Depressionen – ein Teufelskreis

Die Erschöpfungsdepression ist also das zentrale Symptom von Burnout, daher benutze ich die beiden Begriffe auch wie Synonyme. Der Mechanismus ist klar, wie sich aus einem dauerhaften Erleben von Überforderung eine ebenso dauerhafte Erschöpfung ausbilden kann. Dauert die Erschöpfung lange an, entwickelt sich nun einmal unweigerlich eine Erschöpfungsdepression. Auch deren Entstehung lässt sich gut nachverfolgen. Da wirken zum einen die Stresshormone, insbesondere das Cortisol, und zum anderen gibt es diese große Nähe und Ähnlichkeit von Erschöpfung und Depression. Wenn man erschöpft ist, fühlt man sich müde, antriebslos, kann sich schlecht konzentrieren. »Ich kann nicht mehr denken«, sagen mir viele betroffene Kinder und Jugendliche dann, und das stimmt. In diesem Zustand kann man nicht lernen, die Gedächtnisleistung ist verringert, man hat ein erhöhtes Schlafbedürfnis und gerät schnell in einen inneren Teufelskreis. Man kann sich nicht mehr erholen, arbeitet innerlich gegen die Erschöpfung an und erlebt, dass sich keine Veränderung, keine Besserung einstellt.

Grundsätzlich gilt: Auch Kinder und Jugendliche können in Stress geraten und in Zustände von Erschöpfung abrutschen. Es ist ein Vorurteil von Erwachsenen, dass Kindheit per se immer nur mit Unbeschwertheit und Glücksgefühlen einhergeht! Natürlich leben Kinder schnellere Zyklen, vergessen belastende Umstände – solange sie nicht traumatisierend sind – schneller als Erwachsene, und auch Jugendliche haben ein anderes Zeitgefühl als Erwachsene.

Wenn ich in meiner Ambulanz Jugendliche mit einem Termin pro Woche behandele und frage, wie es den Patienten nach der letzten Stunde gegangen ist, so beantworten sie diese Frage fast immer nur mit Bezug auf die halbe letzte Woche. Wenn ein Jugendlicher die Aufforderung, den Müll nach draußen zu bringen, mit dem Hinweis »gleich!« beantwortet und dies nach drei Stunden immer noch nicht geschehen ist, so gilt: Es ist Ausdruck des veränderten Zeitgefühls von Jugendlichen, das sich auch darin äußern kann, dass erst am Abend vor der Klassenarbeit mit dem Lernen angefangen wird. Es handelt sich in der Regel nicht um Verweigerung, Disziplinlosigkeit oder Uneinsichtigkeit! In der Zeit von Pubertät und Adoleszenz sind die Nervenverbindungen zwischen den Bereichen im Gehirn, die für Kontrolle zuständig sind, und denen, die Gefühle verarbeiten, nicht so intensiv ausgebaut wie im Erwachsenenalter.

Das andere Zeitgefühl der Kinder und Jugendlichen bedeutet aber nicht, dass sie Anstrengung weniger intensiv empfinden. Kinder können sich nur schneller ablenken, vergessen, verdrängen. Das ist sicher der Hauptgrund, weshalb Kinder ohne Frage sehr viel seltener ein andauerndes Gefühl der Erschöpfung entwickeln, also unter normalen Umständen viel seltener ins Burnout abrutschen als Erwachsene. Umso mehr ist die Zunahme der Diagnose zu beklagen!

Das veränderte Zeitgefühl kann aber auch bedeuten, dass die Kinder die erlebte Erschöpfung als »schon immer« bestehend wahrnehmen. Dann ist die Gefahr groß, dass sich solche Kinder ausgeliefert fühlen – zusätzlicher Stress führt dann schnell in ein Burnout.

Bei Jugendlichen ist das wieder anders. Flankiert von den vielen Veränderungen, die sowieso gemeistert werden müssen – Umbau des Körpers, des Gehirns und der Seele –, sind sie manchmal sogar schneller angestrengt als Erwachsene. Das ist keine Empfindlichkeit im Sinne einer »Anstellerei« (das Wort gehörte verboten!), sondern tatsächlicher Ausdruck ihres Unvermögens, ihres Gefühls, nichts zu schaffen und von vielem überfordert zu sein.

Jeder Mensch, der nur lange genug erschöpft ist, gerät irgendwann in einen depressiven Gefühlszustand. Dann gesellen sich zu den bereits beschriebenen Symptomen von Gefühlen der Ausweglosigkeit, der Antriebslosigkeit, Traurigkeit oder Niedergeschlagenheit weitere unangenehme Zustände. Bei Kindern und Jugendlichen finden sich die genannten Begleiterscheinungen in manchmal weniger ausgeprägter Form, was nicht dazu verleiten darf, die Symptome nicht so ernst zu nehmen oder sie abzutun in der Hoffnung, dass sich alles wieder »auswächst«.

Eine Depression aus Angst

Je jünger die Kinder sind, desto schwieriger ist es, Angst und Depression voneinander zu trennen. Das liegt daran, dass klassische depressive Symptome wie Niedergeschlagenheit und ein Gefühl von Traurigkeit im Kindesalter selten so durchgängig vorkommen. Die Kinder sind normalerweise eher empfindlich-ängstlich, schnell gereizt und klammernd, jammerig, und das wirkt so, wenn sie vor etwas Angst haben. Dennoch kann es Ausdruck einer depressiven Gefühlslage sein. Wir wissen heute, dass depressive Erkrankungen auch schon im Vorschulalter vorkommen können. Reine Angststörungen beziehen sich im Kindesalter hingegen oft auf konkrete Objekte oder Situationen. Die Kinder haben dann Angst vor Hunden oder anderen Tieren, Angst vor Dunkelheit oder dem Alleinsein.

Wenn diese Angst unspezifischer ist, sollte man immer an das Vorliegen oder den Beginn einer depressiven Entwicklung denken.

Trennungsangst

Da es in meiner Ambulanz häufiger einen Zusammenhang gibt zwischen Fällen von Trennungsangst und einer Erschöpfungsdepression, möchte ich hier näher darauf eingehen. Auch Charlotte hat mir ja diesen Zusammenhang aufgezeigt.

Trennungsangst wird auch als Schulphobie bezeichnet, womit ausgedrückt wird, auf welchen Lebensbereich der Kinder sich die Symptomatik bezieht. Die betroffenen Kinder können morgens aufgrund von Übelkeit, Schwindel, Bauchschmerzen oder anderen Symptomen nicht zur Schule gehen. Jede Mutter kennt das: Aus unterschiedlichen Gründen kann es mal vorkommen, dass es einem Kind morgens nicht gutgeht, ohne dass es ernsthaft krank ist, und jede gut eingefühlte Mutter wird mal darauf eingehen und das Kind zu Hause lassen und mal darauf bestehen, dass die Schule trotz des Unwohlseins besucht werden muss. Es gibt aber Kinder, bei denen ist diese morgendliche Symptomatik Ausdruck einer Trennungsangst. Diese Kinder gehen eigentlich gerne zur Schule, aber sie verschieben innerseelisch die Angst, sich morgens zu trennen, auf die Schule.

Es gibt drei wesentliche Theorien zur Entstehung von Phobien: Die eine geht davon aus, dass die Phobie in einem entsprechenden Umfeld anhand entsprechender Vorbilder gelernt ist, womit viele Tierphobien – wie Spinnen- oder Mäusephobie – erklärbar sind. Eine zweite beruft sich auf ein traumatisches Ereignis – wie eine angstauslösende Erfahrung mit einem Hund – als Ursache des vermeidenden Verhaltens, und eine dritte unterstellt, dass es eine unspezifische innerseelische Angst gibt, die auf ein externes und damit besser zu kontrollierendes Objekt projiziert wird. Wenn ich nur darauf achten muss, dass keine Spinne in der Nähe ist, damit ich keine Angst habe, kann ich meine Angst besser regulieren.

Dieser Mechanismus ist bei trennungsängstlichen Kindern

besonders offensichtlich. Die Schule ist nicht die Quelle der Angst, sondern die morgendliche Trennung von zu Hause. Ab mittags geht es diesen Kindern regelmäßig gut, und abends schwören sie ihren Eltern, am nächsten Morgen wieder zur Schule zu gehen – bis dann gleich nach dem Wecken die Symptomatik, die tatsächlich mit Erbrechen, Schmerzen oder Ohnmachtsanfällen einhergehen kann, den Schulbesuch erneut unmöglich macht. Manchmal ist diese Symptomatik durch belastende Ereignisse in der Schule ausgelöst oder getriggert.

Charlotte ist so ein Kind, das nach der Traumatisierung durch die Unterdrückung ihres massiven Heimwehs bei der Klassenfahrt eine massive Trennungsangst entwickelt und zusätzlich durch die tägliche Anstrengung der Unterdrückung und Überwindung ihrer Angst erschöpft und traurig ist. Charlotte kann es selbst gut ausdrücken. »Das schaffe ich noch nicht!«, betont sie immer wieder und kann sich nicht auf Kompromisse einlassen. Sie besteht darauf, dass die Mutter sie nicht nur jeden Tag zur Schule bringt, sondern auch, dass die Schulzeiten für sie verkürzt werden und die Mutter sie wieder früher von der Schule abholt.

Die Differenzierung zwischen Überforderung und Verweigerung bei solchen Fällen ist extrem schwierig. Normalerweise überwinden Kinder ihre anfängliche Trennungsangst mit gutem Zureden bzw. sanftem Druck durch die Eltern nach wenigen Tagen. Bis zu dreißig Prozent aller Kinder reagieren in Schwellensituationen beim Übergang in den Kindergarten mit Symptomen der Trennungsangst, in der Grundschule sind es noch zehn Prozent und in der weiterführenden Schule noch ein Prozent. Trennungsangst ist nur dann diagnostik- oder behandlungsbedürftig, wenn die Symptomatik anhält und die Kinder über längere Zeit (14 Tage bis drei Wochen) nicht zur Schule gehen können.

In der Klinik erleben wir immer wieder erstaunt Verläufe,

bei denen Kinder monatelang, manchmal sogar jahrelang, nicht zur Schule gegangen sind und niemand die Diagnose gestellt hat bzw. der Weg zum Kinder- und Jugendpsychiater für die Eltern aus unterschiedlichen Gründen zu lang war.

Kinder- und Jugendpsychiater sind aus beruflichen Gründen immer darauf eingestellt, einfühlsam und verständnisvoll mit Kindern und Jugendlichen umzugehen. Strenge Verhaltensvorgaben sind die Ausnahme, weil wir immer nur mit den Kindern und nicht gegen sie arbeiten können. Die Trennungsangst ist eine Ausnahme, weil es bei dieser Erkrankung wichtig ist, möglichst schnell und entschlossen zu handeln. Die Kinder versprechen in der Sprechstunde immer, dass sie am nächsten Tag wieder in die Schule gehen werden. Ich bestehe dann ohne Ausnahme darauf (meine Ambulanzsprechstunden finden vormittags statt, damit nachmittags Zeit für die Therapien ist), dass die Kinder sofort aus der Sprechstunde heraus wieder in die Schule gehen. Einwände wie fehlende Schulsachen lasse ich nicht gelten und bin auch gegenüber anderen Argumenten unzugänglich. Damit stellt sich sofort heraus, ob die Trennungsangst noch ambulant zu überwinden ist oder nicht. In einigen Fällen muss man auf eine stationäre Behandlung zurückgreifen, gegen die sich die Kinder (und manchmal auch die Eltern) naturgemäß wehren. Ist die Aufnahme allerdings geschafft, gehen diese Kinder am nächsten Tag in unsere Klinikschule, als sei nichts gewesen.

Trennungsangst entsteht zum einen auf der Basis primär ängstlicher Kinder und zum anderen durch überfürsorgliche Eltern, die sich ihrerseits nicht vom Kind trennen können und es nicht aushalten, das Kind mit Bauchschmerzen in die Schule zu schicken. Wohlgemerkt: Ein Kind mit anhaltenden Schmerzen gehört in die Kinderarztpraxis und entsprechend diagnostiziert. Ein Kind mit morgendlicher Trennungsangst hat am Mittag keine Schmerzen mehr und ist unbeeinträchtigt, wenn es die Schwelle zur Schule einmal überschritten hat. Trennungsangst führt häufig in eine Erschöpfungsangst, da trennungsängstliche Kinder sehr schnell in einen Teufelskreis geraten, der sie von Tag zu Tag weiter von der Schule entfernt. Dieses ständige Ausweichen und die tägliche Angst mit allen Konsequenzen der sozialen Isolierung führen mit der Zeit zu Symptomen, die denen der Erschöpfungsdepression ähneln. In ausgeprägten Fällen geht das nahtlos ineinander über: Die Angst mischt sich mehr und mehr mit der Depression, und die Kinder sind schließlich antriebslos und völlig demotiviert. So wie Charlotte.

Die Diagnose Burnout

Im Arztbrief steht jetzt unter der Überschrift »Diagnosen«:

<u>Hauptdiagnose:</u>
Erschöpfungsdepression auf der Grundlage eines Burnout
<u>Nebendiagnosen:</u>
Rückenschmerzen im Sinne einer somatoformen Schmerzstörung
Teilleistungstörungen
Trennungsangst
<u>Intelligenz:</u>
Durchschnittlich bis überdurchschnittlich
<u>Psychosoziale Belastungsfaktoren:</u>
Belastende schulische Situation
<u>Familiär:</u>
Keine

Burnout ist im Kindes- und Jugendalter angekommen. Für die Menschheit ist Burnout an sich keine neue Diagnose, im Gegenteil, Burnout scheint menschheitsimmanent zu sein. Aber bei Kindern und Jugendlichen ist es definitiv eine neue Diagnose. Etwa drei bis fünf Prozent aller Kids leiden darunter, mehrheitlich Mädchen. Es gibt viele Hinweise darauf, dass die Altersgrenze weiter sinken wird. Burnout wird spätestens dann kinder- und jugendpsychiatrisch relevant, wenn sich eine manifeste Erschöpfungsdepression ausgebildet hat. Sie ist phänomenologisch, also von außen, nicht von anderen Formen der Depression zu unterscheiden. Differenzialdiagnostisch müssen andere reaktive Depressionen sowie die endogenen Formen unterschieden werden, im Kindesalter auch bestimmte Angststörungen, wobei es auch immer zu Überschneidungen kommen kann.

Wichtig ist es, insbesondere die anfänglichen Symptome, die noch nicht sehr ausgeprägt sein müssen, wahrzunehmen, um rechtzeitig eine Diagnostik und gegebenenfalls eine Behandlung einzuleiten. Auch lang anhaltende rein körperliche Symptome, wie unspezifische Schmerzen, können diagnoseleitend sein.

Die Diagnose des Burnout fördert die Tatsache zutage, dass unsere Kids angestrengt und mit sich und der Welt, in der sie leben, unzufrieden sind. Das darf unsere Gesellschaft nicht ungerührt lassen. Die betroffenen Kids sind angepasst, reflektiert und wollen unbedingt dem Prinzip Leistung genügen, das wir ihnen vorleben. Doch eigentlich sind sie einfach nur eindrucksvolle, anrührende Kinder, die uns alle Wünsche erfüllen möchten: Sie möchten gut sein in der Schule, uns keinen Kummer bereiten, und sie sind es gewohnt, dem hohen Tempo des Medien-Pingpong zu gehorchen. Manche Kinder und Jugendliche kommen eben irgendwann nicht mehr mit, strengen sich noch mehr an, kommen immer weniger mit, strengen sich weiter an …

Unsere Kids werden kränker, sie übernehmen immer früher die Muster der Lebensbewältigung, die sie von ihren Eltern kennen. Sie entwickeln psychosomatische Symptome und sind erschöpft. Auf der anderen Seite sind sie reflektiert, umsichtig, vernünftig und angepasst. Wunderbare Kinder, die wir gerade in die Mühle werfen, aus der wir uns eigentlich selbst befreien wollten. Unsere Kinder sind ein Thermometer unserer Zeit. Das Fieber steigt, und wir haben lediglich Wadenwickel zur Hand. Wir müssen besser verstehen, warum unsere Kinder von dem Virus der Anstrengung immer häufiger infiziert werden. Warum ihr seelisches Immunsystem nicht mehr ausreicht, den viralen Angriff der Erschöpfung abzuwehren. Es ist an der Zeit, sich den Ursachen zu stellen.

Die Ursachen

Seit ich erkannt habe, wie viele junge Menschen an Erschöpfung und Erschöpfungsdepressionen leiden, treibt mich die Frage um, was wohl die Ursachen sind. Wenn ich die Situation sorgfältig betrachte, darf ich mich nicht auf die Beschreibung der aktuellen gesellschaftlichen Vorgänge sowie der familiären Zusammenhänge beschränken, denn dann würde ich zu kurz greifen. Es gibt keine einzelne Ursache für Burnout. Die verschiedenen Ursachen für Burnout sind wie ein Puzzle zu betrachten, das ich im Folgenden zusammensetzen möchte. Dieses Puzzle wird gebildet aus historischen und aktuellen gesellschaftlichen Facetten sowie aus individuellen und kollektiven Prozessen, die den Boden bereiten für Erschöpfung und Depression. Dazu möchte ich herausfinden, ob nicht zumindest unsere jüngere Vergangenheit zu der Entwicklung von Burnout ebenso beiträgt wie die Einflüsse der aktuellen Lebenssituation. Denn auch bei den Familien verstehe ich mehr, wenn ich in der Familiengeschichte etwas weiter zurückgehe bis zu den Großeltern. Daher werde ich also auch in unserer Gesellschaftsgeschichte ein wenig weiter zurückblicken.

Historische Ursachen

Als Kinder- und Jugendpsychiater bin ich vertraut mit der Arbeit an und in der Familienanamnese und weiß, wie sinnvoll es ist, in der Familiengeschichte weiter zurückzugehen. Manchmal erschließen sich Symptome von Kindern besser, wenn man verstanden hat, wer die Großeltern sind oder waren. Die transgenerationale Weitergabe – der Fachausdruck dafür – beschreibt die Übermittlung von Verhaltensweisen, Einstellungen und Werten von Generation zu Generation, ohne dass darüber explizit in den Familien gesprochen werden muss. Der Einfluss von (Ur-)Großeltern auf die ganze Familie darf nicht unterschätzt werden. Deshalb müssen wir auch hier bei unserer Ursachenforschung mit den Großeltern anfangen.

Historische Schuld

Die jüngere Geschichte Deutschlands beginnt mit dem Nationalsozialismus und dem Zweiten Weltkrieg. Der Versuch, sich aus der Armut und der Unstrukturiertheit der Weimarer Republik durch Größenwahn, Zerstörung und Schuldzuweisung an die Juden zu befreien, endete mit einem destruktiven Desaster ungeahnten Ausmaßes. Was das mit diesem Buch zu tun hat? Machen Sie es sich bewusst: Die letzten Großeltern der Kriegsgeneration in Deutschland leben noch. Letzte Kriegsverbrecher werden hochbetagt angeklagt, und Enkel haben dadurch letzte Gelegenheit, ihre Großväter oder Urgroßväter als Zeitzeugen nach ihren Kriegserlebnissen zu befragen. Es findet sich kaum eine Familie in Deutschland, deren jüngere Geschichte nicht mit den Folgen des Zweiten Weltkrieges verbunden ist. Und auch in meiner Ambulanz sehe ich aktuell Auswirkungen davon.

Lynn (16)

Lynn ist 16 und kommt mit allen Symptomen des Burnout in die Sprechstunde, sie ist erschöpft, kann nicht schlafen, und ihre Verzweiflung ist fast mit den Händen zu greifen. Die Schwere, die sie niederdrückt, und der depressive Schleier, der sich offensichtlich über sie gelegt hat, sind auch für mich geradezu körperlich spürbar. Ich merke, wie ich mich zwingen muss, lauter zu sprechen, um nicht von dem traurigen Sog erfasst zu werden.

Lynns Familie musste sich nach dem Zweiten Weltkrieg neu in Hamburg ansiedeln. Die Eltern sind in den 1960er Jahren geboren, und die Großeltern stammen beide aus Ostpreußen, wo sie, geboren 1930, noch eine glückliche und blühende Kindheit in einer wohlhabenden Kaufmannsfamilie in Danzig bzw. auf einem großen Landgut erlebt haben. Der Großvater floh mit 15 Jahren mit seiner Familie auf dem großen Treck, als dessen Vater und älterer Bruder bereits im Krieg umgekommen waren. Traumatisiert kam die Familie in Schleswig-Holstein an, und ohne Schulabschluss versuchte der Großvater bald, die Familie mit einem kleinen Handel über Wasser zu halten. Durch großes Geschick und Talent entwickelte er daraus in der Nachkriegszeit eine florierende Handelskette für Landbedarf. Lynns Großmutter aus Danzig konnte mit ihrer Familie erst sehr spät fliehen, weil ihr Vater, also der Urgroßvater von Lynn, bis zum Schluss nicht an den Sieg der russischen Truppen glaubte. So erlebte sie, wie ihr Vater verschleppt und ihre Mutter und die ältere Schwester vergewaltigt wurden. Die Frauen der Familie konnten sich nur unter großer Gefahr zu Verwandten nach Hamburg durchschlagen. Die Urgroßmutter von Lynn verstarb bald nach der Flucht an ihrem »Gram«, wie es in der Familie heißt, die Schwester wurde magersüchtig – auch wenn man das damals so nicht diagnostiziert hat – und lebte bis in die 1980er Jahre zurückgezogen und vereinsamt.

Was das mit Lynn zu tun hat? Ich habe Lynn als ein ausgesprochen aufgewecktes und interessiertes Mädchen kennengelernt. Sie hat den Geschichtsunterricht in der Oberstufe zum Anlass genommen, in ihrer eigenen Familie zu recherchieren. Dabei ist sie darauf gestoßen, dass die erheblichen Traumatisierungen in beiden Herkunftsfamilien nie wirklich Thema sein durften. Die Eltern von Lynn sprechen auch heute noch nicht gerne darüber, weil sie in ihrer eigenen Kindheit immer erlebt hatten, dass die Großeltern sich traurig und wütend abwendeten, wenn die Sprache darauf kam. Nur ab und zu blitzte eine Erinnerung an Ostpreußen auf, die verbunden war mit einem tiefen, schmerzlichen Verlust. Lynns Eltern hatten das Gefühl, ihre Kindheit sei unwiederbringlich zerstört worden, und der Verlust der Angehörigen war wie unter einer Plombe versiegelt. Der Vater von Lynn konnte seiner Tochter gut beschreiben, wie er selbst angesichts der Kriegsgräber, die er einmal in seiner Jugend in Frankreich besucht hatte, ausgeprägte Schuldgefühle empfand, ohne wirklich für sich herleiten zu können, wieso das so war, da er doch gar nicht beteiligt gewesen war. In seiner Beziehung zu seinem Vater äußerte sich dieses Gefühlschaos abwechselnd in Wut, Trauer und großer Distanz.

Besonders Weihnachten, erinnert sich Lynn, gab es immer wieder Situationen mit den Großeltern, bei denen für die Enkel unerklärliche Spannungen auftraten oder es zu Auseinandersetzungen zwischen ihren Eltern und den Großeltern kam, die oft mit einem wütend-depressiven Rückzug der Großeltern endeten. Dann konnte es sein, dass der Großvater väterlicherseits kurz darauf wieder zu Besuch kam, betont fröhlich wirkte und seinen Sohn anhielt, sich anzustrengen, um bald das väterliche Geschäft zu übernehmen. Ihren Vater hat Lynn in diesen Situationen oft als zerrissen und hilflos erlebt – doch einen Erklärungsversuch des Gefühlschaos vor seiner Tochter hat er wohl nie unternommen. Am Ende wurde Lynn Zeugin,

Historische Ursachen

wie der eigene Vater mit großer Anstrengung die inneren Hürden überwand und tatsächlich in den väterlichen Betrieb einstieg.

Lynn ist also in einer familiären Atmosphäre aufgewachsen, die von unaussprechlichem Verlust und fragilen Verarbeitungsversuchen gekennzeichnet war – und was für ihren Zustand vielleicht noch entscheidender ist: Die Zukunft der Eltern musste sich durch Leistung regelrecht erkämpft werden.

Lynns Vater beschreibt es im Einzelgespräch mit mir so: »Ich wollte immer, dass meine Kinder ohne diese unaushaltbaren Gefühle aufwachsen, die einen hin und her werfen zwischen Schuldgefühlen, Wut, Verweigerung und Leistungsorientierung. Mir ist es doch nicht so wichtig, welche Zensuren Lynn nach Hause bringt. Hauptsache, sie ist glücklich!«

Obwohl ich dem Vater glaube, dass er sich immer genau darum bemüht hat, wird im Gespräch mit den Familienmitgliedern deutlich, wie groß die gefühlsmäßige Zerrissenheit ist. Durch das Gespräch mit mir wurde für alle erstmals verstehbar, dass unvereinbare Gefühlswelten diese Familie immer wieder bedrückt und belastet haben – gleichermaßen wie ein emotionales Erbe.

Ich bitte auch den Großvater zum Gespräch über den Zustand seiner Enkelin. Eine Familienanamnese bedeutet oft mehr, als nur die Eltern oder Geschwister kennenzulernen und zu befragen.

Der Großvater schaut mich mit großen Augen an: »Wenn es damals so jemanden wie Sie für mich gegeben hätte, wären wir vielleicht zufriedener geworden. Aber«, er zögert und lacht leise, »vielleicht wäre ich auch nicht so erfolgreich geworden. Ich habe immer alle Gefühle weggearbeitet.«

Es wäre natürlich verkürzt, Lynns Symptomatik direkt und ausnahmslos auf die Familiengeschichte zurückzuführen. Aber die generationenübergreifende Weitergabe der Schuldgefühle und der Trauer münden zumindest in dieser Familie in einen Burnout der Enkelin, weil sich in ihr der Versuch verdichtet, durch Überanpassung und eine hohe Leistungsbereitschaft bis zur Erschöpfung unbewusste Schuldgefühle abzuarbeiten.

Nationale Geschichte und Familiengeschichte

Jede Familiengeschichte ist anders. Aber es gibt Prototypen, Erfahrungswerte – und je mehr Kinder und Jugendliche mit Erschöpfungsdepression ich kennenlerne, umso mehr kristallisieren sich für mich Grundzüge von Ursachenketten heraus. Diese Verkettungen setzen dann das Rad in Gang, das für die betroffenen Burnout-Kids wie ein Hamsterrad wirkt, aus dem sie nicht herausfinden.

Hier nun also einer dieser Prototypen, beispielhaft aufgezeigt am Beispiel von Lynn. Die Ursachen setzen sich bei ihr zusammen u. a. aus bis heute wirksamen Traumatisierungen und den komplizierten Gefühlen, die diese seelischen Verletzungen bei den Kindern und Enkeln hervorgerufen haben. Lynns Großvater hat es gesagt: Heute würden wir ihn selbstverständlich behandeln!

In unserer Flüchtlingsambulanz im Universitätsklinikum Hamburg-Eppendorf können wir den nicht abreißenden Strom minderjähriger unbegleiteter Flüchtlinge, die nach Hamburg kommen und aus den Kriegsgebieten dieser Welt in den Wohlstand der Hafenmetropole gespült werden, kaum bewältigen. Etwa sechshundert von ihnen müssen derzeit medizinisch/psychotherapeutisch versorgt werden. Und fast alle sind traumatisiert. Entweder war der Abschied vom Herkunftsland einschneidend, weil sie von ihren Familien mit dem letzten Geld unter Lebensgefahr in der Hoffnung auf die Flucht geschickt werden, wenigstens sie könnten überleben und ein besseres Leben in Europa beginnen. Oder die Erlebnisse auf der Flucht zeigen Folgen. Nur wenige entgehen Gewalt, Vergewaltigung und maximaler Ausbeutung. Niemand stellt in Frage, dass diese Jungen (Mädchen bleiben im Land, wenn sie nicht mit der gesamten Familie fliehen) dringend behandlungsbedürftig sind, weil sie unter einer Posttraumatischen Belastungsstörung und einer erschöpft-depressiven Symptomatik leiden. Mit derselben Selbstverständlichkeit, mit der wir sie heute behandeln, galt das leider für die Kriegsgeneration des Zweiten Weltkriegs in Deutschland nicht.

Die Gerontopsychiatrie und -psychotherapie beschäftigt sich mit diesen Menschen, bei denen nicht selten im höheren Alter erstmalig ein Behandlungswunsch entsteht. Im Jahr 2013 (!) hat in Münster – veranstaltet durch die Klinik für Psychosomatik und Psychotherapie – erst der 2. Internationale Kongress über »Kindheit im Zweiten Weltkrieg in Europa« überhaupt stattgefunden. Das zeigt, wie lange es dauert, bis solche Themen in unserer Gesellschaft ins Bewusstsein dringen, bewusstseinsfähig werden.

Im Fall von Lynn war sie es, die durch ihr Burnout die drei Generationen der Familie zusammengebracht hat, so dass alle bei mir erstmalig über bestimmte Erfahrungen miteinander sprechen konnten. Lynn hat der neue Austausch innerhalb der Großfamilie geholfen, sie hat dadurch erlebt, dass sie etwas bewirken kann, dass es hilfreich ist, über die Generationen hinweg miteinander zu sprechen, und dass sogar der Großvater plötzlich verständnisvoll auf sie eingehen konnte. Der generationsübergreifende Dialog hat oft therapeutischen Wert – und wird viel zu selten praktiziert. Die Eltern meiner Patienten möchten leider meist keine Auseinandersetzung mit ihren eigenen Eltern mehr riskieren, womit sie Gefahr laufen, schädigende Familiendynamiken zu plombieren. Wenn Familientreffen mehr ein Ort des offenen Geschichtenerzählens im Sinne des gemeinsamen Aufarbeitens der Familiensaga werden könnten, würde mehr gegenseitige Aufmerksamkeit entstehen – für Lynn und für den Großvater. Und die abgewehrte Trauer hätte sich vielleicht nicht als Burnout auf seine Enkelin übertragen.

Die Zeit des Aufbaus und ihre Folgen

Die komplexen Kriegstraumatisierungen sind nur ein Bestandteil der jüngeren deutschen Geschichte. Die Erfahrungen des Aufbaus knüpfen unmittelbar daran an. In dieser Zeit bewiesen viele Menschen ihren Überlebenswillen und setzten den Wunsch in die Tat um, alles neu zu gestalten. Vergessen wurde dabei die Auseinandersetzung mit den alten Werten, die in die Katstrophe geführt hatten. Alexander Mitscherlich hat dies 1963 in seiner Studie zur vaterlosen Gesellschaft beschrieben, und ich fasse es einmal mit meinen Worten zusammen: Die Väter waren tatsächlich durch Tod im Krieg oder lange Kriegsgefangenschaft nicht anwesend, oder ihre Funktion als Vorbild konnte nicht mehr gelingen, weil sie für die unglaubliche Destruktion standen. Mitscherlich beschreibt, dass daraus andere, neuartige neurotische Verhaltensweisen entstanden sind, die gekennzeichnet sind durch Gleichgültigkeit gegenüber Mitmenschen, durch Aggressivität, Destruktivität und Angst. Und Mitscherlich beschreibt für diese Jahre des Aufbaus eine paradoxe Entwicklung, in der auf der einen Seite die »subjektive Autonomie« des Einzelnen entstand, die auf der anderen Seite begleitet wurde von einem zunehmenden Druck, sich bürokratischen und anderen konformistischen Zwängen unterzuordnen.

Hans (17)

Hans, 17 Jahre alt, kommt gemeinsam mit seiner Mutter. »Er meint, er ist depressiv«, beginnt die Mutter das Gespräch über ihren Sohn und schildert, dass Hans seit über einem Jahr zunehmend auf dem Rückzug ist. Dann geht sie ins Detail: Er ist oft schlecht gelaunt, redet kaum und zieht sich in sein Zimmer an den PC zurück. Frau H hat den Eindruck, dass Hans sich verweigert. Sie findet, er stellt sich an. Sie weiß, was Arbeit ist, entstammt sie doch einer Familie, die es immer schwer gehabt hat. Die Großeltern kommen aus kleinbürgerlichen Verhältnissen, ihr Leben war durch sehr harte Bedingungen nach dem Krieg und in den Jahren des Aufbaus gekennzeichnet. Beide Eltern mussten ganztags in einer Werft bzw. in einem Supermarkt an der Kasse arbeiten, und für Frau H und ihren jüngeren Bruder blieb nur die Flucht in die Eigenständigkeit unter materiell sehr begrenzten Möglichkeiten. »Und? Hat es mir geschadet?«, fragt Frau H etwas provozierend. Dann aber schaut sie mit einem verschämten Lächeln an sich herunter und weist mich so auf ihren Körperumfang und damit auf ihr Übergewicht hin. Da ihr Mann sie früh verlassen hat, musste sie wie ihre Eltern viel arbeiten, und Hans war auf sich gestellt. Und jetzt nimmt er sich heraus, depressiv »einzuknicken«, so bringt Frau H ihre Empfindungen auf den Punkt.

Hans selbst ist bisher nicht zu Wort gekommen, und auch meine Versuche, mich zunächst auf ihn zu konzentrieren, scheitern an dem Durchsetzungsvermögen und dem Redebedürfnis der Mutter. Als er jetzt endlich dran ist, schildert er mit leiser Stimme, dass er sein Leben nur noch anstrengend findet. Er schafft es nicht mehr, gegen die vielen Beschränkungen anzukämpfen. Er zählt dazu den fehlenden Vater, zu dem er keinen Kontakt hat, aber auch die durchdringenden Vorwürfe der Mutter, die er andauernd und nicht immer nur unterschwellig ertragen muss. Am Ende läuft alles darauf hinaus, dass er sich anstelle.

Die ganze Körperhaltung zeigt mir genauso wie seine Worte: Hans fühlt sich nicht gesehen. Jahrelang hat er dagegengehalten und versucht, z. B. durch sehr gute Schulnoten seine Mutter zufriedenzustellen, aber seit einiger Zeit merkt er, dass seine Kraft dafür nicht mehr reicht. Seitdem ist alles wie in einer Negativspirale nach unten und nur noch schlimmer geworden. Hans fühlt sich ausgebrannt, leer und niedergeschlagen.

Auch in dieser Familie hängt die Familiengeschichte mit dem aktuellen Burnout von Hans zusammen. Als ich dazu noch die Großeltern kennenlerne, wird klar, dass Hans nur deren Symptomatik fortführt: Zwei ausgemergelte, vom Leben enttäuschte und ausgebrannte Großeltern sitzen vor mir in der Ambulanz, die nun sehr besorgt und bedrückt sind, dass ihr Enkel, auf dem so viel Hoffnung lag, die Segel streicht. Ihr Leben war so rauh und voller Entbehrungen, dass der erneute Schicksalsschlag sie regelrecht niederdrückt.

Burnout als Familienerbe

Nicht immer lassen sich gleich bei der Familienanamnese Hinweise darauf finden, dass sich pathogene, also schädliche Einflüsse, die noch von der Großelterngeneration stammen, auf die jüngste Generation auswirken. Lynn und Hans haben mich jedoch darauf aufmerksam gemacht, dass Burnout nicht immer aktuelle Ursachen hat. Sie zeigen beide deutliche Spuren der jüngeren Vergangenheit, die noch wirksam sein können: Die Traumatisierung der (Ur-)Großelterngeneration führt bisweilen genauso zur Überforderung der nachwachsenden Generationen wie der verleugnende Umgang damit und die Entbehrungen des Wiederaufbaus, die nur durch eine große Anstrengung bewerkstelligt werden konnten. Wir alle kommen aus Familien, die seit Generationen von äußeren Faktoren beeinträchtigt werden. Unser Erbe reichen wir weiter an die Seelen der jüngsten Generation, und je mehr wir davon freilegen und zum Vorschein bringen können – und manchmal gelingt dies erst nach dem Tod der Zeitzeugen –, desto größer ist die Chance, die aktuelle Krise zu überwinden oder endlich ausgesöhnt damit weiterzuleben.

Manchmal können nur durch eine solche angeleitete und betreute Aussöhnung virulente Elemente, welche die Gesundheit unserer Seelen bedrohen, unschädlich gemacht werden. Nicht immer müssen die Großeltern konkret einbezogen werden, es genügt manchmal, wenn die Patienten die inneren Bilder der Eltern thematisieren und bearbeiten, aber das ist ein Prozess, der Zeit braucht. Diese Zeit haben wir nicht. Psychotherapien sind zeitlich begrenzt, Familientherapie unter Einbeziehung der Großelterngeneration ist kein von den Krankenkassen anerkanntes Verfahren. Doch ich halte fest: Um unsere Burnout-Kids besser zu verstehen, hilft der erweiterte Blick in die Familiengeschichte, auch wenn die Bearbeitung im Hier und Jetzt erfolgen muss.

Beschämt nehmen wir zur Kenntnis, in welchem Umfang die Urgroßeltern mit ihren Kriegstraumatisierungen nicht behandelt worden sind. Heute ist die Situation anders, und dennoch sind wir nicht darauf eingestellt, den notwendigen historischen Blick zu wagen. Zu oft haben wir Angst, der Blick zurück könne uns behindern, wir alle wollen lieber nach vorn schauen. Wenn aber unsere Kinder aus der Vergangenheit ihrer Familien eine Fußfessel mit sich herumschleppen, kann man diese nur lösen, indem man den Faden der Geschichte wieder aufnimmt – nur dann wird man etwas Neues knüpfen können …

Heilsame Autonomieerfahrungen

Es ist sehr berührend, wie gerade die Großeltern angesichts ihrer belasteten Enkel die innere Tür aufmachen und neue emotionale Lernprozesse zulassen. Manchmal ist deren Starre und Unbeweglichkeit zumindest ein diagnostischer Hinweis darauf, dass den Enkeln besser mit einer unterstützten Autonomieentwicklung ihrer eigenen Persönlichkeit geholfen ist. Autonomie ist einerseits ein Wert, der uns allen auch für unsere Kinder sehr wichtig ist, aber die globalen und gewaltigen Vereinheitlichungsprozesse im Sinne von Zertifizierungen, Evidence-Based Medicine und der totalen Vermessung des Menschen reduzieren Autonomie auf die besondere Jeans, von der uns der Verkäufer glauben macht, wir seien einzigartig damit. Der Druck, einzigartig zu sein bei gleichzeitiger Unmöglichkeit, dieses Ziel zu erreichen, wird eingedampft auf etwas Äußeres. Autonomie im Sinne einer seelischen Unabhängigkeit kommt nicht mehr vor. Es ist unmöglich, der Falle zu entkommen: Entziehen sich unsere Kinder dem Druck, sind sie (gefühlt) nicht einzigartig, stellen sie sich ihm, laufen sie im Endlosrad und erreichen am Ende doch keine wahre Autonomie.

Von den Schulden zur ökonomisierten Kultur

Das Wirtschaftswunder in Deutschland stellt ohne Zweifel eine großartige kollektive Leistung dar. Der jüngsten Generation ist aber auch bewusst, dass die Leistungen der öffentlichen Hand damals gar nicht nur aus den Steuereinnahmen finanziert waren, also aus der geleisteten Arbeit jener Zeit, sondern zusätzlich durch Kredite. An die Annehmlichkeiten, die damit finanziert wurden, haben wir alle uns gewöhnt. Heute werden große Anstrengungen unternommen, den Schuldenberg zu verringern, damit am Ende keine neuen Kredite mehr aufgenommen werden müssen, aber es gibt nur ganz wenige Länder in der Welt, die nicht unter der Bewältigung der Schuldenlast ächzen.

Wer genau ächzt denn da? Sind es nicht die Kinder und Jugendlichen, die heute zu mir kommen? Müssen nicht sie mit ihrer Arbeit in Zukunft den Schuldenberg abtragen? Wenn wir demnächst tatsächlich keine Neuverschuldung auf uns nehmen und »nur« noch die alten Kredite abbezahlen, wäre das schon ein großer Fortschritt, aber wir wären noch

Historische Ursachen

lange Zeit mit der Rückzahlung beschäftigt. Wir – das sind auch wieder die jungen Menschen. Sie wissen jetzt schon, noch bevor sie eigenes Geld verdienen, dass sie mit ihrer Arbeit dafür Sorge tragen müssen, dass die Schulden der Eltern abbezahlt werden.

Diese Last auf unseren Kinderseelen zeigt sich in vielfältiger Weise und lässt sich durch die wirtschaftliche Entwicklung der letzten zwanzig Jahre verdeutlichen. Dazu ein Beispiel aus der Kultur sowie meinem Bereich, der Medizin: Seit Jahren wird diskutiert, wie sich Kosten einsparen lassen, um diese Schuldenberge nicht weiter zu erhöhen. Ehemalige Staatsbetriebe sind längst privatisiert, was nicht immer zum Vorteil der jeweiligen Dienstleistung war. Viele Kulturbetriebe leiden unter verringerten Zuschüssen der öffentlichen Hand, und längst hat auch die Diskussion über eine Privatisierung von Theatern und Museen eingesetzt. Weite Teile des gesellschaftlichen Lebens werden dem Diktat der Ökonomisierung unterworfen. Die Idee, dass dadurch mehr und effektivere Leistung abgerufen wird, mag in einigen Bereichen durchaus zutreffen. Es ist aber kein Geheimnis, dass hochwertige Kultur zu teuer würde, wenn die öffentliche Hand nicht mitfinanzierte. Dann könnte sich nur noch ein kleiner Prozentsatz der Bevölkerung die Eintrittspreise leisten.

Mit dem Sparkurs begann vor etwa zwanzig Jahren der Ausverkauf der Krankenhäuser, und die Privatisierung der medizinischen Versorgung hat längst zu Verwerfungen geführt, die wir jeden Tag der Presse entnehmen können. Wenn die Tantiemen eines Chefarztes davon abhängen, wie viele Operationen er in einem bestimmten Bereich pro Jahr durchführt, dann wird er sich genau darum bemühen. Dass dabei die eine oder andere Indikation nicht ganz streng gestellt wird, sollte nicht verwundern. In der Gesamtschau aber führt daher ausgerechnet der Sparkurs zu mehr kostspieligen Operationen.

Die Grenzen des Wachstums – das ist ein Thema, das alle Chefärzte mit ihren kaufmännischen Leitungen diskutieren, bislang mit der notorischen Antwort, dass den Ärzten schon etwas einfallen wird, wie und womit es eines Tages weitergehen soll. Schließlich können auf Dauer nicht mehr oder nur teurere medizinische Angebote entstehen.

Ähnliche Auswirkungen hat die ökonomisierte Kultur auf die medizinische Wissenschaft. Auch wir Mediziner werden weltweit daran gemessen, wie häufig wir in wissenschaftlichen Zeitschriften publizieren, die möglichst oft zitiert werden. Das führt dazu, dass jeder Wissenschaftler bemüht ist, über solche Themen zu schreiben, die sich gut veröffentlichen lassen. Randgebiete oder auch Fächer, die nicht im Mainstream der Forschung stehen, werden nicht so hochrangig eingeordnet, und leider gehört dazu die Kinder- und Jugendpsychiatrie. Forschung in diesem Bereich hat selten etwas mit kostspieligen Medikamenten oder teuren Maschinen zu tun. Wir arbeiten am Menschen, und erstaunlicherweise ist das unpopulär.

Dieses kapitalistische System führt zu großen Verwerfungen des Wissenschaftsbetriebs, weil nicht die wissenschaftliche Idee oder Erkenntnis zählt, sondern die vermeintliche Wertigkeit der Publikationen. Forschungsgelder erhält man nun einmal für erfolgversprechende Projekte – im Sinne der Wirtschaft erfolgversprechend.

Diese Verbindung von Leistungsmaximierung und Ökonomisierung schafft gesellschaftliche Voraussetzungen, die beim Einzelnen Burnout begünstigen, und unsere Kinder wachsen damit auf und in diese Bedingungen hinein, auf die ich in den folgenden Kapiteln konkreter eingehe.

Die Anpassungsgesellschaft

Die vaterlose Gesellschaft, die Alexander Mitscherlich für die Nachkriegszeit beschrieb, hat sich gewandelt. Väter engagieren sich und nehmen Anteil am Leben und an der Förderung ihrer Kinder (wenn sie sich nicht aus dem Leben der Kinder nach einer Scheidung oder Trennung klammheimlich davonstehlen und alleinerziehende Mütter zurücklassen – und leidende Kinder, aber das ist ein anderes Thema). Väter heute sind – wie wir alle – um eine gute Entwicklung bemüht. Die Väter haben sich an die Normen der Nachkriegszeit angepasst, sind aktiv involviert beim Übergang der Nachkriegs- in die Geldgesellschaft. Die extrem komplexen Strukturen und Mechanismen der ökonomisierten Gesellschaft machen es unmöglich, einfach auszusteigen. Wahre Aussteiger müssen heute sehr weit wandern, um tatsächlich keinen Kontakt zur Ö-Gesellschaft zu haben. Man kann nicht aussteigen – und man kann nicht wirklich etwas ändern. Das frustriert auch schon junge Menschen, diese vielleicht noch am meisten, denn Jugendliche wollen sich ausprobieren, wollen etwas Neues schaffen.

Selbst wenn es aktuell aus der Betriebs- und Volkswirtschaftslehre Impulse gibt, z. B. so etwas wie einen Wohlstandsindex (statt Bruttoinlandsprodukt) einzuführen oder Aspekte der Care Economy (Pflege von Angehörigen) zu berücksichtigen, gibt es jedenfalls keine Alternative, und mit unserem täglichen Handeln halten wir ein maximal durchökonomisiertes System am Leben.

Es geht mir hier nicht darum, naiv und romantisch von einem menschlichen Kapitalismus zu träumen, aber es ist mir wichtig zu beschreiben, in welchen Anpassungsleistungen wir alle jeden Tag gefangen sind.

Von klein auf erleben Kinder heute schließlich diese alle Lebensbereiche durchdringende Ökonomisierung, in der alles gemessen und bewertet wird.

Das Erfolgsgeheimnis von Facebook und Co. ist, dass weltweit Menschen ihre persönlichen Daten und Gewohnheiten preisgeben, damit sie noch wirkungsvoller zum Kauf von Waren gebracht werden können. Im Rahmen von Big-Data-Analysen kann heute mit großer Genauigkeit das zukünftige (Kauf-)Verhalten jedes Einzelnen vorhergesagt werden. Diese Gesetze einer maximierten Geldgesellschaft erzeugen mit ihrer Steigerungsdynamik und -verpflichtung großen Druck. Und auch, wenn unsere Kinder damit aufwachsen und man unterstellen könnte, dass sie sich daran gewöhnen und adaptieren, müssen wir leider feststellen, dass offensichtlich eine Grenze erreicht ist. Eine signifikante Gruppe von Kindern und Jugendlichen in unserer Gesellschaft bewältigt das Alltagsleben unter diesem Druck nicht mehr, mit der Folge, dass sie immer früher ausbrennen.

Die Wachstumsfixierung und Steigerungsdynamik unserer Gesellschaft, also unseres gesamten Zusammenlebens, wirkt mit mächtigem Druck. Jährlich muss eine größere Rendite erwirtschaftet werden, damit das gesellschaftliche Leben nicht zum Stillstand kommt, das machen uns die Wirtschaftsexperten jedenfalls glauben, selbst wenn Einzelne das nicht direkt am Arbeitsplatz spüren.

Wir alle haben uns daran gewöhnt, dass in ernsthaften Gesprächen über jährliche Ziel- und Leistungsvereinbarungen festgelegt wird, wie viel mehr Leistung wir bringen, wie viel mehr an Erlösen wir erwirtschaften sollen und letztendlich auch wollen. Damit sind wir dem Steigerungsdruck unmittelbar ausgesetzt. Inzwischen sind auch schon Schulen dazu übergegangen, mit den Kindern über solche »ZLV«s festzulegen, welche Leistungen in der Zukunft erwartet werden können. Was wie erweiterte Selbstbestimmung daherkommt, ein Ergebnis aus einem Gespräch auf Augenhöhe, ist in Wirklichkeit Ausdruck der alles durchdringenden leistungsorientierten Ökonomisierung unserer Gesellschaft. Das damit verbun-

Historische Ursachen

dene Burnout vieler Eltern ist unmittelbar Voraussetzung für die Burnout-Kids, sich auch diesem Phänomen anzupassen. Unsere braven Kinder werden von denselben Mechanismen überwältigt, die auch die Erwachsenen in ihrem Umfeld in die Zange nehmen.

Unsere Geldgesellschaft unterliegt der Täuschung, dass sich alles Dingliche ebenso wie alles Menschliche in Euro abbilden lässt. Wer jedoch mit den Emotionen von Kindern und Jugendlichen arbeitet, weiß – ebenso wie alle Eltern intuitiv –, dass Menschen nicht gleich Euro sind. Ohne romantisieren zu wollen: Ob Digitalisierung oder Materialisierung, dies sind nur Formen, um das Menschliche so erfassen zu können, dass es für bestimmte Zwecke hilfreich und sinnvoll ist – und instrumentalisierbar wird. Den Reichtum einer glücklichen Beziehung zwischen Menschen, zwischen Eltern und Kindern, zwischen Kindern und Eltern, können diese Systeme weder erfassen noch abbilden. Sie bleiben ungerührt, auch da, wo die Gesundheit der nachwachsenden Generation auf dem Spiel steht.

Nun sind es ja keine bösen Wirtschaftswissenschaftler, die uns geschickt dazu bringen, alles in der Welt zu zählen und zu bewerten. Wir selbst sind es. Warum aber machen wir es dann? Neben der Gier, die ein nicht zu unterschätzender Motor in uns allen ist, verführt uns unsere eigene seelische Abwehr dazu. Alles, was für unser Bewusstsein zu viel ist, wird abgewehrt. Wir scheuen die Erkenntnis geradezu. Und das macht unser Unbewusstes für uns. Dafür stehen uns unterschiedliche Abwehrmechanismen zur Verfügung. Die meisten von uns kennen Verdrängung. Aber es gibt auch die Verschiebung und Projektion: Wenn uns ein seelisches Erleben unangenehm ist, verschieben wir es unbewusst auf etwas anderes, um damit dort besser umgehen zu können. Am Beispiel der Schulphobien im Zusammenhang mit der Trennungsangst hatten wir diesen Mechanismus schon kennengelernt.

Wenn nun die Gier, das Gefühl des Ungesättigtseins, unbeantwortet zu bleiben droht, die Hilflosigkeit keine Lösungen findet und unser Narzissmus unterversorgt ist, dann hilft uns vermeintlich materielle Kompensation, und Zahlen suggerieren uns Genauigkeit und Sicherheit.

Wer tut das nicht von Zeit zu Zeit: sich mit etwas »Schönem« trösten? Sich etwas »Gutes« tun, indem man sich etwas Neues kauft? Genauso kennt wohl jeder das hohle Gefühl, das sich einstellt, wenn die Materialisierung nicht das hält, was sie verspricht: mehr Zufriedenheit. Ähnlich die Scheinsicherheit, die uns die Zahlen vorgaukeln. Wir leben inzwischen in einer Welt der Statistik – und schon Churchill wusste, dass man einer Statistik nur glauben sollte, wenn man sie selbst gefälscht hat.

Gierig sind allerdings in unseren Augen immer die anderen. Gier machen wir gerne an den unersättlichen Chefs großer Konzerne fest, die für viele Menschen unvorstellbar viel Geld verdienen. Sie sind gierig, aber wir doch nicht! Leider stimmt das nicht, denn jeder Mensch ist heute an der Geldvermehrungsmaschinerie beteiligt. Es gibt keine erkennbare Mehrheit, die etwas anderes möchte. Die Folgen sehen wir jetzt und kennen ein weiteres Puzzleteil, das bei unseren Kindern die Entstehung eines Burnout ermöglicht: die Unmöglichkeit, das Prinzip Leistung zu umgehen.

Die Ursachen in der Gegenwart

Das psychische Phänomen des Burnout entwickelt sich dann, wenn Arbeit und Anforderungen nicht mehr zu bewältigen sind. Jedes Leben ist fordernd. Das ist nicht zu leugnen. Aber die entscheidende Frage, die sich mir stellt, wenn ich die zunehmende Zahl an Burnout-Fällen auch im jungen Alter sehe, lautet doch: Wie mächtig sind die Anforderungen auf der einen Seite – und wie groß die individuellen Ressourcen auf der anderen?

Wenn ich von meinen Eltern einen Berg Schulden übernehme, den ich in meiner Lebenszeit unter Umständen nicht abbauen kann, selbst wenn ich unablässig arbeite, so starte ich mit einer überwältigend großen Hypothek. Das sind doch die Schulden des Staates, werden Sie vielleicht einwenden, und die machen doch auf dem Bankkonto des Einzelnen gar nicht so viel aus ... Leider muss ich widersprechen, denn sie spielen eine enorme Rolle: Diese nicht zu leugnende Hypothek auf die Arbeitsleistung der nachfolgenden Generation erzeugt eine kollektive Stimmung, die für Kinder und Jugendliche spürbar wird. In dieser Stimmung entstehen globale wirtschaftliche Prozesse – oder sie werden dadurch unterstützt –, die sogar den Experten Sorgen bereiten und die der Einzelne gar nicht mehr überblickt. Ein weiterer Punkt für die Kids am Leben zu scheitern: Wenn schon die Elterngeneration das Leben nicht mehr »blickt« ...

Überhaupt lagern wir Erwachsenen gerne alles, was wir nicht verstehen, an sogenannte Experten aus, wir wälzen die Probleme ab – doch unsere Kinder können wir damit nicht täuschen. Sie sehen nur, dass es erschreckende Entwicklungen gibt, die selbst ihre Eltern nicht mehr durchschauen. So lastet Zukunftsangst auf vielen Menschen, auch auf den jüngsten.

Und diese Last drückt umso mehr, je weniger Geld man

selbst und die eigene Familie hat. So sind es laut der letzten Shell-Jugendstudie 2010 vor allem Kinder aus sozial benachteiligten Familien (etwa Hans), die zu 67 Prozent (!) pessimistisch in die Zukunft blicken. Bei den anderen hat sich der Optimismus im Vergleich zu den letzten Jahren leicht erhöht. Wer gute Start-Chancen hat, ist eben optimistischer.

Noch ist Burnout bei Kindern nicht ausreichend untersucht, so dass wir nicht wissen, ob die soziale Herkunft wie bei den meisten psychischen Erkrankungen in der unteren Schicht häufiger vorkommt. In unserer Klinik sehe ich eine Mischung: Zum einen sind da die gut ausgestatteten Kinder aus oberen Schichten, denen die Leistungsorientierung gleichsam in der Wiege gelegt wurde, und auf der anderen Seite begegne ich den benachteiligten Kids, die mit einer pessimistischen Weltsicht an den Start gehen.

Schauen wir noch einmal genauer hin: Der von der Ökonomie bestimmte Blick auf alle Bereiche unseres gesellschaftlichen Lebens verändert unsere Wahrnehmung insgesamt. Auch in der Medizin ist nicht mehr alles, was angeboten wird, medizinisch notwendig, sondern häufig werden die Ärzte von wirtschaftlichen Interessen geleitet. In der Werkstatt sind wir es gewohnt, dass uns u. U. eine Reparatur angeboten wird, die nicht notwendig gewesen wäre. Im Krankenhaus ist dies eine fatale Entwicklung. Und wenn in der Wissenschaft ein Ergebnis als bahnbrechend gefeiert wird, kann am Ende niemand einschätzen, ob da ein wirklich bedeutsamer medizinischer Fortschritt erzielt wurde – oder sich nur das gute Unternehmensergebnis eines Pharmakonzerns abzeichnet.

Kinder, die in dieser Welt aufwachsen, lernen schnell, dass Leistung immer und in allen Bereichen mit Gegenleistung verknüpft ist. Zwischenmenschliche Beziehungen sind davon aber doch eigentlich per se ausgenommen. Liebesbeziehungen sind die Grundlage der Menschheit – und nicht Prostitution. Das bleibt aber eine eher theoretische Erfahrung für die

Kinder, denn der Spielraum für jeden Einzelnen wird kleiner, wenn die Beziehungen immer taxiert werden müssen und man bei allem auf einen Gegenwert für das eigene Handeln achten muss.

Die Beziehungsfähigkeit der Kinder schwindet nicht, das zeigen die klinischen Erfahrungen deutlich. Aber das Aufwachsen in dieser gesellschaftlichen Enge und unter diesem ständigen Leistungsdruck ist anstrengend ... Burnout ist eine Erschöpfungsdepression, bei der die ständige Erschöpfung zur Depression führt. Ein leichtes Leben zu führen – wer von uns würde das heute von sich sagen können?

Ökonomie, Leistung und Leben

Ökonomie ist eine spezifische Leistung des menschlichen Lebens. Grundlage und Voraussetzung jeder Ökonomie ist die Festlegung von Werten. Nur auf der Grundlage von Werten kann Handel beginnen. Diese Festlegung kann individuell in einem Warenaustausch stattfinden oder sich in Preisen manifestieren. Das kennen schon die Kleinsten. Kinder bestimmen Werte intuitiv und automatisch, wenn sie beispielsweise den Wunsch äußern, ein Spielzeug mit einem anderen Kind gegen ein anderes einzutauschen. Dies setzt die Anerkennung von so etwas wie Eigentum voraus und: eine grundlegende Wahrnehmung von Rivalität. Offensichtlich zeigt sich dies in Form von Geschwisterrivalität, die sich auch in der Kindergruppe äußern kann, wenn Kinder immer genau das haben möchten, womit die anderen gerade spielen. Vorher gibt es kein Mein und Dein, sondern die ganze Welt wird geteilt bzw. die ganze Welt gehört dem Kind. Erste Impulse für das Verständnis von Besitz gibt es am Ende des ersten Lebensjahres, wenn bestimmte emotionale und kognitive Entwicklungen abgeschlossen sind, die es dem Kind erlauben, zwischen sich und anderen zu trennen. Dann haben die Kleinkinder grundlegende innere Bilder von wichtigen Beziehungen ausgebildet (innere Objekte), haben Greifen und Laufen gelernt, und erste sprachliche Äußerungen sind möglich. In dieser Phase versteht ein Kind noch nicht, warum es das Spielzeug des anderen nicht automatisch haben kann. Es hängt sehr von der Persönlichkeit und der mehr oder weniger sicheren Bindung des einzelnen Kindes ab, inwieweit es in der weiteren Entwicklung teilen und gemeinsames Spiel aushandeln kann.

Darauf basiert im Grunde jede menschliche Beziehung als Ausdruck des Austarierens zweier Impulse, wenn unsere eigenen Wünsche und Interessen mit denen einer anderen Person kollidieren. Normalerweise geschieht vieles davon nonverbal und blitzschnell. Wird es komplexer, müssen wir uns absprechen. Diese Kulturleistung ist entscheidend, weil wir sonst Gefahr laufen, uns im Wettstreit um Besitz ständig gegenseitig zu töten – was ja sowohl individuell als auch kollektiv in Kriegen geschieht. Die Kulturleistung jeder menschlichen Gesellschaft ist es daher, Kompromisse zu finden, einen Interessenausgleich auch von vielen Menschen zu ermöglichen, um das Überleben des Einzelnen zu sichern.

Wir – als Gesellschaft wie als Eltern – unternehmen große Anstrengungen, um Kindern diese Form der Beziehungsgestaltung und des Interessenausgleichs beizubringen.

Werte – und wie sie sich von klein auf vermitteln

Kinder sind immer voller Respekt ihren Eltern gegenüber. Im Gespräch mit mir vertreten alle Kids, auch die aus Problemfamilien, die familiären Werte. Sie verteidigen ihre Eltern, und sie zeigen mir damit, wie sehr sie die Werte der Familie verinnerlicht haben. Wenn ein Kind das nicht tut, ist es für mich ein umso bedeutsamerer Hinweis darauf, was in der Familie nicht gut läuft oder wo Beziehungen beschädigt oder gescheitert sind. Kinder wollen ihre Eltern nie anschwärzen und halten sich in Fällen von Loyalitätskonflikten eher zu lange zurück.

Ich erlebe oft Eltern, die davon überzeugt sind, dass sie ihre Werte an die Kinder im Wesentlichen über ihre Erziehung vermitteln. Das ist natürlich nicht völlig falsch, aber viel wesentlicher ist das Erleben von Werten, wie sie in den häuslichen Beziehungen gelebt werden. Manchmal beklagen sich Eltern, dass ihre Kinder maßlos oder übermäßig anspruchsvoll sind, wenn es z. B. um die materielle Ausstattung geht. Ich frage dann immer zuerst nach dem finanziellen Gesamtrahmen, in dem sich eine Familie bewegt. Nicht selten stellt sich dann heraus, dass es sich bei den Erziehungsmaßnahmen um künstliche Verknappungen handelt und die Eltern für sich einen Lebensstandard in Anspruch nehmen, den sie ihren Kindern verweigern, weil sie glauben, dass die Kinder an »das harte Leben« gewöhnt werden müssen. Kinder nehmen diesen Widerspruch zu Recht wahr und fordern für sich dieselben Werte und eine Ausstattung auf demselben Niveau wie ihre Eltern. Viele Erwachsene sind misstrauisch und unterstellen Kindern, dass sie immer mehr haben möchten, als man ihnen anbietet. Man reicht den kleinen Finger, und sie wollen die ganze Hand, das ist eine »Volksweisheit«, die ich dann oft höre.

Meine klinischen Erfahrungen sind anders! Wenn ein Kind satt ist, möchte es normalerweise nicht mehr essen. Jedes Kind passt sich an die Werte und die Möglichkeiten seiner Familie an. Was nicht bedeutet, dass Kinder sich nicht ab einem bestimmten Alter, wenn die Konkurrenz in der Schule eine Rolle spielt, mit den begrenzten Möglichkeiten zu Hause auseinandersetzen müssten. Geschieht dies in einem sicheren, liebevollen Rahmen, muss man nicht fürchten, dass Kinder nicht verzichten können.

Bleiben die eigenen Kinder tatsächlich »gierig«, so muss man sich als Eltern zuerst fragen, worauf sich die Gier als

Ausdruck eines Ungesättigtseins bezieht. Emotional satte Kinder können materiell verzichten.

Die Werte, die wir unseren Kindern vermitteln, sind vom ersten Tag nach der Geburt an präsent. Es ist nicht egal, wie ich meinen Säugling kleide, ihm begegne, ihn spiegele – welchen emotionalen und materiellen Rahmen ich biete. Das ist nicht ausschließlich eine Frage des Geldes, sondern der Wertschätzung. Ich wundere mich manchmal über Eltern, die besonders stolz darauf sind, dass die Strampler für das eigene Kind schon durch viele Kindergenerationen gegangen sind. Die haben oft keine Farbe mehr, während die Eltern bei sich aber großen Wert auf schöne Kleidung legen. Das ist keine Frage des Geldes: Eine arme Familie kann sehr wohl mit gebrauchter Kleidung ihr Kind so aufmerksam und liebevoll kleiden, dass der verwaschene Strampler nicht mehr wichtig ist. Entscheidend sind vielmehr die Differenz zum Leben der Eltern und die Wertigkeit des Materiellen im innerfamiliären Zusammenhang. Aus dem Kampf um das Materielle kann schnell ein Teufelskreis werden, in dem sich alle abgekämpft und irgendwann erschöpft voneinander abwenden. Auch diese Form der Erschöpfung kann zu einem Burnout beitragen, wenn alle ermattet sind vom Kleinkrieg um Äußerlichkeiten.

Alles nur Äußerlichkeiten?

Was als vielleicht zu vernachlässigende Äußerlichkeit daherkommt, ist also schon eine erste Vermittlung von Werten. Ich behandele dich genauso wie mich, du bist mir wichtig – das sind die Botschaften, um die es geht. Und die vermitteln sich auch durch das Materielle.

Doch daneben gibt es so etwas wie das Vorleben. Die Gesamtheit des Lebens steht zur Disposition, sobald ein Mensch Kinder hat. Auch darüber wundere ich mich oft: Eltern glauben, dass nicht ausgesprochene Wahrheiten über das Kind, die sie mir im Einzelgespräch anvertrauen oder für die sie den Nachwuchs eigens vor die Tür schicken, sich nicht vermitteln. Immer wieder wünschen sich Eltern von Jugendlichen, dass ich eine Information über das Kind für mich behalte. Ich interveniere sofort und weise darauf hin, dass keine authentische Psychotherapie möglich ist, wenn ich ein Geheimnisträger einer elterlichen Botschaft sein soll. Psychotherapie funktioniert nur auf der Grundlage einer vertrauensvollen, authentischen und respektvollen Beziehung. Erst recht, wenn Kinder zu Hause etwas anderes erleben. Natürlich verstehe ich den Impuls der Eltern, mir möglichst umfassende Informationen über das Kind zukommen zu lassen, und auch in Liebesbeziehungen spricht man nicht immer alles aus. Für ein gelingendes Beziehungsgeflecht in Familien muss jedoch ein Mindestmaß – das so umfassend wie möglich sein sollte – an Ehrlichkeit und Wahrhaftigkeit existieren.

Umgekehrt bewahrheitet sich die Hypothese von den unausgesprochenen, aber trotzdem wirksamen Beziehungswahrheiten dann, wenn ich einem Elternpaar mit einem schwierigen Kind rate, einen Haltungswechsel dem Kind gegenüber zu vollziehen. Solche Eltern berichten mir dann beim Folgetermin erstaunt, dass sie gar nicht mit ihrem Kind darüber gesprochen und sie sich nur beide intensiv um einen inneren Haltungswechsel bemüht hätten – und sie doch bei ihrem Kind in der Folge eine signifikante Verhaltensänderung wahrgenommen haben.

Für mich ist das wenig verwunderlich, denn unsere gesamte Einstellung einem anderen Menschen gegenüber transportiert sich nicht nur über Worte oder den Tonfall, sondern auch durch die innere Haltung.

Unsere Werte und die daraus resultierende Verhaltensweisen vermitteln sich nonverbal und intuitiv, und Eltern können sich darauf verlassen, dass sie vom Kind wahr- und aufgenommen werden – auch solche Eigenschaften, auf die man vielleicht selbst nicht so stolz ist! Das lässt sich nicht verhindern. Diese Erkenntnis schafft einerseits Sicherheit, andererseits fordert es uns heraus, darüber nachzudenken, welche Werte wir vermitteln und ob wir das genauso möchten.

Aus anderen Bereichen des Lebens ist uns das vertraut: Der Fisch stinkt vom Kopf, sagt man und meint damit, dass in Unternehmen oder Kliniken das Klima vom Chef vorgegeben, ja vorgelebt wird. Seine Einstellung den Mitarbeitern gegenüber vermitteln diese an Kundschaft oder Patienten. Natürlich nicht eins zu eins, weil es sich um erwachsene Menschen handelt, deren eigene Persönlichkeit eine große Rolle spielt, aber doch so, dass in allen Führungsseminaren ausführlich auf das Thema eingegangen wird.

Für die Burnout-Kids bedeutet dies: Meine Eltern betonen zwar immer wieder, dass meine Zensuren nicht so wichtig sind, und sagen: Hauptsache, ich bin glücklich –, aber meinen sie das auch so? Mein Vater lebt doch selbst ganz anders und beschwert sich oft über die faulen Hartz-IV-Empfänger.

Als betroffener Elternteil werde ich meine innere Haltung nicht in jedem Fall und nicht ohne weiteres verändern können – doch wenn ich den Mechanismus kenne und weiß, dass ich unbewusst die eigenen Werte an meine Kinder vermittle, dann kann ich sensibler damit umgehen und Veränderungsprozesse anstoßen. Es lohnt sich jedenfalls für alle Eltern, sich von Zeit zu Zeit darüber auszutauschen, welche Werte sie tatsächlich vermitteln und welche sie sich wünschen, insbesondere wenn die Kinder von Anstrengung und Erschöpfung bedroht sind.

Welche Werte zählen für uns?

Neben den individuellen Werten von Eltern gibt es auch kollektive, die wir alle (vor-)leben. Diese Werte sind aktuell gemäß einer Auswertung des Statistischen Bundesamtes gekennzeichnet durch Frieden (60 Prozent), Menschenrechte (46 Prozent), Demokratie (34 Prozent) als die wichtigsten drei sozialen Werte. Hinzu kommen am unteren Ende der Statistik Selbstverwirklichung (7 Prozent), Gleichheit (7 Prozent) und Religion (4 Prozent). Als wichtigste persönliche Werte geben Menschen in Deutschland an: Freunde (84 Prozent), Familie (78 Prozent) und Glück in der Partnerschaft (75 Prozent) auf der oberen Skala, und Neues lernen (49 Prozent), Wohlstand (34 Prozent) und Kunstverständnis (10 Prozent) bilden die Schlusslichter. Damit könnte man doch sehr zufrieden sein.

Doch solche Äußerungen sind ja nur der Wunsch, sind die Theorie, die allerdings durch die Lebens- und Arbeitsrealität vieler Menschen relativiert wird. Auf einer Skala von 1 bis 5 in Bezug auf die Work-Life-Balance liegen wir in Deutschland mit einem Wert von 2,74 direkt hinter Tschechien, das im europäischen Vergleich ganz hinten liegt. Damit finden wir uns unter dem durchschnittlichen Mittelwert von 2,5 wieder. Zwar ist nur 1 Prozent der Deutschen überhaupt nicht zufrieden mit dem eigenen Leben, aber über die Hälfte der arbeitenden Mütter gibt an, zu wenig Zeit für sich und zu wenig für die Kinder zu haben. Das ist aber nur ein Beispiel dafür, wie Anspruch und Realität auseinanderklaffen.

Die klinische Erfahrung zeigt, dass Eltern unverändert das Beste für ihr Kind möchten. Sie sind engagierter geworden, kommen früher mit ihren Kindern und möchten alle die bestmögliche Schulform und Schule für ihr Kind. Am schwersten ist daher in der Ambulanz die Übermittlung schlechter Nachrichten. Was wenige wissen: Oft ist eine Diagnose wie Depression oder Angststörung weniger problematisch als die Auskunft, das eigene Kind habe eine niedrigere Intelligenz, vielleicht sogar eine Lernbehinderung.

Ich bin nicht der Meinung, dass sich darin eine übertriebene Leistungsorientierung der Eltern ausdrückt. Jeder wird einem Kind den bestmöglichen Anschluss an unsere Leistungsgesellschaft wünschen. Dabei verlieren wir allerdings manchmal aus dem Blick, dass es nun einmal von Natur aus Kinder gibt, deren individuelles Leistungsprofil nicht gerade auf ein Abitur hinzielt. In unserer Gesellschaft vermitteln wir jedoch allen, dass ein gutes Bestehen von Vorschule und Schule eine der wichtigsten Voraussetzungen für das weitere Leben ist. Hinzu kommt, dass wir gleichzeitig vorleben, dass ein erfolgreiches Arbeitsleben meist einen kritischen Wert der Work-Life-Balance nach sich zieht. Dann werden Väter zu Wochenend-Papas, und die Mütter haben kaum noch Zeit für sich selbst – eine der häufigsten Klagen. Das aber bleibt nicht unbemerkt, Kinder haben ein feines Gespür für die Wertigkeiten innerhalb der Familie, zum Beispiel für die Frage: Wie viel ist den Eltern die Gesellschaft der Kinder wert? Wie viel Zeit haben wir, das Umfeld, heute noch für sie?

Ursachen heute: Familie

Familien in der Ökonomiefalle

Der Anspruch an den eigenen Wohlstand wächst. Selbstverständlich arbeiten Mütter und Väter gleichermaßen und tragen so zum Auskommen der Familie bei. Knapp siebzig Prozent der Mütter sind heute berufstätig, allerdings nicht alle in Vollzeit, aber doch mit zunehmendem Alter der Kinder häufiger. Dabei geht es tatsächlich nicht in erster Linie um die Selbstverwirklichung der Frauen, wie uns die Medien suggerieren, sondern um das Auskommen der Familien. Viele Mütter müssen arbeiten, ob sie wollen oder nicht … Das durchschnittliche Familieneinkommen in Deutschland liegt nach Angaben des Statistischen Bundesamtes bei 3700 Euro, wobei 16 Prozent der Familien mit einem Einkommen von unter 2058 Euro unterhalb der Armutsgrenze liegen. Bei alleinerziehenden Müttern erhöht sich dieser Anteil von 16 auf 39 Prozent. Alleinerziehende Mütter haben es sowieso besonders schwer, das wissen gerade wir Kinder- und Jugendpsychiater, denn ihre Kinder leiden auffällig häufig an psychischen Krankheiten. Womit ich keinesfalls andeuten möchte, dass die Mütter daran Schuld haben! Sie sind schließlich in der Regel diejenigen, die unter großen Verzichtsleistungen und noch größerer Anstrengung versuchen, die Leerstelle (!) des Vaters zu besetzen. Streitigkeiten und schwierige finanzielle Verhältnisse tun das ihre, um die Situation für diese Mütter weiter zu erschweren. Sie müssen den grauen Alltag mit den Kindern bewältigen, während der Vater sich am Wochenende von seiner besten Seite zeigen kann. Die Mütter dagegen sind müde, ausgebrannt und enttäuscht … Und die Kinder? Sie versuchen, sich dazwischen zurechtzufinden, und sind dadurch ebenfalls sehr angestrengt.

Warum ich das hier so betone? Nun, Burnout ist eben eine Erschöpfungsdepression. Das sollten wir uns vor Augen halten. Diese Erschöpfung hat vielleicht auch in der Zerrissenheit der Eltern ihren Grund. Dann ist auch das Kind hin- und hergerissen. Die enorme Zahl der Scheidungen hat viele Folgen, Burnout kann eine sein.

Aber nicht selten kämpfen komplette Familien mit dem sozialen Abstieg, die Armut nimmt zu, und die Kinder leiden, müssen kämpfen – und besonders selbständig sein, weil ihre Eltern keine Zeit haben.

Die Familie nimmt naturgemäß eine wichtige Stellung ein, wenn wir die Ursachen von Burnout bei Kids herausfinden wollen. Geschiedene Familien. Armut in den Familien. Arbeitslosigkeit der Eltern.

Fiona (13)

Ich lerne Fiona kennen, weil die Dreizehnjährige unter massiven Schlafproblemen leidet. Schon im Erstgespräch schildert sie den immensen Druck, unter dem die ganze Familie steht. Der Vater hat gerade seine Arbeit verloren, und bevor alles noch schlimmer wird, haben die Eltern beschlossen, das Haus zu verkaufen. Fiona hängt sehr an dem Haus. Dort ist sie geboren und aufgewachsen, den Garten liebt sie über alles. Mit Tränen in den Augen berichtet sie von den bevorstehenden Veränderungen in ihrem Leben. »Ich habe Papa und Mama gesagt, dass wir doch als Erstes mein Pferd verkaufen können. Und Taschengeld brauche ich auch im Moment nicht. Wenn wir bloß da wohnen bleiben können und Papa und Mama bald wieder fröhlich sind!«

Der Vater erklärt mir später, dass es sich bei dem Pferd um kein besonders teures Tier handelt, sie aber gerührt waren, dass ihre Tochter sich so ernsthaft und aufopfernd für die Zukunft der Familie einsetzen will. Es macht ihnen ein schlechtes Gewissen, dass Fiona sich jetzt so anstrengt und ihr »letztes Hemd« geben möchte, um der Familie zu helfen.

Im Elterngespräch wird deutlich, wie bedroht tatsächlich alle sind. Der Vater ist mit einem kleinen Unternehmen in Konkurs gegangen, die Mutter hatte immer schon in der Firma mitgeholfen, die Schulden sind enorm hoch, und niemand weiß, wie es weitergehen soll. Eine ungeheure Niedergestimmtheit macht sich im Familiengespräch breit. Die Zukunftsangst ist zum Greifen nah. Schnelle Interventionen helfen Fiona und ihrer Familie jetzt nicht weiter. Sie brauchen etwas anderes, der eine wie der andere: Trost und Beistand im Rahmen einer Therapie. Immerhin kann ich zumindest Fiona dieses Angebot machen und in der nächsten Zeit die Therapiestunden nutzen, damit sie die Eltern nicht weiter mit ihrer Traurigkeit und ihren Sorgen belasten muss, wie sie selbst sagt.

Wenn nicht rechtzeitig bei allen Familienmitgliedern interveniert wird, ist es meiner Einschätzung nach nur eine Frage der Zeit, bis alle drei von einem Burnout betroffen sind.

Auch wenn Familie F sicher kein Beispiel für eine Familie ist, die rasch auf Hartz-IV-Niveau abrutschen wird – manche könnten das vielleicht als Jammern auf hohem Niveau empfinden: Die Probleme möchte ich haben und nur Haus und Pferd verkaufen müssen! –, doch der Mechanismus, der sich in den Seelen der Familienmitglieder abspielt, ist immer derselbe bei Arbeitslosigkeit. Die Betroffenen, und damit meine ich die ganze Familie einschließlich der Kinder, fühlen sich hilflos, ratlos, ohnmächtig, ausgeliefert und entsetzlich abgewertet. Die Arbeitskraft der Eltern ist nichts mehr wert – und wie viel Selbstbewusstsein ziehen wir selbst jeden Tag aus erfolgreicher Arbeit! Da können auch Fionas Verzichtsangebote die Familie nicht retten.

Eine Naturkatastrophe, die das Haus vernichtet hätte, wäre nicht weniger traumatisch, doch die Gesellschaft würde anders »Beistand leisten«. Versicherungen würden u. U. greifen, Schuldgefühle wären überflüssig. Die Erkenntnis bleibt: Ausgeliefertsein bringt Stress mit sich.

Die Ökonomie bestimmt alles

Arbeitslosigkeit ist natürlich eine besondere Bedrohung. Doch nicht nur solche Familien befinden sich in der Ökonomiefalle. In vielen anderen Familien ist das Problem heute ein anderes: Bei ihnen geht es wie überall in der Wirtschaft um Arbeitsverdichtung. Vater oder Mutter kommen nicht jeden Tag glücklich und angeregt nach Hause, um von zufriedenstellender Arbeit zu berichten. Das war beileibe auch früher nicht immer der Fall. Aber eine Grundzufriedenheit war da. Denn es gab sie noch, die Sicherheit, dass man bei dem einen Arbeitgeber ein Leben lang bleibt. Heute aber finden sich unter den Dreißigjährigen über siebzig Prozent mit einem Zeitarbeitsvertrag, wie eine Statistik des Bundesamtes für Arbeit ausweist. Kann sich so innere Stabilität entwickeln? Kann sie den Kindern vorgelebt werden?

Kommen Eltern heute nach Hause, berichten sie davon, dass sie mehr Aufgaben zu bewältigen haben, dass der Druck zunimmt am Arbeitsplatz, dass ein neues Computerprogramm eingeführt wird, wieder etwas neu erlernt werden muss. Alte Kompetenzen, die früher ein Gefühl der Zufriedenheit auslösten, sind heute nichts mehr wert, jeder ist ständig auf dem Prüfstand. Ist man flexibel genug? Arbeitet man sich schnell ein? Ist man seine persönliche Sekretärin – zusätzlich zur eigentlichen Arbeit? Reagiert man in dem Tempo eines Roboters? Kann man auch in Zeiten geringer Nachfrage wertvolle Kompetenzen nachweisen, die einen für den Arbeitgeber unverzichtbar machen?

Das ist nur die eine Seite der Medaille. Die andere Seite ist für Kinder greifbarer, konkreter. Wenn die Rede davon ist, dass der Urlaub besser dieses Jahr etwas günstiger ausfallen sollte. Wenn Eltern nicht ohne Murren zum dritten Mal im Schuljahr das Kopiergeld in den Umschlag tun. Oder ein Kind auch ein Smartphone möchte, weil alle das haben, es aber keines bekommen kann. Eltern setzen sich mit den materiellen Ansprüchen ihrer Kinder kritisch auseinander, denn da es heute nun wirklich meist nicht mehr um die hungrigen Mäuler geht, die gestopft werden müssten ...

Doch der materielle Hunger der Kinder löst doppelten Stress aus: Die Eltern machen sich und den Kindern Vorwürfe wegen des Anspruchsdenkens, die Kinder sind zusätzlich dem Gruppendruck ausgesetzt. Aber schwerer wiegt der Eindruck, dass die Eltern zu Hause nicht mehr allen Anforderungen gerecht werden können, nicht mehr alle »satt« bekommen.

Die Anforderungen der Arbeitswelt an Eltern heute sind eben nicht dadurch gekennzeichnet, dass man mit mehr Menschen, mit mehr Kollegen das jährliche Mehr an Arbeit bewältigt. Arbeitsverdichtung ist das Zauberwort, Effektivitätssteigerung, Verschlankung von Prozessen – das sind die Schlagworte, die umschreiben, dass subjektiv, aber auch objektiv die Arbeitsmenge für den Einzelnen beständig zunimmt. Und was einmal eine Ausnahmeleistung war, wird schnell zum Regelfall. Für Kinder bleiben dann ausgelaugte Eltern, die zu Hause auf den »normalen« Stress, den ein Leben mit Kindern macht, keine Antwort mehr finden.

Und warum übt das Druck auf die Kinder aus? Kinder wollen glückliche Eltern, und sie nehmen ihnen zumindest in ihrem Innern, in ihrer Seele die Last ab – und legen sie auf die eigenen Schultern. Kinder wollen mittragen, mithelfen und übernehmen dabei nicht selten ein Gefühl der Anstrengung, auch wenn sie selbst noch gar nicht angestrengt sind.

Wie oft verstehen Eltern bei mir nicht, dass sich auch das elterliche Gefühl der Anstrengung und Überforderung weitervermittelt und auf die Kinder überträgt! Manchmal sind

Eltern sogar zusätzlich enttäuscht, dass ihre Kinder angestrengt sind, obwohl sich »objektiv« gar keine Gründe in deren Leben finden lassen.

Aus der Behandlung von Kindern kranker Eltern, die beispielsweise an Krebs erkrankt sind, wissen wir, wie sich Sorgen und Befürchtungen von Eltern an Kinder weitervermitteln und dass man manchmal erst am Zustand des Kindes ablesen kann, wie es um die ganze Familie bestellt ist. Schauen wir uns die einzelnen Familienmitglieder noch einmal genauer an.

Mütter, Väter und Großeltern

Fangen wir bei den Großeltern an, entsprechend des historischen Gedankengangs weiter oben im Buch: Die Großeltern stammen aus der Zeit, die noch vom Aufbruch und dem Segen des Friedens getragen war. Heute müssen sie erleben, wie die eigenen Kinder versuchen, mit dem täglichen Stress fertigzuwerden. Sie sind froh, nicht mehr in der Mühle arbeiten zu müssen, oder sehnen das Arbeitsende herbei. Insgeheim sind sie enttäuscht, dass sich ihre Hoffnungen auf ein besseres Leben bei ihren Kindern nicht verwirklicht haben. Das Tempo und die Technik der modernen Welt ängstigen sie – oder sie haben bestenfalls den Eindruck, dass sie abgehängt sind, schon längst nicht mehr alles verstehen und sich vielleicht mit einem Hochhalten der alten Werte begnügen und sich in Form von Reisen (wenn sie es sich leisten können), ihrer täglichen Zeitung und dem guten alten Buch zurückziehen.

Der globale Schreck infolge der drohenden Weltwirtschaftskrise verstärkt dieses Gefühl der Enttäuschung und wird aktuell durch das kaum noch verstehbare Auseinanderbrechen der Welt zwischen religiösem Fanatismus und aufgeklärten Menschenrechte angeheizt. Der Friede ist auf einmal wieder in Frage gestellt. Die extremen Widersprüche machen alle ratlos und verstärken besonders bei den Großeltern eine Tendenz des Rückzugs. Nicht des Rückzugs in die Familie, nein, diese wohnt meist gar nicht mehr in der Nähe. Es ist eher ein Rückzug in die Isolation.

Die Großeltern von heute haben Angst um ihr Erbe, haben Sorge, dass es ihnen doch nicht gelingen könnte, den Kindern und den Enkelkindern eine friedliche und lebenswerte Welt zu hinterlassen. Es hat sich eine ungeheure Enttäuschung in der Großelterngeneration aufgestaut, am Ende doch nicht alles überblickt und auf das falsche Pferd gesetzt zu haben.

Zusätzlich gespeist wird das ungute Gefühl durch das Schuldgefühl, der nachfolgenden Generation zu viele Schulden zu hinterlassen: den Schuldenberg der öffentlichen Hand. Damit tritt eine Großelterngeneration ab, die ihren Kindern nicht stolz das Zepter übergeben kann, sondern die im depressiven Rückzug vorsichtig-melancholisch auf die Enkel schaut, die scheinbar noch unverbraucht, »unverdorben« (was immer das ist!) und kindlich-glücklich sein sollen. Wenn sich herausstellt, dass die Enkel es nicht sind, dass der Kinder- und Jugendpsychiater ein Burnout diagnostiziert hat, bäumt sich alles auf in den Großeltern. Das kann doch gar nicht sein! Es muss sich um eine neue Mode der Kinderpsychiatrie und -psychologie handeln. Jetzt wollen sie mein Enkelkind unglücklich reden!

Treffen wir uns zum persönlichen Gespräch – was leider viel zu selten vorkommt –, dann sind leise Töne möglich, dann überwiegt die Sorge um die Kleinen, und die Schuldgefühle werden geäußert. Wie gerne würden die Großeltern etwas tun, damit es die Enkel leichter haben. In meiner Ambulanz sehe ich das: Wenn es gelingt, die Großeltern emotional zu erreichen, verstehen sie schnell, dass sie mit Trost manchmal viel mehr helfen können und dass es nicht darum geht, schnell zu handeln, um das Burnout wie einen bösartigen Fremdkörper aus den Enkeln und damit aus der Familie zu entfernen.

Die Eltern

Die Eltern sind mit der Bewältigung ihres eigenen Stresses beschäftigt. Sie ackern mitten in der Mühle, jonglieren jeden Tag zwischen Anforderungen von außen und von innen. Von außen sind es die beschriebenen Themen wie Arbeitsverdichtung und die Ansprüche der Arbeitswelt, und im Innern wirken doppelte Anforderungen. Zum einen ist da die Forderung nach der Verwirklichung eigener Interessen – hoffentlich im Einklang mit dem Ehepartner – und zum anderen die Hoffnung, die Bedürfnisse der Familie, der Kinder und der Jugendlichen unter einen Hut zu bringen.

Während die Väter häufig abgegrenzter und selbstbezogener sind, ist dieser Spagat für die Mütter sehr viel komplizierter und kräftezehrender. Ihr Anspruch auf Selbstverwirklichung und Arbeit steht automatisch in Konkurrenz zur Kinderversorgung, und sie sind diejenigen, deren Wünsche zuletzt kommen. Kinder zu haben bedeutet, Verzicht zu leisten. Immer. Das haben Mütter verinnerlicht – durch das Beispiel ihrer Eltern, durch die Bilder unserer Gesellschaft. Wenn es gut läuft, wird dieser Verzicht durch die Freude an den Kindern, durch deren Liebe ausbalanciert. Dann macht es nichts, wenn es mal Phasen gibt, in denen der Verzicht größer ist – wenn einem der Schlaf geraubt wird, man Sorgen um sein Kind hat und vieles andere mehr. Man weiß intuitiv, dass solche Phasen sich abwechseln werden mit Zeiten großer Freude, spürbarer tiefer Liebe und Dankbarkeit. Im Grau des Alltags allerdings, insbesondere wenn die Kinder zu Jugendlichen geworden sind und ihren Eltern die eigenen Grenzen aufzeigen, kann das positive Empfinden schnell untergehen. Dann sehen die Mütter, die abgehetzt von der (Halbtags-)Arbeit nach Hause kommen, nur noch die ungeheure Anspruchshaltung ihrer Kinder, müssen mit ihnen um jeden Handgriff der Unterstützung kämpfen und fühlen sich degradiert zu Köchinnen und Haushaltshilfen. Je größer der ökonomische Druck im Hintergrund ist, desto öfter reduziert sich die gefühlte Lebensqualität, was dramatische Züge annehmen kann.

Eltern, insbesondere die Mütter fühlen sich in einer Negativspirale, aus der nicht einmal im Urlaub ein Entrinnen möglich scheint. Das hat sicher damit zu tun, dass viele mit völlig überhöhten Erwartungen in den Urlaub fahren. Dann wird schnell deutlich, dass nun einmal nicht alle Wünsche in Erfüllung gehen können. Bleiben die Mütter auch im Urlaub die Versorgerinnen, ist es ein schales Freudengefühl, wenigstens nicht gleichzeitig der eigenen Arbeit nachgehen zu müssen.

Entlastungsdepressionen

Manchmal wundern sich Menschen, dass sie trotz größter Vorfreude gerade in den ersten Tagen des Urlaubs krank werden. Dieses Phänomen bezeichnet man als Entlastungsdepression. In einer längeren Phase der Anspannung stellt sich auch das Immunsystem auf die entsprechenden Bedingungen ein, solange die Anforderung nicht in eine Überforderung umschlägt. Lässt diese Anforderung plötzlich nach, reagiert auch das Immunsystem mit der Herabsetzung der Wirksamkeit, und es kann zu Erkältungen oder anderen Infektionen kommen, weil der Körper weniger verteidigungsbereit ist. Das merkt man manchmal auch auf der seelischen Ebene. Viele Medizinstudenten, mit denen ich zu tun habe, berichten enttäuscht und irritiert, dass sie nach der Prüfung plötzlich niedergeschlagen waren, obwohl sie sich so auf das Bestehen gefreut hatten.

Doch zurück zum Alltag in meiner Ambulanz. Ich habe es oft mit enttäuschten oder verärgerten Eltern zu tun, die sich darüber beschweren, dass sich ihre jugendlichen Kinder so gut wie gar nicht im Haushalt engagieren, der berühmten Bitte nach dem Herausbringen des Mülleimers erst Stunden später, wenn überhaupt, nachkommen. Nicht selten entwickelt sich in solchen Familien ein unguter Kreislauf der Enttäuschung und des Streits, was zur Folge hat, dass die Jugendlichen sich nur noch mehr zurückziehen und froh sind, wenn sie nicht zu Hause sein müssen. Schon beim Eintreten durch die Haustür quillt ihnen gefühlt schlechte Laune entgegen, auf die sie mit hängenden Schultern reagieren, was die Eltern wiederum als einen gegen sie gewandten aggressiven Akt verstehen. So entsteht dann schnell ein für alle unangenehmer Negativ-Kreislauf.

In unserem Fach gilt der Satz: Wenn man sich mit einem Kind in einen Machtkampf begibt, hat man verloren! Entweder man ist sich sicher, dass man sich durchsetzt – was nur in seltenen Fällen wirklich notwendig ist –, oder man verlässt die »Kampfzone«, bis ruhige, klärende Gespräche möglich sind.

Die Aufteilung des Haushalts macht nur dann wirklich Sinn, wenn die Arbeit allein bewältigt werden muss. Mit dem Hinweis, dass der Haushalt die primäre Aufgabe ihrer Gründer, der Eltern ist, mache ich mich manchmal unbeliebt. Insbesondere Väter haben nicht selten erzieherische Ansprüche, nach denen die Kinder bestimmte Dinge »für das Leben lernen« müssen. Wenn man den Kindern genug vorlebt, wie das Leben zu bewältigen ist, muss man sich nicht sorgen. Oft zeigt sich bei genauerem Nachfragen, dass sich die Väter ihrerseits keineswegs die Hausarbeit mit den Müttern teilen. Jede Familie sollte einen möglichst natürlichen Umgangsstil miteinander finden, das gilt auch für die Aufteilung der Hausarbeit, die zuallererst die Arbeit der Erwachsenen bleibt. Und wenn man merkt, dass man sich »verkämpft«, ist friedlicher Rückzug angesagt.

Was das mit dem Burnout der Kinder zu tun hat? Auch unausgesprochene Ansprüche und Unzufriedenheit zeigen Wirkung. Wenn sich innerhalb der Familie eine hohe Anspannung ausgebreitet hat, ist dies nicht nur für Eltern anstrengend! Anspannung ist ein Phänomen, bei dem lediglich durch einen inneren, psychischen Zustand Stress bis zur Überforderung entsteht, obwohl im Außen, »objektiv«, gar keine übermäßigen Stressoren auszumachen sind.

Manchmal frage ich Familien nach ihrem Anspannungsthermometer und gebe zurück, dass es bei den mir genannten Temperaturen kein Wunder ist, dass sich Erschöpfung breitmacht. Für die Kids gilt: Trotz ist eine anstrengende Einstellung, genauso wie Rebellion. Nicht selten ist es eindrucksvoll, wie erleichtert und entspannt Kinder und Jugendliche reagieren, wenn sie durch eine stationäre Aufnahme aus der Rebellion herausgeholt werden. Wir ordnen aus diesem Grund allein sicher keine stationäre Unterbringung an, aber es ist ein eindrucksvoller Nebeneffekt. »Verkämpfte« Kids sind angestrengte Kids – und oft sind sie in solchen Situationen das Abbild ihrer Eltern.

Familienunternehmen

Familien sind wie kleine Unternehmen. Sie achten darauf, wie sie ihr Einkommen, ihren Wohlstand mehren, damit es »die Kinder einmal besser haben«, und alle Familienmitglieder arbeiten gegen mögliche materielle Rückschritte an. Was dem Empfinden nach auf keinen Fall passieren darf: ein Statusverlust, ein Abstieg auf der sozialen Leiter. Familien, denen das passiert, sind extrem angespannt, manchmal auch traumatisiert. Daran merkt man, wie bedeutsam das wirtschaftliche Auskommen der Familien ist. Es muss nicht immer gleich so dramatisch sein: Aber die materiellen Veränderungen durch eine Scheidung – 47 Prozent aller Ehen in Deutschland werden heute wieder geschieden – sind ebenfalls erheblich. Häuser können nicht mehr gehalten werden, und doppelte Haushaltskosten belasten die Verdiener der Familie. Den Kindern geht es dabei nicht um das bloße Materielle: Sie werden immer bereit sein, ihren Eltern in neue Lebensbedingungen zu folgen. Wenn sich aber mit der Trennung der Eltern gefühlt ein Im-Stich-gelassen-Werden, ein schmerzlicher emotionaler Verlust, ein Betrogensein einstellt, dann verschiebt sich dieses Gefühl schnell auf das Materielle. Dann wird der Verlust festgemacht an der fehlenden Designer-Jeans oder anderen Statusmerkmalen. Wenn meine Eltern mir das antun und mich verlassen, dann muss ich wenigstens eine gute, eine schicke Hülle haben. Ich habe nicht mehr so viel, woran ich mich aufrichte, und dann soll auf der Party niemand merken, wie es um mich, um uns bestellt ist.

Die Kinder in der Ökonomiefalle

Es ist schon deutlich geworden, dass unsere Kinder heute ebenfalls im engen ökonomischen Gebäude leben. Sie blicken auf ihre Eltern, die sich abmühen, den Spagat zu schaffen, sie haben Verständnis für die Eltern und wenden sich ab, wenn der Druck in der Familie, das moralisierende »Mach dies, mach jenes«, »Hast du schon?« oder »Warum hast du nicht?« zunimmt, weil die Eltern kein anderes Ventil finden. Dann stürzen sich die Kids gerne in die digitale Welt der Oberflächlichkeit, der Sorgenlosigkeit und sind atemlos damit beschäftigt, alle scheinbar wichtigen Informationen aus der Freundeswelt mitzubekommen. Während wir Kinder- und Jugendpsychiater früher immer gefragt haben, ob Kinder zu Geburtstagen eingeladen werden – als Hinweis auf die soziale Integration eines Kindes –, so ist es heute die Frage nach der Anzahl der Freunde auf Facebook. Die Höhe der Zahl zeigt an, wie integriert ein Kind ist. Für die Burnout-Kids gilt: Sie gehören in dieser Beziehung eher zu den Kids am Rand und tun sich schwer, dabei zu sein. Ausgegrenzt werden hat viele Gesichter.

Kinder heute wachsen damit auf, dass ihr Leben mindestens in Teilen immer öffentlich ist. Sie sind Bestandteil einer riesigen digitalen Wirtschaft, in der das Größer, Schneller, Weiter wie bei ihren Großeltern in der Zeit des Wirtschaftswunders (was für eine Magie!) wieder auflebt und in der die kurzzeitige Berühmtheit, das schnelle Geld zählen. Gerade der Mythos der Chancengleichheit in den Medien unterfüttert kindliche Phantasien, plötzlich berühmt und wichtig werden zu können. Die Kehrseite dieser narzisstischen Phantasien ist der Sturz bzw. der Verbleib in der Bedeutungslosigkeit, wenn vielleicht noch zusätzlich »Pranger-Systeme« wirksam werden und Kinder im Internet bloßgestellt und gehänselt werden. In den unzähligen voyeuristischen Formaten im Fernsehen wird es vorgemacht: Der Grat zwischen Sieg und Verlieren, zwischen Bewundert- und Ausgelachtwerden ist sehr schmal.

Um nicht falsch verstanden zu werden: Die Kinder werden dadurch nicht automatisch oberflächlicher und beziehungsgestörter – wie beeinflussbar sie sind, bleibt das Resultat der emotionalen Welt in den Familien, in denen die Kinder lernen, wie Beziehungen funktionieren. Und: Kinder brauchen in ihrer Entwicklung einen gesunden Narzissmus.

Narzissmus

Narziss ist in der griechischen Mythologie der schöne Sohn des Flussgottes Kephissos und der Leiriope, der sich in sein eigenes Spiegelbild verliebte und fortan auf der Suche nach diesem schönen Jüngling war, um schließlich daran zu sterben. Er starb, weil er sich selbst als zweite Person nicht finden konnte. Mit Narzissmus beschreiben wir die Eigenliebe. Sie ist bis zu einem gewissen Maß notwendig, weil man ohne Eigenliebe kein Selbstwertgefühl hat und immer darauf angewiesen ist, dass jemand von außen den Wert benennt, bestätigt. Menschen mit übersteigertem Narzissmus dagegen sehen nur sich, halten sich für wertvoller, besser, wichtiger als die Menschen um sie herum und sind in der Gefahr, liebesunfähig zu vereinsamen. Das Vorbild aus der Mythologie ist ein Beispiel für pathologischen, krankhaften Narzissmus. Es gibt auch gesunden Narzissmus, der notwendig ist, um mit einem ausreichend guten Selbstwertgefühl, einer guten Eigenliebe in die Welt hinauszugehen und Anforderungen zu bestehen. Die Freude eines Kindes, das sich stolz im Spiegel betrachtet, gibt ihm die Möglichkeit des Denkens, auch von anderen gemocht zu werden. Und das ist lebenswichtig.

In der Welt von schön, reich und erfolgreich – immer nah am Abgrund eines Absturzes – braucht man eine gehörige Portion Selbstbewusstsein und gesunden Narzissmus, um seinen Weg durch den Dschungel zu finden. Ein Dschungel, der aus Verführungen, unüberschaubaren Informationen und unklaren Wegen besteht. Wir haben die Welt für unsere Kinder nicht leichter gemacht. Unser Zeitgeist ist geprägt von narzisstischen Werten. Es geht nicht darum, schön oder liebenswert für jemanden zu sein, sondern es geht um das Bild im Spiegel. Bin ich schön genug, klug genug, erfolgreich? Nicht: Wer ist mir wichtig oder wer interessiert sich für mich, sondern: Genüge ich dem Bild, das mir von außen auf den Spiegel projiziert wird? Dadurch entsteht ein ständiges Gefühl des Nichtgenügens, Nichtgelingens, und eine anstrengende Jagd nach dem Idealbild des eigenen Selbst beginnt. Diese Jagd ist gekennzeichnet von Unerreichbarkeit. Sie ist anstrengend und frustrierend, und am Ende kommen alle mit leeren Taschen nach Hause.

Je mehr sich von den Werten in das Äußerliche verlegt, desto klarer ist, dass perfekte Spiegelbilder nicht oder nur mit größter Anstrengung gelingen. Darüber hinaus hat sich spätestens am nächsten Tag das Outfit überholt, ist uncool und verbraucht. So machen wir unsere Kids tatsächlich zu einem Abbild von Narziss, dem am Ende als Ausweg der Tod bleibt: Unsere Kids führt die Jagd nach dem perfekten Aussehen, das sich doch bitte auf das innere Gefühl von Selbstwert und Selbstzufriedenheit übertragen möge, bis zur Anstrengung und Erschöpfung, manchmal bis zur Depression.

Ein gutes Selbstbewusstsein aber stellt sich auch im Optimalfall nur bedingt ein. Natürlich gibt es einen Zusammenhang zwischen der Zufriedenheit mit dem eigenen Bild im Spiegel und dem Selbstwertgefühl, und jeder kennt das Erlebnis, dass man zufriedener in den Tag geht, wenn der morgendliche Blick in den Spiegel ein Lächeln hervorgerufen hat. Wenn aber das Ziel, mit dem Kids sich im Spiegel messen, unerreichbar geworden ist, entsteht eine Abwärtsspirale, die jeden Blick in den Spiegel zu einer Bestätigung des Defizits werden lässt und das Jagdfieber erhöht, das Tempo beschleunigt. Gleichzeitig nimmt die Gewissheit zu, dass man es nie schaffen wird. Diese Frustration ist niederschmetternd und anstrengend.

Hilflosigkeit

Als Profi bin ich manchmal überrascht, wie schnell Eltern sich in unserer Welt der Informationen überfordert fühlen. Ich vergesse dabei, dass es nach den vielen Jahren und den vielen tausend Kindern kein Wunder ist, wenn ich weniger ratlos bin als die Eltern. Und dennoch: Das Gefühl der Überforderung breitet sich aus, Eltern wollen alles richtig machen, nur das Beste für ihr Kind und werden in diesem Karussell aus Multitasking, ökonomischem Druck und Informationsflut gekoppelt mit höchster Anstrengung und Perfektionismus ratlos. Und Ratlosigkeit ist anstrengend, ohne dass man genau zuordnen könnte, woher die Anstrengung kommt.

Die positive Seite daran ist, dass diese Familien schneller bei mir sind, aber die fragwürdige Seite: Familien trauen sich heute weniger zu. Traditionen, die Sicherheit geben (auch wenn sie nicht immer richtig oder hilfreich sein müssen), gibt es nicht mehr. Die familiären Strukturen sind auf die Kleinfamilie reduziert, und in dem Bestreben, alles komplett richtig machen zu müssen, zu wollen, vergrößert sich die Ratlosigkeit und erzeugt indirekt Hilflosigkeit. Das zusammengenommen kann viel anstrengender sein, als wenn man weiß, wohin der Weg einen führen soll.

Weitet man den Blick von den Familien auf die Gesellschaft, so drängt sich der Eindruck auf, dass Hilflosigkeit ein allgemeines Gefühl ist. Angesichts der drängenden Probleme in Politik und Wirtschaft sowohl regional als auch global wird man den Eindruck nicht los, dass nicht wirklich mit nachhaltigen Strategien reagiert wird. Die Komplexität der Themen bringt es wahrscheinlich mit sich, dass eindeutige und differenzierte Antworten rar bleiben müssen. Es gilt nur noch das Wort von Fachleuten, die sich natürlich auch widersprechen, wodurch keine Eindeutigkeit entstehen kann. Damit breitet sich das Gefühl der Hilflosigkeit zwangsläufig weiter aus und wird zu einem bestimmenden Lebensgefühl. Dem Gefühl des Ausgeliefertseins ist der Weg bereitet, und ein weiteres Puzzlestück ist identifiziert als eine mögliche Ursache von Burnout.

Josie (19)

Josie, 19, kommt gemeinsam mit ihrem Vater in die Sprechstunde. Der Vater ist sehr besorgt: Josie hat vor einem Jahr ihr Abitur bestanden, nicht besonders gut, sondern »nur« mit einem Notenschnitt von 2,2. Die letzten zwei Jahre vor dem Abitur sind sehr anstrengend für alle gewesen, Josie hat immer wieder gedacht, sie schafft es nicht, und sich sehr viel Mühe gegeben. Als alle überzeugt waren, der weitere Weg werde sich finden, nun, da sie wenigstens das Abitur in der Tasche hat, stellt sich heraus, dass Josie – und mit ihr die Familie – keine Ahnung hat, wie es weitergehen soll. Alle Bemühungen fruchten nichts – und das nun schon seit einem Jahr: Berufsberatungen, alle Praktika in unterschiedlichen Bereichen, das Gap Year in den USA, Josie kann nicht herausfinden, was sie machen möchte, versinkt mehr und mehr in depressiver Verstimmung und fühlt sich abgehängt. Dieses zentrale Gefühl absoluter Hilflosigkeit teilt sie mit ihrem Vater, der hoffnungslos gestimmt vor mir neben seiner Tochter sitzt.

Josie meint, sie habe sich mit ihrem »schlechten« Abitur alle Wege verbaut. Am liebsten hätte sie Medizin studiert, doch ein Studium in Ungarn oder anderswo jenseits der Numerus-clausus-Grenze kann die Familie sich nicht leisten. Inzwischen glaubt Josie auch nicht mehr, dass Medizin das Richtige für sie wäre. Herr J hat große Angst um die Zukunft seiner Tochter – die Mutter ist gar nicht erst mitgekommen, weil sie sich mit dieser jüngsten Tochter nur noch streitet. Josie droht das Bild der heilen Familie zu zerstören, in der ein älterer Sohn und eine ältere Tochter »erfolgreich« studieren. Fast kommt es dem Vater so vor, als wenn Josie irgendwie behindert wäre, »lebensbehindert«. Josie selbst bestätigt dies in ihren massiven Selbstzweifeln. Sie hat große Schuldgefühle, der Familie »ohne Sinn und Verstand« auf der Tasche zu liegen, und zermartert sich das Gehirn. Je mehr sie nachdenkt, sich um sich selbst dreht, desto weniger finden Ideen den Weg in ihr Bewusstsein.

Josie hat zwei Probleme: Zum einen ist da ihre nicht zu übersehende Erschöpfungsdepression, und zum anderen quält sie eine Hilf- und Ratlosigkeit, die dann schnell entsteht, wenn die Leistungsanforderungen eines Einser-Abiturs nicht erfüllt worden sind und die Abiturientin nicht schon vorher weiß, was sie sonst noch interessiert. Diese Haltung, die nicht selten in eine psychische Erkrankung mündet, begegnet mir leider viel zu häufig. Interessenbildung oder gar Talentförderung sind kein Unterrichtsfach im deutschsprachigen Raum.

Wer nicht weiß, was er will, oder wer kein herausragendes Abitur ablegt, der hat verloren. Oder: der gibt sich häufig auf. Eine ganze Industrie macht inzwischen weltweit Angebote für die Gap Years (wobei die wörtliche Übersetzung eines »Lückenjahres« zutreffender wäre als die gebräuchlichere »Auszeit«), und moderne Universitäten bieten Schnupperstudiengänge an, weil Abiturienten ins Leere laufen. Und niemand hinterfragt laut, ob die Zahl vor oder nach dem Komma wirklich geeignet ist, Studenten zu sieben ...

Ich warte noch auf den Tag, an dem alle Abiturienten protestierend vor den Hochschulen stehen, weil sie sich diesem Zwang nicht unterordnen wollen. In asiatischen Ländern kennt man eine viel akutere Form der Depression, die nach nicht bestandener Zugangsprüfung zum Studium gleich im Selbstmord endet, aber das kann und sollte nicht Vorbild für uns werden. Im Gegenteil, ich kenne Stimmen, die genau dieses System der zusätzlichen Uni-Aufnahmeprüfung auch für unseren Raum einfordern. Wäre es nicht besser, Alternativen zu diskutieren, als wieder einmal blind anzunehmen, dass ein anderes Land, eine andere Gesellschaft den besseren Weg gefunden hat? Zumindest ist es der schnellere Weg hin in das Wirtschaftssystem, der schnellere Weg ins Arbeitsleben, wenn Abitur, Studium und erster befristeter Arbeitsvertrag schön ineinander übergehen.

Doch die Realität sieht anders aus, in ihr gibt es Menschen und ihre Veranlagungen, die mitgegebene Intelligenz, aber auch so etwas wie Durchhaltevermögen oder Frustrationstoleranz. Und wer hat heute die Zeit, in Ruhe und im eigenen Tempo herauszufinden und zu bestimmen, wie der eigene Weg aussehen soll? Wir hatten doch gerade die Schulzeit auf zwölf Jahre verkürzt, um uns an internationale Standards anzupassen und dafür Sorge zu tragen, dass unsere Kids rechtzeitig in ein erfolgreiches Berufsleben starten können ... War das der richtige Weg?

Josies Depression ist zum Glück gut zu behandeln, ihre Perspektivlosigkeit muss anders angegangen werden. Ich hoffe, dass sie im Rahmen einer Psychotherapie lernen kann, durch die Autonomieförderung auch mehr Mut zu eigenen Themen und Interessen zu entwickeln, allerdings vergeht dabei Zeit. Es gibt Kinder, die mit der verkürzten Schulzeit gut zurechtkommen – und das ist die Mehrheit –, aber es gibt auch andere Kinder, die mehr Zeit brauchen, wobei dieses Mehr an Zeit sicher nicht am Ende der Schulzeit stehen muss. Unser Schulsystem ist jedenfalls auf keinen Fall so flexibel, dass es auf die unterschiedlichen Anforderungen der Kinder reagiert. Starre Systeme aber erzeugen diese Art von Frust, der in ein Burnout münden kann.

Der Übergang in die Erwachsenenwelt

Hilflosigkeit bei der Lebensplanung, das ist nur einer von vielen Aspekten dieser um sich greifenden Hilflosigkeit der Menschen. In meinen Sprechstunden mehren sich die Anfragen von jungen Menschen, die offiziell schon erwachsen sind, sich aber von den Anforderungen des Übergangs in die Erwachsenenwelt überfordert fühlen. Eine Adoleszentenstation, die wir gemeinsam mit der Erwachsenenpsychiatrie für die Altersgruppe 17 bis 25 Jahre eingerichtet haben, sollte ursprünglich den aus unserer Sicht unbefriedigenden Übergang von der Kinder- und Jugendpsychiatrie in die Erwachsenenpsychiatrie sichern. Zu unserer eigenen Überraschung ist ein Großteil der Patienten zwischen 18 und 21 Jahre alt und kommt zum ersten Mal in eine psychiatrische Klinik. Sie alle eint das Scheitern am Übergang von der Jugend in das Erwachsenenleben. Wir waren bei der Gründung der Station davon ausgegangen, dass wir viele unserer ehemaligen Patienten wiedertreffen würden, um im Sinn bester Transitionsmedizin dafür Sorge zu tragen, dass sie gut versorgt später in die Erwachsenenpsychiatrie wechseln können. Es sind aber nicht diese Patienten – die wir vielleicht doch ausreichend behandelt haben –, sondern vielmehr eine neue Gruppe von Patienten, die sich einfindet.

Diese Jugendlichen scheitern an der Schwelle zum Erwachsenenleben. Für viele von ihnen ist es sehr schwer, realistische Perspektiven zu entwickeln, weil speziell für diese Altersgruppe kaum pädagogisch-therapeutische Angebote existieren. So bleiben alle – auch die professionellen Helfer – wiederum hilflos zurück, gemeinsam mit ihren Patienten. Denn Alternativen aufzeigen, das können wir leisten, aber Alternativen schaffen, das wäre wirklich die Aufgabe unserer Gesellschaft.

Die Hilflosigkeit beim Übergang in die Erwachsenenwelt ist nur eine Ursache für die Zunahme an Patienten dieser Station. Es lohnt der Blick auf die andere Seite unserer Welt der Macher und des Erfolgs, dorthin, wo die Hilflosigkeit wächst und wo umso mehr versteckt werden muss, je mehr die jungen Menschen das Gefühl haben, um sie herum lebten wesentlich die Macher. Und nur diese hätten Erfolg und ein Recht auf Glück im Leben.

Es ist manchmal selbst für mich nicht einfach, Fachkollegen aus der somatischen, also der den Körper betreffenden Medizin, klarzumachen, warum sich seelische Veränderungen nicht durch eine Intervention analog zu einer Medikation oder einer Operation schnell korrigieren lassen. Seelische Veränderungen brauchen Zeit und einen emotionalen Raum der Begegnung. Das geht nur wahrhaftig, authentisch und vertrauensvoll. Erst wenn es diesen Raum gibt, entstehen Prozesse, die etwas ermöglichen. Am Anfang steht der Befund, die Anerkenntnis der Hilflosigkeit. Und erst wenn wir ihre Ursachen analysieren, kann sie überwunden oder zumindest relativiert werden. Das ist aber für viele Menschen, die es gewohnt sind, nie hilflos zu sein, nie hilflos sein zu dürfen!, eine hohe Anforderung, die nicht jeder einlöst. So konnte sich auch Herr J erst in längeren Gesprächen mühsam darauf einstellen, dass er durch Druck die Hilflosigkeit seiner Tochter weiter vergrößert. Und dass ihre Erschöpfung, dass überhaupt das Krankheitsbild der Depression nur entstanden ist, weil sie verzweifelt bemüht ist, den Anforderungen zu genügen, die sie doch am Ende immer wieder überfordern. Scheitern an einem Abi-Schnitt von 2,2 – sieht so unsere gesellschaftliche Wunschrealität aus?

Anstrengung

Anstrengend ist es erst einmal für die Eltern, den Nachwuchs zu begleiten. Ihre Gefühle allerdings können sie vor den Kindern weder verbergen noch geheim halten. Und gelungene Elternschaft fällt nun einmal nicht vom Himmel, sondern will in der Regel erarbeitet werden. Das afrikanische Sprichwort »Man braucht ein Dorf, um ein Kind groß werden zu lassen« hat sich inzwischen weltweit verbreitet. Denn es betont, dass auch in sogenannten bildungsfernen Regionen der Welt, in denen der schulische Erfolg angesichts des täglichen Kampfs ums Überleben in den Hintergrund rückt, Eltern notwendigerweise von anderen Erwachsenen unterstützt und entlastet werden müssen. Oft denke ich, dass wir das Prinzip der Patenschaft außerhalb kirchlicher Zusammenhänge vorschnell aufgegeben haben.

Die Anstrengung der Eltern ist bei allen positiven Effekten der erhöhten Aufmerksamkeit den Kindern gegenüber eine wichtige Ursache im Kontext von Burnout. Kinder heute erleben, dass man sich sehr um sie kümmert, aber sie erfahren auch, dass dies anstrengend ist. Wie wirkt sich das aus, wenn der Umgang eines anderen geliebten Menschen mit mir für ihn anstrengend ist, für ihn vielleicht zur Pflicht wird? Bin ich zu anstrengend? Was kann ich tun, um weniger anstrengend zu sein? Und schon strenge ich mich an, nicht anstrengend zu sein. Auch das kann anstrengend sein, allerdings für die Kinder, denn diese möchten ihren Eltern keine Sorgen bereiten.

Kinder möchten ihren Eltern Freude machen, sie wünschen sich, dass man stolz auf sie ist und das Leben für die Eltern durch sie leichter und fröhlicher wird. Das gehört aber nicht zum Lebensgefühl der meisten Familien. Selbst wenn sie über sich sagen, dass sie zufrieden und glücklich sind. Unsere Gesellschaft hat nicht umsonst Worte wie Betreuungszeit, Qualitätszeit gefunden oder den Streit um die Krippenbetreuung auf die Tagesordnung gehoben: Eltern müssen sich rechtfertigen für jeden Lebensentwurf, und so lernen schon die Jüngsten, dass sie mit zur Belastung gehören, mit der ihre Eltern fertigwerden müssen.

Der Wunsch nach natürlichen Kindern

Natürlich? Was ist das? Je länger ich mich mit diesem Begriff im Kontext seelischer Entwicklung und Aufwachsen von Kindern beschäftige, desto weniger weiß ich, was das ist. Als wenn in jedem Menschen ein Kern schlummert, der durch möglichst wenig Beeinflussung zum Vorschein kommen kann, was tatsächlich nicht stimmt. Eines der wichtigsten Lebensprinzipien von uns Menschen ist die Beziehung. Säuglinge sterben oder verwahrlosen massiv, wenn sie keine ausreichend sichere, liebevolle Beziehung erleben. Jede Beziehung aber ist zwangsläufig eine Beeinflussung. Wie in jeder gelingenden Liebesbeziehung passt man sich einander an, und so kommt es auch zwischen Mutter und Kind idealerweise zu einer interaktionalen Synchronisation, d. h. zu einer in der Interaktion, der Beziehung abgestimmten, gelebten Übersetzung und Angleichung des Austauschs. Bei nicht gelingenden Abstimmungsprozessen zwischen Mutter und Kind müssen wir in unserer Abteilung für Säuglingspsychiatrie oft helfen, die Synchronisation zwischen den beiden herzustellen. Die

Diagnosen lauten dann: Regulationsstörungen, Schreibabys oder Fütter- und Gedeihstörungen.

Unsere Umwelt verändert sich beständig, und ein Kind, das sich an seine Eltern und die weitere Umwelt nicht anpasst, wird auffällig und behandlungsbedürftig. Der Wunsch, man könne mit einer natürlichen Umwelt – ist der Wald wirklich natürlicher als die Stadt? – die Natürlichkeit von Kindern fördern, ist allzu verständlich und doch gleichzeitig romantisch und nach meiner Erfahrung oft getragen von einem Bestreben, am eigenen Kind etwas erlebbar zu machen, was man selbst nicht erlebt hat oder auch vermeintlich durch die Wahl eines Waldkindergartens nachzuholen glaubt. Einem Kind in seiner eigenen Persönlichkeit gerecht zu werden, es zu fördern, ohne es zu verbiegen, es zu lieben, wenn es plötzlich ausbricht, ist eine sehr schwere Aufgabe. Deshalb ist es auch so wichtig, ja lebenswichtig, dass es Profis aus der Pädagogik, der Psychologie und der Medizin gibt, die Eltern helfen, diese sehr schwere Aufgabe im besten Sinn umzusetzen. Und das Beste wird jeden Tag etwas anderes sein!

Die Enttäuschung und Anstrengung wird besonders groß, wenn das eigene Kind trotz allem Besten, das man gegeben hat, ein Burnout entwickelt. Burnout ist dann am Ende der Beweis für unsere »unnatürlichen« Lebensbedingungen.

Die Verunsicherung der Eltern

Die Verunsicherung der Eltern angesichts der vielfältigen Möglichkeiten und konkurrierenden Ratgeber ist verständlich. »Natürliche« Kinder gibt es ebenso wenig wie »natürliche« Lebensbedingungen. Alles, was wir tun, ist eine Kulturleistung, eine Vorgabe an Denken und Verhalten. Die Beziehungsabhängigkeit ist ein Kennzeichen von Menschsein. Wolfskinder sind nicht lebensfähig. Kinder, die heute von Technik ferngehalten werden und »im Wald aufwachsen«, sind nicht gewappnet für diese Welt, die ohne digitale Ausrüstung nicht mehr zu bewältigen ist.

Wie viele gegensätzliche Ansichten dringen jeden Tag auf uns ein! Die Ansicht, dies sei früher besser gewesen, als man noch nicht so viel darüber nachgedacht hat und jede Mutter und jeder Vater einfach dem jeweiligen Bauchgefühl, der Intuition nachgegangen ist, ist ein romantischer Irrglaube, der frühere Zeiten rosiger einschätzt und dabei übersieht, wie viel schlechter es um die Kinder in allen Punkten des Lebens damals bestellt war. Vielleicht ist einzig das Bedauern darüber nachvollziehbar, dass Kinder heute weniger draußen spielen, weniger an der »frischen Luft« sind, obwohl natürlich die Luft in den Häusern nicht automatisch schlechter ist. Es gibt keine Hinweise darauf, dass Burnout in ländlichen Regionen seltener ist als in der Stadt.

Der Wunsch, das Kinderleben möge möglichst natürlich ablaufen, ist sehr verständlich. Man kommt als Eltern allerdings nicht darum herum, dass man auf der Grundlage der eigenen Beziehung zum Kind Vorgaben machen muss. Was nicht heißt, dass man die Persönlichkeit eines Kindes übersieht oder verbiegt. Eine angemessene Balance herzustellen zwischen der Förderung und den Anforderungen von außen – den elterlichen Vorstellungen und Wünschen – und den Fähigkeiten und Interessen des Kindes ist ein lang andauernder Prozess, der mit dem 18. Lebensjahr nicht beendet ist!

Ursachen heute: das Lebensumfeld

Die Lebenswelt unserer Kinder hat sich gewandelt. Wie immer erst die gute Nachricht, das habe ich mir so angewöhnt, denn auch bei der Untersuchung meiner kleinen Patienten achte ich darauf, dass ich erst die positiven Botschaften einsammele, denn dann sehe ich ihr Krankheitsbild sehr viel klarer. Das bietet sich auch beim Blick auf unseren Alltag an. Die Lebensumstände der Kinder sind unleugbar gesünder geworden. Viele Kinderkrankheiten gibt es dank der Impfungen nicht mehr. Die durchschnittliche Verweildauer in Kinderkliniken liegt bei nur drei Tagen. Sehr viele Krankheiten können ambulant behandelt werden – und wir haben die nötigen medizinischen Einrichtungen dafür, eine flächendeckende Versorgung mit Kinder- und Jugendärzten. Selbst Psychologen und Kinderpsychiater gibt es mehr als noch vor einigen Jahren. Die Lebenserwartung chronisch kranker Kinder ist beständig gestiegen. Diese Liste ließe sich um ein Vielfaches erweitern.

Und in dem Moment, in dem ich dachte, dass unsere gemeinsame Fürsorge für unsere Kinder kontinuierlich immer besser wird und ich einer beruhigten zweiten Lebensarbeitshälfte entgegengehen würde, stoße ich auf erschöpfte Kinder und Jugendliche. Im ersten Moment hätte ich gerne darüber hinweggesehen. Am Ende verträgt sich das aber nicht mit meiner Berufseinstellung. Bei den ersten Fällen bin ich innerlich ständig hin- und hergependelt zwischen: »Du übertreibst«, und: »Du musst etwas tun!« Doch irgendwann konnte ich die Erkenntnis nicht mehr verdrängen, dass es sie tatsächlich in zunehmender Zahl gibt, die Burnout-Kids.

Aber ich war gerade bei der mir wertvollen Liste der positiven Dinge: Unsere Lebenswelt ist allgemein reicher und sicherer geworden, auch wenn die soziale Schere immer weiter auseinanderklafft. Die Kinder erhalten im Durchschnitt eine bessere Bildung, nicht umsonst gehen immer mehr mit einem Abitur von der Schule ab. Wir Erwachsenen nehmen sie adäquater wahr, sogar ihre Probleme.

Die Kinder werden besser gefördert. Aber werden sie auch umsorgt? Hören wir auf sie, wenn sie uns von Schwierigkeiten berichten? Oder freuen wir uns nur an ihren Ausdrucksmöglichkeiten? Loben wir uns nicht zu viel dafür, dass wir ihnen zuhören? Tun wir auch wirklich etwas? Lösen wir ihre Probleme? Werden die Kinder wirklich umsorgt? Ich wiederhole diese Frage hier, weil sie für mich entscheidend ist: Werden die Kinder und Jugendlichen von unserer Gesellschaft, von uns allen wirklich umsorgt?

Eine zersplitterte Welt

Noch nie hat es auf der Welt so viele kriegerische Auseinandersetzungen gegeben wie heute. Das Ausmaß an Hass und unvereinbaren – meistens religiös motivierten – Interessengegensätzen ist erschreckend. Und ob man sich dafür interessiert oder nicht, wir entgehen den Nachrichten nicht – auch die Kinder werden damit konfrontiert und mit der Ratlosigkeit der Eltern. Zum ersten Mal seit dem Ende des Zweiten Weltkrieges rückt für Europa die Sorge um die Verstrickung in kriegerische Auseinandersetzungen außerhalb von sogenannten friedenssichernden Maßnahmen näher, wirklich räumlich an unsere Grenzen, also in den Fokus unserer Aufmerksamkeit. Die Kinder und Jugendlichen nehmen unser Erschrecken wahr – und unsere Hilflosigkeit. Daneben steht unsere behütete Welt, die viel Positives für die Entwicklung unserer Kinder birgt, wie ich es gerade beschrieben habe. Aber auch diese andere, globale Welt, die in sich disparater geworden ist, zersplitterter.

Das ist der Zwiespalt, den ich bei meiner Arbeit mit den

jungen Patienten wahrnehme: Einerseits sehe ich mehr Förderung und Aufmerksamkeit, andererseits aber ungenügenden Respekt, mangelnde Fürsorge seitens der Gesellschaft und eine Art der Überforderung, die manchen Kindern und Jugendlichen unmenschliche Anstrengungen abverlangt.

Wen wundert es: Diese verschiedenen Puzzleteile des Lebens zusammenzubringen ist keine leichte Aufgabe. Immer öfter scheitern ja Erwachsene daran. Das ist unbestritten, die Schlagzeilen der Medien berichten über Stress, Burnout, Erschöpfungsdepression. Eigentlich sollte es nicht verwundern, wenn etwas davon überschwappt auf unsere Kinder. Denn wer von uns »Großen« kann das zusammenbringen, den Blick nach draußen auf die friedliche Welt mit dem eigenen Mikrokosmos an liebevollen und wichtigen Beziehungen – und den Blick weiter hinaus auf die hasserfüllte Bedrohung im Makrokosmos der großen weiten Welt. Schmerzlich muss man als Eltern zusehen, was passiert, wenn die eigenen Kinder mit etwa acht Jahren das erste Mal zur Zeitung greifen und sich verwundert, irritiert und erschrocken mit Fragen an uns wenden, die wir nicht beantworten können.

Das ist eine der größten seelischen Herausforderungen in heutiger Zeit: Wir müssen die Zersplitterung der Welt so in uns verbinden, dass wir damit einigermaßen unbedroht leben können. Aber manche Fragmente lassen sich eben nicht in Einklang bringen. Der Frieden in unserer eigenen Welt und das Erleben, dass Respekt tatsächlich Respekt erzeugt, dazu die Erkenntnis, dass Gewalt niemals eine gute Lösung für Konflikte ist, dies alles passt nicht zusammen mit den Berichten aus anderen Ländern, in denen Menschen wegen ihres anderen Glaubens oder ihrer Andersartigkeit brutal ermordet werden. Oder zu der Entwicklung, dass ganze Landstriche kriegerisch besetzt werden. Wir Erwachsenen haben dafür eigene Strategien entwickelt, ertragen diese Zerrissenheit dadurch, dass wir sie abspalten. Es ist tatsächlich eine kraftraubende seelische Arbeit, die wir dabei leisten, damit wir nicht mit Gegenhass und einer reaktiven Abwertung der anderen antworten und die Glaubenskämpfe somit in das eigene Land holen. Das verlangt auch uns eine erhebliche Anstrengung ab.

Kindliches Aufwachsen ist daher insgesamt *nicht* leichter geworden, obwohl wir große Fortschritte gemacht haben und Erkenntnisse darüber gewonnen haben, was Kinder für ein gutes seelisches Aufwachsen brauchen.

Die Lebenswelt unserer Kinder gliedert sich zunehmend auf, wird schwerer fassbar: Einerseits erhalten die Kids die bestmögliche Förderung, andererseits nehmen sie Krieg und Hass in der Welt wahr. Wir haben es in den letzten dreißig Jahren nicht geschafft, die Rate an psychischen Erkrankungen zu verringern, die durch Umweltbedingungen verursacht werden – wie beispielsweise die Störung des Sozialverhaltens. Immerhin werden die meisten Kinder auch mit psychischen Störungen in ihren Familien sicher groß. Und dennoch erzeugen wir mit dem Burnout bei Kindern und Jugendlichen in den letzten Jahren eine Erkrankung, die es vorher in dieser Altersgruppe nicht gegeben hat. Schauen wir uns die Kette der Ursachen von Beginn an. Betrachten wir zunächst die Krippenbetreuung, um den Weg unserer Kinder durch die pädagogischen Instanzen hindurch zu verfolgen.

Die Krippe

Kleinkinder (bis zum dritten Lebensjahr) würden nie freiwillig in eine Kita gehen! Dieser Satz muss in der heutigen Diskussion wie eine Provokation wirken. Wie viele Kinder berichten jeden Tag, wie schön es wieder im Kindergarten oder der Krippe war. Natürlich gibt es Kleinkinder, die sich wohl fühlen in ihrer Krippe, aber Kinder sind intuitiv darauf ausgerichtet, ihren Eltern keine Sorgen bereiten zu wollen und das gut zu finden, was ihre Eltern gut finden. Das ganze System

Krippe/Kindergarten existiert, weil es notwendige und hilfreiche Einrichtungen sind, in die wir unsere Kinder jeden Tag bringen.

Auf mindestens zwei Ebenen ist dieses System allerdings kritisch zu hinterfragen. Die eine Ebene bezieht sich auf die personelle und räumliche Ausstattung. Eigentlich müsste es uns ein Herzensanliegen sein, alle Kitas in Deutschland mit den am besten ausgebildeten Pädagogen für Frühförderung und mit einem Personalschlüssel auszustatten, der den kleinen und bedürftigen Seelen wirklich gerecht wird. Es gibt dazu beispielsweise von der Liga für das Kind und vielen anderen Organisationen Vorschläge, die in der Regel nicht umgesetzt werden. Warum ist diese Unterversorgung der Kleinsten in Deutschland kein Skandal?

Die zweite Ebene bezieht sich auf den Anspruch, dass eine Frau nur dadurch wirklich Anerkennung erwarten kann, wenn sie Beruf und Familie miteinander verbindet. Eine schwierige Diskussion. Und gerade als Mann gerät man blitzschnell in den Verdacht, aufgrund von Macho-Impulsen zu handeln und sich die Mütter an den Herd zurückzuwünschen.

Als Kinder- und Jugendpsychiater ist mein Blick auftragsgemäß immer auf die Kinder und deren Entwicklung gerichtet. Den meisten Kindern ab dem ersten Lebensjahr wird man mit einer halbtägigen Krippenversorgung nicht schaden, Kinder aus manchen sozialen Situationen und Schichten eher fördern. Vorher geht es allerdings nicht ohne erhebliche psychische Anstrengung ab, und das Risiko, daraus beschädigt hervorzugehen, ist viel zu groß, als dass man nicht ein Jahr abwarten könnte, bis man über eine Fremdbetreuung nachdenkt. Nach dem ersten Jahr bis zum dritten Lebensjahr gilt, dass wir Kleinkindern die Fremdbetreuung zumuten können, dass es in der Regel aber nichts Besseres gibt, als eine Versorgung zu Hause, die schrittweise durch Spiel-, Musik- und/oder Bewegungsgruppen ergänzt wird.

Um nicht missverstanden zu werden: Kinder bekommt man immer zu zweit! Und so ist auch die Versorgung der Kinder ein Auftrag an Mutter *und* Vater. Zumindest ab dem Zeitpunkt, ab dem nicht mehr gestillt wird, können Väter fraglos die Versorgung der Kinder übernehmen. Ja, das Elterngeld bildet hierfür eine gute Grundlage, aber liegen uns Familien gesamtgesellschaftlich wirklich am Herzen? Bis heute gibt es keine wirklich gelungenen Modelle des Jobsharings oder andere flexible Modelle geteilter Karrieren – und wenn sie lebbar erscheinen, werden sie doch viel zu selten umgesetzt.

So ist die Kleinfamilie nicht nur aufgrund der familiär-sozialen Strukturen auf sich gestellt, sondern auch in Bezug auf die Kinderversorgung. Nach wie vor ist der Klassiker, dass der Vater spät von der Arbeit kommt, erschöpft ist und auf eine erschöpfte Mutter trifft, deren Hoffnungen auf Entlastung durch den Vater sich sofort zerschlagen. Die Enttäuschung verstärkt das Gefühl der Anstrengung, was wiederum keine gute Basis für eine ausgeglichene eheliche Beziehung ist. Das zentrale Credo aller Beteiligten lautet: Anstrengung vermindern, sich nicht so anstellen, sich besser organisieren – und der Teufelskreis des Prinzips Leistung ist hergestellt. Kinder wachsen mit angestrengten Eltern auf, sehen, dass diese sich für alles ständig rechtfertigen müssen, bis die Kids irgendwann angestrengt und erschöpft sind.

Doch gehen wir zunächst weiter in die Familien hinein, bevor wir die Schulkarrieren unserer Kinder weiter betrachten.

Mama-Logistik

Kaum sind die Kinder etwas älter und besuchen die (Vor-)Schule, wandeln die Mütter sich zu den »Mama-Taxis«, nachdem sie spätestens jetzt über einen Wiedereinstieg in ihren Beruf nachgedacht haben. Die logistische Herausforderung, den Nachwuchs zu den einzelnen Veranstaltungen kindlicher Frühförderung zu bringen und wieder abzuholen, ist enorm und verbraucht ganze Nachmittage, an denen eigene Bedürfnisse dadurch abgedeckt werden müssen, dass die Mütter sich vor der Sport- oder Balletthalle miteinander austauschen und darunter leiden, in ihren intellektuellen Anforderungen nicht gesehen zu werden.

»Meine Mama kann auch nicht mehr«, sagte Charlotte zu mir, nachdem sie beschrieben hatte, wie anstrengend es für ihre Mutter ist, sich um die kleine Schwester zu kümmern und gleichzeitig dafür zu sorgen, dass Charlotte ihre Angst bewältigt und zur Schule gehen kann. Beide sind in einen Strudel der Anstrengung geraten, der ihnen keine Luft mehr lässt für etwas mehr Gelassenheit oder kreative Lösungen. So saßen sie beide vor mir, Mutter und Tochter, und weinten. Ich habe nicht den Eindruck, dass sie überempfindlich sind – die gemeinsam zu leistende psychische Arbeit ist einfach zu viel.

Mama-Nachhilfe

Wie viele Kinder gibt es in Deutschland, die ohne die tägliche mütterliche Nachhilfe die Schule nicht mit ausreichenden Noten bestehen würden? Der Lehrauftrag der Schule wird nachmittags auf die Mütter abgewälzt. Es heißt in den Empfehlungen und Anweisungen der Schulen, dass Kinder, die ihre Hausaufgaben nicht bewältigen können, sich am nächsten Tag an den Lehrer wenden sollen, aber: Findet das statt? Erwarten das die Lehrer? Wird dann wiederholt? Wie viele PowerPoint-Präsentationen von Kindern entstehen eigentlich im mütterlichen Büro oder auch am PC des Vaters? Natürlich ist gegen elterliche Hilfe und Unterstützung nichts einzuwenden, aber ich habe manchmal den Eindruck, als würden viele Kinder ohne mütterlichen Beistand bei den Hausaufgaben deutlich schlechter dastehen. Oft reicht es bei weitem nicht aus, was die Lehrer am Vormittag erklären. Die Mütter bekommen allerdings über diese stille Nachhilfe in der Regel auch keine Rückmeldung. Im Gegenteil, wenn dann die Leistungen des Kindes nicht gut genug sind, fühlt sich nicht der Lehrer, sondern die Mutter schuldig – vom Kind ganz zu schweigen. Das Versagen der Schule an dieser Stelle wird in unserer Gesellschaft nicht ausreichend thematisiert – das bleibt vielfach Gesprächsstoff unter Müttern. Was für mich im Kontext des Burnout allerdings am entscheidendsten ist: Die Arbeit der Mütter, erbracht im Gesamtgefühl großer Anstrengung, bereitet dasselbe Gefühl bei ihren Kindern vor – ein weiterer Baustein, der zum Burnout führen kann.

Das Gewissen der Mütter

Mütter leben fast immer in dem Gefühl, ihren Kindern nicht wirklich gerecht zu werden. Sie versuchen, die unterschiedlichsten Interessen zu Hause – einschließlich ihrer eigenen – unter einen Hut zu bekommen, und nehmen wahr, dass ihnen das ungenügend gelingt. Es kommt eher selten vor, dass Mütter in der Sprechstunde ihren Kindern die Schuld an den Problemen geben. Meistens weist das auf eine psychische Auffälligkeit der Mutter hin, die dann in der Regel tatsächlich nicht genügend »containen« kann.

Containing

Unter Containing versteht man die Fähigkeit einer Mutter oder eines Vaters (oder eines Therapeuten), die kindlichen ungefilterten Gefühle in sich aufzunehmen, um sie dann gefiltert – und damit für die kindliche Seele verdaulich – wieder abzugeben. Wendet man sich dem schreienden Säugling zu mit den freundlichen Worten »Du hast aber Hunger« oder »Was bist Du müde«, und die Übersetzung stimmt, dann lernt das Kind, was die eigenen Gefühlszustände bedeuten, und erfährt, wie man mit ihnen umgeht. Wenn die Übersetzung der Bezugsperson allerdings ständig falsch ist, lernt das Kind falsche Gefühlszustände und geht später beispielsweise davon aus, dass jedes Unwohlsein Hunger bedeutet und entsprechend zu befriedigen ist. Mütter mit einer Borderlinestörung etwa sind aufgrund ihrer grundsätzlichen seelischen Verfasstheit nicht in der Lage, die Signale des Kindes angemessen zu deuten, und erzeugen damit unabsichtlich beim Kind dieselben Gefühlsverwirrungen, unter denen sie selbst leiden.

Mütter sind heute darauf ausgerichtet, die Schuld oder die Ursache für die Probleme ihres Kindes bei sich zu suchen. Insbesondere wenn Mütter sich auch um sich selbst kümmern, eigenen Interessen, z. B. ihrem Beruf nachgehen, ist diese Frage in dem Moment sofort auf dem Tisch – oder bleibt unausgesprochen im Raum –, wenn Schwierigkeiten entstehen. Dadurch geraten beide, Mutter und Kind, in einen teuflischen Kreislauf: Die Mütter wollen das Beste für ihr Kind, sie geben alles, damit es sich gut entwickeln kann. Wenn der erste Reflex einer Mutter auf Probleme beim Kind ist, die Ursachen dafür bei sich selbst zu suchen, erhöht das den Druck auf das Kind enorm. Kinder sind in einem guten Sinn sehr gehorsame, einfühlsame Wesen und wollen der Mutter auf keinen Fall Kummer und Sorgen bereiten. Im Gegenteil: Kinder versuchen alles, um ihre Mütter zu entlasten – allerdings geht das oft schief.

Das hat etwas damit zu tun, wie Mütterlichkeit oder das Engagement von Müttern in unsere Gesellschaft eingebunden ist. Das schlechte Gewissen der Mütter korrespondiert mit dem Wert, den wir gesamtgesellschaftlich Mütterlichkeit einräumen. Der Wert einer Mutter bemisst sich *nicht* daran, dass sie Mutter ist. Anerkennung bekommen eher die Mütter, die selbst in der Öffentlichkeit dazu stehen, dass sie voll berufstätig sind und dennoch – manchmal möglichst viele – Kinder zu Hause haben. Um nicht missverstanden zu werden, wiederhole ich mich: Frauen haben ebenso wie Männer ein Recht auf Selbstverwirklichung. Dieses Recht konkurriert allerdings in dem Moment, wenn Nachwuchs da ist, mit dem Recht der Kinder auf volle Fürsorge. Und natürlich gilt auch hier: Familien bestehen immer aus einem Eltern*paar*. Es ist erstaunlich, wie wenig Frauen im Allgemeinen von ihren Männern fordern und wie sehr sie darauf eingestellt sind, alles zu kompensieren. Die Männer aber bieten ihre Unterstützung nicht oder jedenfalls noch immer viel zu selten aktiv an.

Die digitale Familie

Familien unterliegen wie alle anderen Strukturen in einer Gesellschaft einem beständigen Wandel. Die digitale Familie verbraucht einerseits viel Zeit an den elektronischen Medien – jeder für seine individuellen Zwecke –, und andererseits ist sie in einem beständigen Austausch. Eltern wissen heute zu jeder Zeit, wo sich ihr Kind gerade aufhält, wann es am Abend zuletzt online war und manchmal sogar, mit welchen Freunden das Kind digital unterwegs ist. Man trifft sich auf Facebook, Snapchat, Instagram oder WhatsApp oder wie die vielen Vernetzungen im digitalen Modus auch heißen mögen. Am Ende wird die Intimität aufgegeben.

Kinder können heute nichts mehr unbemerkt oder unbeobachtet unternehmen. Die totale Kontrolle hat einen einzwängenden und einen fürsorglichen Aspekt. Eltern können beruhigt sein, weil sie sicher sind, dass ihr Kind erreichbar ist. »Warum bist du nicht an dein Handy gegangen?«, ist die Frage, denn alle wissen, ob und wann das Kind tatsächlich bewusst nicht reagiert. Schließlich wird man in vielen Fällen als Eltern sogar benachrichtigt, wann der andere die eigene Nachricht gesehen hat. Man kann sich kaum noch verstecken.

»Immer nervt meine Mutter mich auf dem Handy«, schildert Denise diesen Zustand. »Immer will sie wissen, was ich mache, wo ich bin, mit wem … Ich hab sie schon extra auf Facebook geblockt, aber das nützt nichts! Dabei könnte es viel friedlicher zwischen uns werden, wenn sie mich auch mal in Ruhe lassen würde!«

Wie oft ich es schon erlebt habe, dass die Kinder – vorzugsweise die Töchter – das Fremdgehen der Väter durch den Check seines Handys aufgedeckt haben!

Die zumindest teilweise Aufgabe der familiären Intimität wird ergänzt durch die Nachrichtenflut, die jeden Tag von allen gemeistert werden muss. Immer muss man davon ausgehen, dass die Kinder nolens volens mit Nachrichten und Informationen konfrontiert werden, die sie noch nicht verstehen, die sie überfordern oder ängstigen. Der schnelle, oft unbeabsichtigte Zugriff auf Pornoseiten im Internet auf der einen Seite und die seltene Thematisierung dieser Erlebnisse der Kinder zu Hause gibt zu denken, auch wenn die meisten Untersuchungen zeigen, dass die Kinder speziell mit dem Thema Pornographie viel gelassener umgehen, als Erwachsene sich das vorstellen können. Ich fordere hier keine moralische Entrüstung. Aber ich sehe mich mit der Frage konfrontiert, welchen Umgang wir, also unsere Gesellschaft, für die Mädchen und Jungen miteinander wünschen. Und pornographische Darstellungen sind nicht dazu geeignet, den Jungen einen respektvollen Umgang mit den Mädchen zu zeigen, und umgekehrt wird den jungen Mädchen vermittelt, dass allein Unterwerfung glückselig macht. Frauenärztinnen berichten zunehmend über irritierte Mädchen, die über die erwarteten oder durchgesetzten Sexualpraktiken der Jungen verletzt und verunsichert sind. Mädchen, die alles richtig machen möchten und die allen Erwartungen gerecht werden wollen, sind auch hier in der Gefahr, eigene Grenzen zu überschreiten, nicht umsichtig für sich zu sorgen. Die angepassten Burnout-Mädchen wollen es dann am Ende auch in dieser Hinsicht den Jungen recht machen.

Digitale Medien

Wie leicht wäre es, wenn wir lediglich eine Ursache ausmachen könnten, die unsere Kinder zu Burnout-Kids werden lässt. Viele von uns verdächtigen die digitalen Medien. Sie lassen unsere Kinder wie süchtig vor den Bildschirmen kleben, in ihnen finden neue Formen des Mobbings statt, und soziale Netze saugen die Verhaltens- und Meinungsdaten aus unseren Kindern heraus, um mit Data-Mining das Kaufverhalten präzise vorherzusagen und neue Produkte zu initiieren. Das ständige Starren auf die Bildschirme lässt unsere Kinder dumm und vereinsamt aussehen, und da liegt es nahe, sich das Ende der Smartphones zu wünschen.

Ein Kennzeichen unseres allgemeinen technischen Fortschritts ist, dass er sich niemals zurückentwickelt. Es gibt Prognosen, die Facebook in den nächsten Jahren einen Einbruch der Nutzerzahlen vorhersagen, und längst sind soziale Netze in der Entwicklung und verfügbar, bei deren Anwendung man Geld eigens bezahlen muss, um sich Datenschutz zu erkaufen. Doch ich kann nur feststellen, dass es weltweit keine sichtbare erwachsene Reaktion gibt, die digitale Medien nachhaltig verändern möchte. Die Nutzer sind wir alle, und deshalb notgedrungen – und angepasster – unsere Kinder.

Immerhin gibt es keine Hinweise darauf, dass sie dadurch vereinsamen, im Gegenteil. Es gibt tatsächlich keine Anzeichen dafür, dass sich die Beziehungsqualität der Kids untereinander verändert hat. Die Zahl und Qualität der Freundschaften macht sich nach wie vor am persönlichen Treffen und gemeinsamen Unternehmungen fest. Es gibt sie weiterhin, die beste Freundin, den besten Freund.

Was sich geändert hat, ist die Lust und die Selbstverständlichkeit, mit der die Kids von heute insbesondere Fotos von sich in das Netz stellen. Man wundert sich, was es alles wert ist, per Foto, per Selfie der Welt mitgeteilt zu werden. Ist das Ausdruck eines Selbstbewusstseins, das den fremden Blick, die fremde Beurteilung nicht scheut, oder ist es nicht vielmehr die Aufgabe von Intimität? Immerhin wachsen unsere Kinder mit dem beständigen Gefühl des Zeigens und Angeschautwerdens auf.

Das hohe Tempo im Netz und der massive Druck Gleichaltriger, nicht auszusteigen, erhöhen die Geschwindigkeit des Laufbands, auf dem sich unsere Kinder bewegen – bis sie nicht mehr können.

Die fürsorgliche Familie

Die Familie bleibt bei allen Veränderungen der sichere Ort für gelingende körperliche und psychische Entwicklung von Kindern. Familie, das bedeutet Geborgenheit und Sicherheit und eine Möglichkeit zur Orientierung bei gegenseitigem Vertrauen. Aufwachsen unter solchen Umständen bedeutet, dass aus diesen Familien gesunde Erwachsene hervorgehen, die ihrerseits wieder eine Familie mit Kindern gründen, die voraussichtlich gesund sein dürften.

Was aber ist, wenn diese Eckpunkte fehlen? Ohne die Sicherheit, sich wenigstens zu Hause jemandem anvertrauen zu können, sich bei jemandem fallen lassen zu können, ist psychische Entwicklung sehr viel anfälliger und weniger gut vorhersagbar. Einer der banalen und gleichzeitig wichtigen Sätze aus der Resilienzforschung besagt: Emotional sichere Beziehungsverhältnisse bringen emotional sichere Menschen hervor. Es gibt keine Alternative zur Familie – auch alle Experimente mit Kommunen und Kibbuzim haben das gezeigt –, und jede Gesellschaft tut gut daran, möglichst viel dafür zu tun, diese Strukturen zu unterstützen, zu erhalten und im Zweifelsfall wieder gesund zu machen.

In den allermeisten Fällen ist die Familie ein Ort der Fürsorge und Liebe – und gleichzeitig ist sie der Ort, an dem Burnout entsteht. Wir verleugnen gerne, wie anstrengend das Leben in der Familie ist und wie sehr der elterliche Verzicht alle Beteiligten Kraft kostet. Es wird in Familien nie anders gewesen sein – zumindest gibt es darauf keinerlei Hinweise –, nur war die Quelle der Anstrengung jeweils ein andere.

Die Tatsache, dass wir in sicheren materiellen Verhältnissen leben, suggeriert, es müsse heute für Eltern und für Kinder leichter sein. Was ich aber Tag für Tag feststelle, ist, dass sich die psychische Arbeit ändert, die alle innerhalb der Familie leisten müssen. Tritt diese Arbeit in den Hintergrund, weil die Familie um das nackte materielle Überleben kämpfen muss, ist jedem klar, dass etwas fehlt. Doch in unserer Gesellschaft bekommt das Seelenleben allgemein zu selten ausreichend Zeit und Raum. Zu wenige Freiräume.

Wir müssen akzeptieren und die Enttäuschung darüber aushalten, dass Elternsein und Kindsein insgesamt nicht leichter geworden ist. Machen wir uns nichts vor: Wir alle müssen lernen, Mensch zu sein. Und die Erfahrung zeigt: Nur wenn wir diese Arbeit am Menschen nicht verdrängen, sondern als menschliche Eigenschaft anerkennen, haben wir als Gesellschaft wie als Einzelne eine Chance, nicht mehr gegen ein diffuses Gefühl der Vereinzelung anarbeiten zu müssen. Dann können wir mit mehr Gelassenheit durch das veränderte Alltagsleben gehen, ohne dass uns diese zwanghafte Fröhlichkeit abverlangt wird und wir uns diesem Zwang zum Erfolg unterwerfen, diesem Druck auf uns alle, die Großen wie die Kleinen.

Leben in der Kleinfamilie

Die Kleinfamilie ist demselben Wandel unterworfen wie alle anderen Bereiche der Gesellschaft auch. Sie ist eine einsame Familie, die viel dafür gibt, weiterhin ein Ort der Liebe und Sicherheit zu sein. Doch wir verleugnen gerne, wie viel Kraft uns Eltern das Leben in der Kleinfamilie kostet, ohne Unterstützung und Rückhalt durch die traditionelle Gemeinschaft – und wie viel Kraft es unsere Kinder kostet. Jetzt sind sie es, die die positive Stimmung innerhalb der Familie aufrechterhalten sollen. Verteilte sich früher dieser Druck auf mehrere Kinder, so stehen Einzelkinder ganz besonders im Fokus.

Familien bergen in sich also bereits viele Quellen für Anstrengung, Erschöpfung und Burnout. Wie aber ergeht es den Kindern in der Schule heute? Finden sich dort weitere Ursachen fürs Burnout, die über das bereits Beschriebene hinausgehen?

Ursachen heute: Schule

Darüber könnte man ein eigenes Buch schreiben, denn Schule ist – neben dem Elternhaus – nun einmal der Lebensmittelpunkt unserer Kids. Da lohnt sich der genaue Blick, und auch hier finden sich einige Puzzleteile, die ursächlich zum Burnout beitragen. Ist es nicht bezeichnend, dass in keinem Beruf so viele Mitarbeiter in den Vorruhestand gehen, ihre Arbeitskraft nicht bis zum Rentenalter reicht, sie nicht durchhalten? Sind die Strukturen, die Lehrkräfte zum Ausbrennen bringen, nicht dieselben, unter denen unsere Kids leiden? Das sei hier nur angerissen, hier geht es schließlich nicht um Burnout-Teacher, sondern um die Kids, die wir als Gesellschaft den Lehrern anvertrauen …

Die Grundschule

Übergänge von einem System in das nächste – vom Kindergarten über die Vorschule in die Grundschule und schließlich in die weiterführende Schule – sind in Deutschland und im deutschsprachigen Raum Europas nicht gut organisiert.

Kommt man mit den Kindern ins Gespräch über ihr Leben, wird schnell deutlich, wie sie sich heute wirklich fühlen. Zentrales Thema ist in der Regel die Schule. Natürlich gibt es Kinder, die völlig problemlos die Schullaufbahn abschreiten. Vielen ist aber gemeinsam, dass sie schon in der Grundschule ein Gefühl der Anstrengung entwickeln.

Ging es im Kindergarten eben noch ausschließlich und »nur« um Spielen – Lernen war sogar eher verboten und verpönt (Kinder, die am Ende des Kindergartens schon lesen und schreiben können, werden übermäßig leistungsorientierter Eltern verdächtigt), ist nun Lernen und Bestehen gefragt.

»Guck mal«, sagt Paulina, fünf Jahre, »ich kann schon

schreiben. Meinen Namen und noch andere Wörter. Meine Erzieherin im Kindergarten findet das nicht so toll. Sie sagt immer: Spielen ist wichtiger als schreiben. Ich mache es aber dann trotzdem. Hannah, meine Freundin, und ich verstecken uns dann im Garten und schreiben uns Briefe. Ich freue mich ganz doll auf die Schule.«

Aus klinischer Sicht ist es oft anrührend und bedrückend zugleich, wenn man aufgeweckte Kinder im Alter von fünf oder sechs Jahren erlebt, die mit freudiger Erwartung schildern, dass sie bald in die Schule dürfen, weil sie dann »endlich« mehr lernen und das zeigen können, was in ihnen steckt. Der Kliniker in mir ahnt allerdings, was ein Jahr später geschehen sein wird: Dann sitzen vor mir enttäuschte Kinder, die berichten, dass vieles keinen Spaß macht, entweder, weil es ihnen zu schwer vorkommt, meistens aber, weil sie sich unterfordert fühlen und mit Lehrerinnen (in der Grundschule unterrichten ja leider kaum Lehrer) konfrontiert sind, die sich schwer damit tun, der Vielfalt der unterschiedlichen Begabungen in der Klasse gerecht zu werden.

Und so muss ich feststellen: Die Förderung von Spaß und Motivation scheint kein zu erkennendes Ziel in Schulen zu sein. Jedenfalls gibt es für mich keinen Grund, den dahin gehenden Schilderungen der Kinder keinen Glauben zu schenken.

»Lernen macht keinen Spaß. Immer muss ich nur abschreiben und Kästchen rechnen, so viele! Immer nur Kästchen, Kästchen. Wenn ich ein neues Wort oder Neues im Rechnen kenne: Das macht Spaß! Aber das dauert immer so lange. Frau Meier sagt immer, wir müssen auf die anderen warten. Und sie sagt, meine Schrift ist noch nicht gut, und ich soll mehr üben.«

Waren diese Kinder am Ende des Kindergartens damit konfrontiert, dass Lernen verpönt war, erleben sie nun, dass Lernen keinen Spaß macht und mit keinerlei Vorteilen oder Verbesserungen ihres Lebens verknüpft ist. Im Kindergarten und zum Teil auch in der Vorschule werden die besonders guten Kinder als Streber zurückgedrängt, gelten als übermäßig von zu Hause gefördert. Nun müssen die Kinder damit fertigwerden, dass ihnen niemand vermittelt, wie spannend Lernen und Wissen ist. Meist werden sie nur wenig individuell gefördert, was jetzt eingeübt wird, ist nicht Wissen, sondern lediglich Disziplin.

Dazu kommt dann das soziale Lernen in einer Gruppe, die in der Regel viel zu groß ist sowohl für intellektuelles als auch für soziales Lernen. Die Kinder versuchen dann schon in der Grundschule angestrengt, Anforderungen zu genügen, die sich nicht nur auf den Lernstoff beziehen, sondern auch auf das Zurechtkommen im sozialen Gefüge einer Klasse mit 25 Gleichaltrigen. So gut es ist, dass heute auf das soziale Miteinander im Klassenverband Wert gelegt wird, so sehr führt alles zusammen bei vielen Kindern zu einem Gefühl des Drucks. Schon in der Grundschule ab der dritten, spätestens der vierten Klasse ist klar, dass es für die Mehrheit der Kinder im Gymnasium weitergehen wird. Die Schere klafft immer weiter auf zwischen den Kindern, die mit dem Gefühl aufwachsen, später am Leben der Gesellschaft aktiv und prägend teilnehmen zu können, und denen, die sich bereits jetzt ausgeschlossen fühlen und von ihren Eltern nichts anderes vorgelebt bekommen können. Doch auch diese strengen sich an, mühen sich um Teilhabe, jedenfalls eine längere Zeit, als die meisten annehmen.

Am Ende aber bringen seltsamerweise meist die »Sieger« unserer Gesellschaft das größere Gefühl der Anstrengung zum Ausdruck. Denn diesen Kindern bleibt gar nichts anderes übrig, als sich dem Druck zu stellen, sie haben keine Alternative, auf sie wartet eine engagierte Mutter am Nachmittag zu Hause, um die Hausaufgaben von Beginn an gut zu begleiten. Mütter in Bayern, wo Eltern nicht frei bestimmen dürfen, auf welche weiterführende Schule ihr Kind kommt, können eindrucksvoll berichten, wie nervenaufreibend das vierte Grundschuljahr für alle ist, weil in jedem Fall dafür gesorgt werden muss, dass die Kinder nur Einsen und Zweien auf dem Zeugnis haben.

Frau K, die Mutter von Karl, neun Jahre, kann ein Lied davon singen: »Die gesamte vierte Klasse war durch den Stress gekennzeichnet, dass Karl unbedingt den Übertritt in das Gymnasium schaffen wollte – und sollte. Ich hätte nie gedacht, dass mich der drohende Abstieg, das Scheitern an dieser Hürde derart zermürben und aufregen würde. Karl ist einfach kein so guter Lerner, er ist immer noch so verspielt. An seinen kognitiven Fähigkeiten zweifelt keiner, aber damit kommt er nicht auf das Gymnasium. Wenn wir beide das nicht gemeinsam gemacht hätten, wäre er durchgefallen. Und meine Familie und mein Mann hätten mir Vorwürfe gemacht. Und ich mir selbst auch.«

Selbstverständlich wird das Gymnasium in bestimmten Schichten als alternativlos betrachtet, die eigenen Kinder sollen doch später alle Möglichkeiten zur persönlichen und beruflichen Entwicklung haben. Und das geht nur durch das Abitur am Gymnasium – so zumindest die mehrheitliche Einschätzung von Eltern in Deutschland. In den anderen Bundesländern mag es in dieser Schulphase nicht ganz so aufreibend sein wie in Bayern, aber auch dort wollen alle Eltern, dass ihr Kind eine Empfehlung für das Gymnasium erhält. Bleibt diese Empfehlung aus, so widersetzen sich die meisten Eltern und schicken ihr Kind trotzdem auf das Gymnasium.

»Meine Mama und ich lernen im Moment ganz viel. Ich möchte unbedingt auf dasselbe Gymnasium wie mein Bruder gehen, und meine Lehrerin hat gesagt, dass ich das nur schaffe, wenn ich ab jetzt mehr lerne. Mein Freund ist ganz sauer auf mich, weil ich jetzt so oft nicht zum Spielen gekommen bin. Ich habe oft Bauchschmerzen, besonders Sonntagabend.«

Natürlich ist es gut, wenn möglichst vielen Kindern das

Abitur ermöglicht wird – so zumindest die fürsorglich-fördernde kinder- und jugendpsychiatrische Sicht. Doch inzwischen ist aus der ehemaligen Schule für überdurchschnittlich begabte Kinder eine Regelschule geworden, und die Ausdifferenzierung in drei Schulformen hat sich überlebt.

Spätestens mit den ersten Noten in der dritten Klasse – die Berichtszeugnisse lesen Eltern und Kinder immer in ihrem gewünschten und erhofften Sinn – wird deutlich, wo das eigene Kind im Klassenverband steht. War bislang Spaß am Lernen schon kein Thema, so wird es spätestens jetzt noch ernster. Nachdenkliche Kinder der dritten und vierten Klasse berichten mir nun, wie sehr sie sich eingebunden fühlen in einen Arbeitsalltag, der immer weniger Raum lässt für Eigenes. Allerdings geht es neben der Schule wie beschrieben ja auch darum, mindestens ein Instrument und mindestens eine Sportart zu erlernen.

»Ich muss am Dienstag immer schon möglichst alle Hausaufgaben machen, weil ich am Mittwoch nach dem Mittag zum Klavier gehe und danach zum Chor. Mama fährt mich immer, manchmal kauft sie dann zwischendurch ein, und manchmal wartet sie im Auto auf mich. Manchmal ist meine Klavierlehrerin sauer, weil sie findet, ich übe zu wenig. Das sagt Mama auch immer. Aber wann soll ich das denn auch noch machen?«

Um nicht falsch verstanden zu werden: Aus kinder- und jugendpsychiatrischer Sicht ist es gut, Kinder in allen Bereichen ihrer kognitiven und seelischen Entwicklung zu fördern. Und Musik und Bewegung sind zwei Bereiche, die nachgewiesenermaßen die kindliche Entwicklung fördern. Mütter engagieren sich maximal für ihre Kinder. An ihnen soll es nicht liegen, wenn Kinder scheitern oder nicht optimal gefördert sind.

Wir als Gesellschaft müssen uns allerdings darüber im Klaren sein, dass erwachsene Phänomene eines disziplinierten

Alltags immer früher in das Kinderleben eindringen. Neben der Förderung, der »Optimierung« der kindlichen Entwicklung, gegen die niemand etwas haben kann (!), führt diese Art der gezielten Förderung jedoch zu denselben Merkmalen von Arbeit, die auch das erwachsene Leben kennzeichnen: Anstrengung wird schon früh zu einem Lebensgefühl.

Gloria (17) blickt auf ihr Leben zurück: »Im Kindergarten haben mich die Erzieherinnen schon immer ermahnt, weil ich nicht gerne gebastelt oder gemalt habe. Ich war lieber in der Puppenecke und auch lieber allein. Mir hat schon immer eine Freundin gereicht. Ich fühle mich von größeren Gruppen schnell überfordert, weil dann zu viel auf mich einstürmt. Die Klassengröße in der Grundschule war der Horror für mich. Dazu kam, dass meine Lehrerin ständig der Meinung war, ich sei zu schüchtern und sollte mich mehr melden. Zwischen den lauten Jungen sitzend, habe ich mich komplett unwohl gefühlt. Als ich nur knapp eine Gymnasialempfehlung bekam, obwohl meine schriftlichen Leistungen gut waren, bin ich schon völlig gestresst auf das Gymnasium gegangen. Je mehr ich mich angestrengt habe, offensiver und aktiver zu sein, desto mehr habe ich mich verkrampft. Dann kam neben dem Lernen der Stress mit den anderen dazu. Nur weil ich nicht gerne auf die Partys gegangen bin, haben die anderen mich ausgegrenzt. – Soll ich noch mehr berichten von meinem riesigen Hamsterrad, das sich mit Lichtgeschwindigkeit dreht?«

Kindheit heute ist überfrachtet mit optimaler Förderung und dem Bemühen, größtmögliche Entscheidungsfreiräume für die beste Entwicklung entstehen zu lassen. Diese Freiräume sind widersinnig besetzt mit Anstrengung – und nicht mit einem Gefühl von entlastender Freiheit. Freiheit gibt es heute nur noch in der Wahl der Kurse, der Sprachen, des Instruments und der Sportart, die Kinder belegen. Der Rest steht bereits fest. Der Start in das Schulleben verändert sich nach übergroßer und schwerer Schultüte und neugieriger sowie freudiger Erwartung schnell hin zu Enttäuschung und anstrengendem Arbeitsalltag.

Das Gymnasium

Die schulbezogene Dynamik, die zu Burnout führt, lässt sich am eindeutigsten am Beispiel des Gymnasiums aufzeigen, weshalb ich mich hier auf diese Schulform beschränke. Da die Leistungsanforderungen im Gymnasium im Vergleich zu den anderen Schulformen besonders ausgeprägt sind, ist es zum Prototyp der Schule geworden, die Burnout auslöst.

Ähnlich schlecht, wie der Übergang vom Kindergarten in die Vorschule und/oder die Grundschule organisiert ist, verhält es sich mit dem Übergang in das Gymnasium. Waren eben noch eifrige Lehrerinnen (!) um die Kinder bemüht, so sind die Schüler jetzt mit sechs bis acht Fachlehrern beiderlei Geschlechts konfrontiert, die von Beginn der Gymnasialzeit an auf Eigenständigkeit bestehen. Mütter, die ihren Kindern zu viel (was immer das ist) abnehmen, werden der Überfürsorglichkeit bezichtigt.

Überfürsorglichkeit oder: Die Helikopter-Mütter

Fürsorge ist eine zentrale Grundlage elterlicher Erziehung. Es ist dabei nicht immer leicht, die richtige Balance zwischen Fördern und Fordern, zwischen Schützen und Aussetzen zu finden. Leider gibt es dafür keine Messmethode. In der Klinik sehen wir aber auch die Mütter, die ohne Frage überfürsorglich sind. Die für ihre Kinder sprechen, nicht selten im »wir«-Modus (»Wir haben schlechte Noten« oder »Wir haben schon lange Angst«). Mütter, die genau wissen, was ihre Kinder gerade empfinden, und auch noch beim Vorstellungsgespräch nach dem Studium draußen warten, um das komplette Leben ihrer Kinder zu begleiten. Ohne Zweifel machen solche Mütter (Heli-Väter gibt es natürlich auch, sie sind nur seltener) ihre Kinder lebensunfähig, weil diese sich nie selbst den Anforderungen stellen müssen und zusätzlich dauerhaft erleben, dass ihnen nichts zugetraut wird. Ohne Zutrauen entsteht keine Entwicklung, keine Neugier, kein Ausprobieren. Überfürsorgliche Mütter sind behandlungsbedürftig.

Spätestens mit dem Beginn der Gymnasialzeit etabliert sich eine Haltung der Schule, die erhebliche Auswirkungen auf die kindliche Entwicklung von Selbstwertgefühl und Zuversicht haben wird: Wenn ein Kind etwas nicht kann, etwas nicht verstanden hat, so ist es das Problem des Kindes und nicht das des Lehrers! In allen anderen Bereichen des späteren erwachsenen Lebens würde das zu absurden Konsequenzen führen, und niemand käme auf die Idee, dieses Prinzip der Verantwortungsverschiebung und -abgabe zu pflegen. Keine Universität der Welt käme auf die Idee, das eigene schlechte Ranking auf die Dummheit ihrer Studenten abzuschieben. Im Gegenteil würden sofort große Anstrengungen unternommen, um mit alternativen Lehrmethoden die Erfolge der Studenten zu verbessern. Keine Firma würde die eigene Ausbildung abstrafen und abqualifizieren dadurch, dass die Azubis allein verantwortlich gemacht würden für die vielleicht mangelhaften Abschlüsse.

Jede Woche sitzen jedoch Kinder und Jugendliche vor mir, die an der eigenen Intelligenz und Leistungsfähigkeit zweifeln und ausführlich berichten können, mit welchen (Ab-)Wertungen ihr Lehrer wieder einmal darauf hingewiesen hat, wie dumm sie eigentlich sind. Nicht selten artet dies aus in regelrechte Beleidigungen, die es nicht wert sind, hier zitiert zu werden. Manchmal bezieht sich das sogar auf ganze Klassen, denen klargemacht wird, wie undiszipliniert und dumm oder faul sie seien.

Viele neue Fächer, neue Klassenkameraden und ein neuer,

ungewohnt langer Stundenplan vergrößern weiter den Druck auf die Kinder nach dem Übertritt in die weiterführenden Schulen. Die Zeit der Hausaufgaben wird in der Regel zu einer Zeit mit der Mutter, zu Nachmittagen des gemeinsamen Arbeitens und Lernens. Es ist im deutschsprachigen Raum nicht üblich, mit den Hausaufgaben das sicher Gelernte vom Vormittag selbständig einzuüben, um es zu verfestigen als sicheres Wissen. Kinder – wie Mütter – stehen häufig vor neuen Übungen, neu zu erarbeitenden Aufgaben. Die sich weiter ausbreitende Kultur der Nachhilfeinstitute sowie die Erarbeitung der Hausaufgaben unter mütterlicher oder anders gearteter erwachsener Supervision beweist, dass Hausarbeit im Schulalltag kein Repetitorium, kein Wiederholungslernen, sondern einen eigenen Lernort darstellt.

Wie viele Konflikte des täglichen Lebens in Familien drehen sich um die Hausaufgaben! Die Schule reicht weit hinein in die Familien. Lehrerpersönlichkeiten spielen am Abendbrottisch eine wichtige – und oft keine positive – Rolle. Dort äußert sich Druck. Das war vielleicht schon immer so. Doch ein Kind, das bei großem Bemühen immer wieder an seine Grenzen gestoßen wird, vermag dem allabendlichen Reden über die Schule nichts Entlastendes mehr abzugewinnen. Viele Kinder ziehen sich dann zurück.

Warum aber möchten Schulkinder in der Regel nicht, dass sich ihre Eltern über einen bestimmten Lehrer beschweren? Dieses Phänomen begegnet mir ständig und zeigt mir, wie wenig die Kinder darauf vertrauen, dass die Schule ihre Sorgen und Nöte ernst nimmt. Selbst Eltern zucken in der Regel zurück, wenn sie die Empfehlung bekommen, sich über bestimmte pädagogische Maßnahmen oder Verhaltensweisen von Lehrern zu beschweren.

Was würde man von einem Kinderarzt halten, der nach dem Protest eines Kindes oder seiner Eltern dasselbe Kind bei der nächsten Untersuchung absichtlich grob behandelt? Das aber unterstellen viele Eltern den Lehrern ihrer Kinder: Wenn ich mich bei dem Lehrer meines Kindes beschwere, hat mein Kind (noch mehr) unter ihm zu leiden. Wie oft ich das gehört habe! Einen gelungenen Eltern-Lehrer-Dialog gibt es nicht, geschweige denn eine flächendeckende Erfassung der Schülerzufriedenheit oder eine Evaluation der Schulen und ihrer Lehrer durch ein systematisch erhobenes Schülerurteil. Keine Universität in Deutschland könnte sich heute so eine Vernachlässigung ihrer Klientel leisten. Bei uns im UKE hat das Studentenurteil über die Qualität der Lehre unmittelbare Auswirkungen auf die Ausschüttung des Lehrbudgets an die einzelnen Abteilungen. Daran haben wir uns längst gewöhnt – und ich gehe davon aus, dass sich auch die Lehrer an eine solche Beurteilung gewöhnen könnten, wenn unsere Gesellschaft es ihnen abverlangte.

Die Schultage werden länger. Jedes Schuljahr kommen Stunden dazu, und die Kinder berichten von einem alljährlich sich wiederholenden Phänomen. Egal, ob es tatsächlich einen Klausurenplan gibt oder nicht, im Zyklus des Schuljahrs gibt es diese Phasen, in denen sich Klassenarbeiten oder Klausuren extrem häufen. Vielfach sind es Feiertage oder Wandertage, Lehrerkonferenzen oder nahende Elternsprechtage, die berücksichtigt sein wollen – oder andere äußere Umstände, die da zu Buche schlagen. Sie scheinen allesamt wichtiger zu sein als die optimale Lernförderung der Schüler.

Da Kinder im Schulalter naturgemäß noch kein Zeitgefühl haben, das ihnen dabei helfen könnte, frühzeitig und geplant mit dem Lernen für bestimmte Arbeiten zu beginnen, geraten sie von Zeit zu Zeit in Wochen intensiver und gedrängter Vorbereitungen. Spätestens mit dem Ende der Mittelstufe sitzen die Schülerinnen und Schüler dann in meiner Sprechstunde und schildern ihren Alltag.

»Ich habe immer wieder Zeiten, in denen ich keine Freizeit habe. Jeden Tag streite ich mich mit meiner Mutter. Ich bin müde, kann aber trotzdem nicht einschlafen. Ich wälze mich im Bett und habe Angst vor dem nächsten Tag. Zerschlagen wache ich auf und habe dann das Gefühl, dass ich nicht weiß, wie ich den Tag überstehen soll. Ich kann mich nicht konzentrieren, und meine Arbeiten werden nicht so gut, wie sie eigentlich sein könnten und wie ich es brauche. Meine Freunde sind sehr wichtig, aber ich habe keine Zeit für sie. Ich hetze von der Schule nach Hause, dann schnell essen und zum Sport oder Musikunterricht. Danach Hausaufgaben – und dann bin ich erschöpft. Andauernd brummt mein Smartphone, alle wollen etwas von mir, und wenn ich nicht ständig nachschaue, dann habe ich Angst, dass ich abgehängt bin. Eine Nachricht, die nicht schnell beantwortet wird, ist nichts mehr wert. Meine Eltern wollen, dass ich das Handy zur Seite lege, und sie verstehen gar nicht, dass das nicht geht. Manchmal lasse ich es schon abends in der Küche, um ungestört und besser einschlafen zu können, aber dann kommt wieder diese Angst. Überhaupt: Ich habe viel Angst. Wenn ich mit einem schlechten Schnitt in die Oberstufe starte, kann ich das Abitur knicken. Alle sagen immer wieder, wie wichtig eine gute Wissensgrundlage für die Oberstufe ist. Ich bin einfach müde …«, sagt Larissa, 16 Jahre.

Der Übergang in die Oberstufe verstärkt alle diese Gefühle weiter. Mit dem Eintritt in die 11. Klasse werden ab dem ersten Zeugnis Hochrechner für das Abitur bemüht, die sehr klar zurückmelden, was geschieht, wenn die Leistungen und Noten in bestimmter Weise so bleiben.

In einer Lebensphase, in der es darum geht – gehen muss –, sich auszuprobieren und Erfahrungen mit sich und anderen Menschen, dem anderen Geschlecht zu machen, berichten Jugendliche von einem »heiligen Freitag«. »Der einzige Abend, an dem ich etwas unternehme, ist der Freitag. Wir brezeln uns alle total auf, und das Wichtigste ist das Vorglühen. Es ist einfach wichtig, angetrunken loszugehen, dann wird es leichter an dem Abend. Zum einen ist es billiger, denn die Drinks in den Clubs sind sehr teuer, und der Eintritt hat ja schon genug vom Taschengeld weggefressen. Außerdem sind alle betrunken. Alle haben sich schon einmal übergeben, das ist zwar eklig, aber gehört auch irgendwie dazu. Neulich mussten wir den Krankenwagen rufen, weil meine Freundin so betrunken war, dass sie nicht mehr gehen konnte. Ich habe das erst nicht begriffen, und dann hatte ich große Angst um sie. Ihre Eltern waren stinksauer, und jetzt darf sie erst einmal nicht mehr weg. Mir würde das natürlich nicht passieren. Von einer anderen Freundin steht jetzt ein Kotz-Video im Internet. Echt krass! Alle machen sich über sie lustig und liken es, so dass es bald alle gesehen haben. Wenn der Freitag vorbei ist, beginnt am Samstagnachmittag wieder das Lernen. Dann bin ich abends so erschöpft, dass ich nicht mehr rausgehen möchte. Und der Sonntag ist in unserer Familie sowieso ein Arbeitstag, an dem alle an ihren Schreibtischen sitzen, bis am Abend dann der obligatorische Fernsehabend kommt. Und am Montag steige ich wieder in die Mühle …«, beschreibt Viola, 17, ihren Alltag.

Das intensive Feiern mit dem teils besorgniserregenden Alkoholkonsum bietet den Jugendlichen immer früher eine schillernde Gegenwelt, eine Ausflucht aus dem erschöpfenden Rhythmus der Schulwoche. In einem kleinen Ausschnitt des jugendlichen Lebens tauchen Hoffnungen auf. Hoffnungen, die sich auf die eigene Attraktivität, das Begehrtsein, das Gesehenwerden, beziehen. Einmal wichtig sein, wenigstens einmal in der Woche! Das ist ein entscheidender narzisstischer Mechanismus in dieser Zeit der Entwicklung, der notwendig ist für eine gesunde seelische Entwicklung. Das exzessive Trinken soll diesen kleinen Ausschnitt der Woche so intensiv erlebbar wie möglich machen, die Stimmung fast zwanghaft anheben und die Ängste vor der Begegnung mit anderen abmildern. Ein Zwang zu Fröhlichkeit auf Abruf wird da ausgelebt, gepaart mit der Angst vor Versagen, die dann am nächsten Tag wieder durch die Schulerlebnisse verstärkt wird.

Doch diese Versagensangst, in der Gruppe nicht zu funktionieren, ist nur eine Seite der Medaille.

Der enorme Druck zur Attraktivität führt die Mädchen – und zunehmend auch die Jungen – in eine verstärkte Aufmerksamkeit gegenüber ihrem Körper. Henrike, 16, beschreibt das so: »Wir achten alle sehr auf unseren Körper, unser Gewicht. Hat man mal nach einem Familienwochenende zugenommen, sagt mindestens ein anderes Mädchen so etwas wie: Na, dickes Wochenende gehabt? Noch schlimmer ist es aber umgekehrt. Wenn ein Mädchen abnimmt, stürzen sich die anderen darauf, und man spürt, wie neidisch sie sind, weil sich alle mit ihrem Gewicht auseinandersetzen. Wir lauern manchmal regelrecht, um zu schauen, was die jeweils andere isst. Na, Schulbrot schon aufgegessen? Und in der Snackbar: natürlich nur Salat. Auch meine Mutter achtet ja auf ihre Figur. Und mein Vater hat sich neulich auch über meine Hüften lustig gemacht. Der hat gar nicht gemerkt, wie sehr mich das verletzt hat. Manchmal entscheidet der Blick in den Spiegel am Morgen darüber, wie der Tag wird. Die Waage tut ihr Übriges dazu. Ich bin sehr unglücklich mit meinem Körper, und ich kenne auch kein Mädchen, dem es anders geht. Wir waren neulich alle richtig froh, als unsere Magersüchtige nicht mehr kam, weil sie in die Klinik musste.«

Die enorme Baustelle des sich verändernden Körpers ist umringt von weiteren Baustellen. Sosehr man vielen Mädchen wünschen würde, ausreichend inneren Raum dafür zur Verfügung zu haben, sich mit ihrer eigenen körperlichen und seelischen Entwicklung zu beschäftigen, so sehr werden sie immer wieder von den Arbeitsanforderungen des Alltags eingeholt und haben keine Zeit für sich. Bis zum folgenden Freitag ...

Und die Jungen? »Das Wichtigste: Du musst immer cool

sein. Cool sein, cool sein – das nervt mich manchmal richtig. Ich habe überhaupt keine Ahnung, wie ich das alles schaffen soll. Meine Eltern machen einen Riesenstress, weil meine Noten nicht so gut sind. Mein Freund hat schon eine Freundin, und ich? Ich weiß gar nicht, wie man ein Mädchen finden soll, geschweige denn, wie man sich ihr nähert. Immerhin: In meiner Sportmannschaft läuft noch alles ganz okay. Da sind wir Kumpel«, sagt Fritz, 16.

Auch wenn Jungen insgesamt etwas stressresistenter erscheinen: Sie kompensieren das mit einem gewissen Trotz gegenüber den hohen Leistungsanforderungen, wie sie die Mädchen an sich stellen. Ihr vorgeschobenes »mein Notenschnitt ist mir egal« klingt oft so wie das laute Singen im Wald. Aber auch Jungen stellen sich zunehmend den Anforderungen, erschöpfen sich an ihrer Bewältigung, und dann unterscheiden sie sich nicht mehr von den Mädchen. Es ist nur eine Frage der Zeit, bis das Phänomen der Erschöpfung sie ebenso erreicht haben wird.

Das Prinzip Leistung

Das Puzzle fügt sich langsam ineinander. Wir haben gesehen, welche Teile aus unserer jüngeren Geschichte stammen, inwieweit sich in den individuellen Familiengeschichten Zündstoff verbirgt und Traumatisierung und Schuld über Generationen weitergegeben werden, dazu Verleugnung und Verzweiflung, aber auch Hoffnung und Leistungsbereitschaft. Da werden Mechanismen bis in die Enkelgeneration sichtbar wie ein Strang aus Anstrengung und Erschöpfung. Obwohl es der explizite Wunsch der (Ur-)Großelterngeneration war und ist, vermittelt sich innerhalb der Familien keine Befreiung, sondern das Mitschleppen einer Last.

Paradoxerweise hat sich dies in den Jahren des Aufbaus und des Aufschwungs fortgesetzt: Was so leicht und schwungvoll, so befreit und erfolgreich daherkommen sollte, ist begleitet von einem immensen Schuldenaufbau. Selbst die Revolte von 1968 hat am Ende neue gesellschaftliche Strukturen und damit auch Zwänge geschaffen, die aus heutiger Sicht auf die Kinderseelen drücken, denn der Traum, auf Schulden aufgebaut, droht zu platzen wie eine Seifenblase ...

Es hat sich ein doppeltes Prinzip Leistung etabliert: Die Leistung des Aufbaus und der Entwicklung einer tatsächlichen Demokratie auf der einen Seite als große kollektive Leistung – und der gleichzeitige Ausverkauf dieser Gesellschaft an ökonomische Prinzipien. Was von Generation zu Generation leichter werden sollte, entpuppt sich heute als kollektives Gefühl der übermäßigen Anstrengung und Erschöpfung. Unsere Kinder wachsen ohne Frage in einem hervorragend aufgestellten Wohlstandsstaat auf. Gleichzeitig aber vermittelt sich ihnen eine Unsicherheit und ein Gefühl der Bedrohung, welches ihre Großeltern unbedingt verhindern wollten. Dies gilt in abgewandelter Form wohl für die gesamte westliche

Welt: Der Weg, auf den wir unsere Kinder schicken, ist eben keine gut ausgebaute Schnellstraße, sondern eine mit Schlaglöchern übersäte alte Autobahn, über der gerade ein Mautsystem angebracht wird, damit die Reparaturkosten überhaupt aufgebracht werden können.

Das historische Puzzleteil wird auf der Mikroebene der Familien ergänzt. Denn die kollektive Ökonomiefalle, in die unsere Gesellschaft geraten ist, findet sich bis in die inneren Strukturen der Familien gespiegelt. Kinder wachsen damit auf, dass sich die Eltern anstrengen, einen bestimmten Lebensstandard zu halten – und mit dem ständig über ihnen schwebenden Damoklesschwert, dass die Eltern daran zu scheitern drohen. Ohne weiteres lässt sich der Lebensstandard nicht halten – die Anforderungen wachsen, die Anstrengung der Eltern und damit der Druck, der auf den Familien lastet. So wird die historisch überlieferte Anstrengung fortgeführt.

Werte wie Freundschaft und Familie machen unser Leben aus. Das bestätigen alle Umfragen. Und doch gelingt es uns nur bedingt, Zeit für die Pflege von Freundschaften aufzubringen. Die Leichtigkeit in den Familienalltag hineinzutragen, nach der wir uns alle sehnen. Die Erwachsenen sind angestrengt und erschöpft und geben dieses Lebensgefühl – wenn auch gefiltert – an die Kinder weiter. Wirklich aufhalten lässt sich das nicht, und oft werden die Eltern von dem Gefühl weiter in die Enge getrieben, ihre unersättlichen Kinder saugten sie leer, saugten die letzte Kraft aus ihnen heraus.

Wie wächst man auf, wenn man gespiegelt bekommt, dass man den eigenen Eltern eine unangenehme Last ist?

Das zentrale Gefühl, das alle miteinander über die Generationen hinweg verbindet, ist Hilflosigkeit. Obwohl wir alle immer mehr wissen, bleiben viele Mütter und Väter ratlos zurück, weil sie mit den Problemen des Alltags ohne professionelle Hilfe fertigwerden sollen. Die Gefahr dabei: Hilflosigkeit ist ein zentrales Gefühl, das auch mit allen depressiven Affektzuständen einhergeht. Hilflosigkeit bereitet weiteren Gefühlen von Ausgeliefertsein und Ausweglosigkeit den Weg. Die Anstrengung, unter der am Ende Eltern wie Kinder leiden, kann somit nicht nur aus hohen Anforderungen und übermäßiger Arbeit entstehen, sondern auch aus einem inneren Zustand der Hilflosigkeit. Doch je mehr die Betroffenen dagegen anzukämpfen versuchen, ohne dass es zu einer Lösung und Beendigung dieses Zustands kommt, umso mehr drehen sie sich in eine Spirale der Hilflosigkeit und der Anstrengung hinein.

Die Lebenswelten unserer Kinder sind geprägt von einer alle Bereiche durchdringenden Ökonomisierung des Lebens. Alles wird erfasst, gemessen und in Zahlen umgesetzt. Controlling ist das Zauberwort unserer Zeit, nichts entsteht ohne Gegenwert, ohne Gegenleistung. Dieses Prinzip Leistung entfaltet seine Wirkung in allen Lebensbereichen. Allerdings sind immer weniger Menschen, immer weniger Familien und auch immer weniger Kinder und Jugendliche diesem Prinzip gewachsen. Für sie verwandelt sich das Leben quasi in ein Laufband, das ungesteuert immer schneller wird und keinen Regler zum Ausschalten hat.

Unsere Kinder wachsen auf in einer zersplitterten Welt voller Anforderungen auf der einen und zunehmend hasserfüllter Kriege auf der anderen Seite und geraten dadurch immer früher in emotionale Zustände, die schon lange nichts mehr mit Optimismus zu tun haben.

Unsere Kinder sind nachdenklich und ernst. Sie erleben ihre Mütter als die maximalen Dienstleister unserer Gesellschaft – die alleingelassen werden mit der Anforderung, Kinder und Beruf in Einklang bringen zu müssen, und die doch ihr Bestes geben, um neben der guten Mutter, der Nachhilfelehrerin, dem Shuttle-Service, der versorgenden Köchin, der liebenden Ehefrau ihren Anteil in Euro zum Familienunternehmen beizutragen. Herausragendes Kennzeichen dieser Mütter sind ihre Schuldgefühle, weil das alles zusammen kaum zu leisten ist, und damit verbunden: ihre Anstrengung und Erschöpfung, Gefühle also, die sich auf die Kinder übertragen. Tragischerweise sind die Mütter unserer Kinder oft schon mittendrin im eigenen Burnout – gerade weil sie sich anstrengen, ein Burnout von sich und ihren Kindern fernzuhalten.

Flankiert wird dieses Ausbrennen von den Vätern, die in die Arbeit vergraben sind und vermeintlich nicht herauskönnen aus ihrem eigenen Hamsterrad. Sie bilden gleichermaßen den männlichen Rahmen um das Puzzle aus Ursachen und Bedingungen, die ein Burnout – auch das eigene – fördern.

Unterstützt wird diese Struktur von der Tatsache, dass unsere digitalen Familien in hohem Tempo und unter Hochdruck versuchen, nicht den Anschluss zu verlieren. Eltern und Kinder ringen um den richtigen Einsatz der Smartphones, Tablets und PCs und haben dabei ihre Daten schon längst verkauft, ohne dafür eine Gegenleistung erhalten zu haben. Unsere digitale Welt und die Welt der Medien sind von Atemlosigkeit und Voyeurismus gekennzeichnet. Wir stehen unter Beobachtung. In dieser voyeuristischen Zurschaustellung der eigenen Intimität und des gierigen Betrachtens und Kommentierens der Bilder von anderen entsteht eine Atmosphäre, die uns zum gehetzten Narziss wandelt. Der moderne Narziss ist auf der Suche nach dem eigenen perfekten Bild, das er nie erreicht, nie erreichen kann. Narziss – unabhängig davon, ob männlich oder weiblich – rast angestrengt durch die unüberschaubare und unheilvolle Welt und kann keine Ruhe finden, geschweige denn sich selbst. Hinzu kommt, dass wir alle atemlos sind, weil wir keine Nachricht von anderen verpassen dürfen.

Wer an dieser Stelle die digitalen Medien anklagt, hat nicht verstanden, dass wir Erwachsenen dafür verantwortlich zeichnen und trotzdem nicht in der Lage sind, Alternativen aufzuzeigen. Auch wir sind ausgeliefert und müssen einen eigenen Umgang finden, der uns nicht so anstrengt. Nur dann können unsere Kinder uns folgen, die uns zum Teil sogar vorangehen – immerhin hört man von adoleszenten Partys, bei denen sich alle darauf verständigen, die Smartphones auf einem Tisch zu stapeln nach dem Motto: Wer rangeht, hat verloren. Es wäre gut, wenn das öfter umgesetzt würde.

Das Ursachenpuzzle wäre nicht vollständig ohne den Verweis auf die Schule. Eins möchte ich voranschicken: Wir sollten nicht der Gefahr erliegen und innere und äußere Ursachen verwechseln. Wir rufen nach mehr Schulzeit als äußere Maßnahme der Rahmenveränderung (eine rettende Maßnahme für ganztags tätige Mütter und Väter) und übersehen, dass es im Innen den Lehrern nicht gelingt, unsere Kinder mit ihrer Lust und Motivation fürs Fach anzustecken und dabei mit Respekt und Anerkennung zu behandeln.

Gerade war Sophie (15) bei mir in der Klinik zu Besuch. Ich hatte sie ambulant ein halbes Jahr behandelt, weil sie mit der Trennung der Eltern nicht zurechtgekommen war und depressiv reagiert hatte. Zum Zeitpunkt des Besuchs war sie seit acht Wochen in einem englischen Internat. Sie berichtete, dass die Anforderungen dort sehr viel höher sind als an ihrem Hamburger (Elite-!)Gymnasium. Das sei aber kein Problem. Sie nimmt nach eigenem Bekunden sehr gerne die ganztägige Schulumgebung auf sich, weil sie auf Lehrer getroffen ist, die engagiert sind, gut erklären und denen offensichtlich etwas daran liegt, dass sie alles verstanden hat. Und wenn sie signalisiert, dass etwas nicht klar ist, wird es ihr noch einmal erklärt, anstatt wie bei uns die Schülerin aufzufordern, eigenständig die Dinge nachzuarbeiten und zu vertiefen.

Die Unzufriedenheit, die aus dem schulischen Umfeld signalisiert wird, gepaart mit der ungeheuren Anstrengung unserer Schüler, trotzdem den Anforderungen zu genügen – das ist eine Bankrotterklärung der Pädagogik in unserer Gesellschaft! Dabei ist gerade Zufriedenheit keine Frage von äußeren Rahmenbedingungen, sondern von Ausbildung und innerer Haltung. Allerdings werden nachweisbar die schlechtesten Abiturienten Lehrer und nicht die besten – auch das mag zum Zustand unserer Ausbildungssituation beitragen.

So wird aus dem Puzzle, das sich aus historischen, individuellen und kollektiven Bestandteilen zusammensetzt, kein komplettes Bild, sondern ein Ring, der sich immer enger um unsere Kinder legt, ihnen die Luft abschnürt und zu Gegenbewegungen führt, die sich wie das Strampeln eines Kindes ausnehmen, das auf einen viel zu hohen Stuhl klettern möchte. Das erträgt niemand lange. Die Ursachen für Burnout sind überall in unserem Leben zu finden.

Allerdings verantworten nicht die Kinder und Jugendlichen selbst, sondern wir Erwachsenen dieses Leben, wir als Eltern, aber auch wir als Gesellschaft. Oft fühlen wir uns ausgeliefert, weil wir nicht alles ändern können. Aber wir sind in der fürsorglichen Verantwortung, das zu verändern, was geht! Wir sollten aufmerksam sein und die Anstrengung der Kinder achten. Wir sollten vor allem präventiv denken und vorsorglich handeln. Wir werden nicht immer verhindern können, dass ein Kind zum Burnout-Kid wird. Aber jedes Kind, das nicht ausbrennt, ist ein gewonnenes Kind.

Die Behandlung

Ist ein Burnout zu diagnostizieren, gehe ich in denselben Schritten vor wie bei jeder anderen seelischen Erkrankung auch. Erst einmal muss ich mich davon überzeugen, dass meine Diagnose stimmt und dass es sich tatsächlich um einen Fall von Erschöpfungsdepression handelt. Im zweiten Schritt muss ich den Schweregrad einschätzen, im dritten gilt es, Begleiterkrankungen wie etwa die Depression einzuschätzen, die Krankheit also zuzuordnen zu den verschiedenen Formen einer Depression. Im Buch habe ich genau in dieser Weise erst einmal den Befund erhoben, die Diagnose sichergestellt und anhand der Ursachenforschung versucht, der Erkrankung »auf den Grund« zu gehen. Erst der vierte Schritt schließlich besteht in der Einleitung einer Behandlung, die beim Burnout entweder aus einer Kombination aus Medikamenten und Psychotherapie oder ausschließlicher Psychotherapie besteht.

Ich weiß, dass viele Laien den Medikamenten gerade in der Kinderpsychiatrie misstrauisch gegenüberstehen, ja sogar Ängste entwickeln, haben diese Arzneimittel doch einen schlechten Ruf. Manchmal sind Medikamente jedoch auch beim Burnout die einzige Möglichkeit, den Erschöpfungskreislauf zu durchbrechen, den Patienten mit Hilfe dieser Medikamente herauszureißen aus diesem Kreisen der eigenen Gedanken, aus der Traurigkeit und der Antriebslosigkeit sowie aus den Schlafstörungen.

Die Behandlung mit Antidepressiva

Depressionen gehen unabhängig von ihrer Form und Ursache mit einem Serotoninmangel im Gehirn einher. Serotonin ist ein Botenstoff, der im Körper z. B. für die Blutdruckregulierung zuständig ist, im Gehirn die Stimmung (»Glückshormon«), aber auch Angst und Schmerzwahrnehmung steuert. Aus diesem Grund sind Antidepressiva Medikamente, die in den Serotoninhaushalt eingreifen. Die heute gebräuchlichsten Antidepressiva sind Serotonin-Wiederaufnahmehemmer (SSRI = Selective Serotonin Reuptake Inhibitor), d. h., es sind Medikamente, die dafür sorgen, dass das Serotonin im Gehirn länger wirken kann, weil die Wiederaufnahme in die Zellen verzögert wird.

Für das Kindes- und Jugendalter sind diese Medikamente meistens nur im sogenannten Off-Label-Use zugelassen. Das bedeutet, dass sie keine offizielle Zulassung für die Altersgruppe unter 18 Jahren haben. Eltern erschrecken sich verständlicherweise, weil sie denken, dass diese Medikamente dann besonders schädlich für Kinder und Jugendliche sind. Das stimmt nicht! Der Grund für die fehlende Zulassung ist, dass die Pharmakonzerne die teuren und aufwendigen Zulassungsstudien scheuen, weil der Markt der unter 18-jährigen Patienten zu klein für sie ist. Das führt dazu, dass Kinder und Jugendliche von vielen modernen und verträglichen Medikamenten ausgeschlossen sind.

Grundsätzlich kann man als Arzt jedoch alle Medikamente verordnen, die es gibt, insbesondere dann, wenn man aus Studien weiß, dass sie auch bei Kindern und Jugendlichen wirksam und nebenwirkungsarm sind. Lediglich die Herstellerfirma ist dann von der Produkthaftung befreit. Sowohl in der Kinder- und Jugendmedizin als auch

Die Behandlung

in der -psychiatrie gibt es eine Reihe von Medikamenten, die im Off-Label-Use gegeben werden, weil aufgrund von wissenschaftlichen Untersuchungen belegt ist, dass diese Wirkstoffe besser greifen als die zugelassenen.

Hält der Stress nur lange genug an, entwickeln sich also durchaus körperliche Ursachen im Sinne eines Serotoninmangels im Gehirn, und um diese zu bekämpfen, muss man häufig auf Medikamente zurückgreifen.

Kinder vor dem 12. bis 14. Lebensjahr behandeln wir in meinem Fachgebiet allgemein äußerst zurückhaltend mit Medikamenten. Dies hängt zum einen mit besagten fehlenden Studien, aber auch mit den Reifungsprozessen des Gehirns zusammen, in denen sich dieses Organ bei Kindern naturgemäß befind. Speziell bei Schmerzsyndromen, die im Kontext von lang anhaltenden Erschöpfungszuständen auftreten, gibt es heute allerdings auch eine Reihe von erfolgreichen Behandlungsmethoden, die ohne Medikamente auskommen.

Neben psychotherapeutischen Methoden gehören hierzu Verfahren aus der Sportmedizin, etwa Physiotherapie, Manuelle Therapie und Entspannungsverfahren.

Ich setze Medikamente, in unserem Bereich der Medizin sind das eben Psychopharmaka, immer dann ein, wenn ich weiß, jedes andere Verfahren würde zu lange brauchen oder gar nicht helfen, um Veränderungen zu bewirken. Das heißt nicht, dass ich parallel nicht automatisch mit einer Psychotherapie beginne!

Burnout-Kids haben ein Anrecht darauf, möglichst schnell diagnostiziert und ebenso schnell erfolgreich behandelt zu werden. Gerade weil es sich um Kinder und Jugendliche handelt, die sich so unglaublich anstrengen, müssen wir dafür sorgen, dass sich die Anstrengung rasch verringert. Wir dürfen die von ihnen genannten Ursachen nicht abtun, und wir dürfen Therapien nicht herauszögern!

Das Dilemma mit den Behandlungsangeboten

Es gibt in Deutschland knapp tausend Fachärzte für Kinder- und Jugendpsychiatrie, die in etwa fünfhundert Praxen organisiert sind. Ein weiterer Anteil arbeitet gemeinsam mit den auszubildenden Assistenzärzten in ca. 150 Kliniken, in denen neben den stationären Angeboten Ambulanzen betrieben werden. Ambulante Behandlungen werden mehrheitlich von den niedergelassenen Ärzten für Kinder- und Jugendpsychiatrie durchgeführt. Mit ihnen arbeiten entweder in Gemeinschafts- oder eigenen Praxen etwa 2500 Kinder- und Jugendlichenpsychotherapeuten.

Beiden Berufsgruppen stehen immerhin 25 Prozent aller Kinder und Jugendlichen gegenüber, die Diagnostik und/oder Behandlung benötigen. Das heißt: Insgesamt 3500 Therapeuten müssen 2,7 Millionen Kinder und Jugendliche versorgen. Demnach ist jeder Arzt/Therapeut in diesem Feld für 700 Kinder zuständig. Es gibt Regionen in Deutschland, wie in Mecklenburg-Vorpommern oder Nordniedersachsen, in denen die Familien fünfzig Kilometer bis zur nächsten Praxis fahren müssen. Selbst in den Großstädten, die relativ gut versorgt sind, betragen die Wartezeiten auf ein Erstgespräch nicht selten sechs Monate, und auf einen psychotherapeutischen Behandlungsplatz müssen Kinder und Jugendliche bis zu einem Jahr warten.

Auch in unserer Klinik in Hamburg, die immerhin eine der größten Universitätskliniken für Kinder- und Jugendpsychiatrie in Deutschland ist, stehen für jede Station in der Regel zwanzig bis vierzig Kinder und Jugendliche auf den Wartelisten.

Warum wird dagegen nichts unternommen? Stellen Sie sich vor, für eine Krankheit von Erwachsenen gäbe es nicht genug Spezialisten: Es würde ein Aufschrei durch die Bevölkerung gehen, und die Politik würde sich beeilen, Ausbildungsprogramme für die fehlenden Fachärzte ins Leben zu rufen. Kinder sind hier – mal wieder – benachteiligt!

Der Therapieansatz

Die Erschöpfungsdepression gehört ja zu den reaktiven Depressionen, es gibt einen Grund, warum der Patient erkrankt – oder gleich mehrere Ursachen, oft ein ganzes Geflecht. Der daraus resultierende Stress, diese Daueranspannung hat ja schließlich ins Burnout mit der Erschöpfungsdepression geführt. Da liegt es nahe, schnell und nachhaltig die Anspannungssituation für die Kinder und Jugendlichen verändern zu wollen, damit sie zukünftig ohne Stress und ohne Burnout leben können. Das ist leider leichter gesagt als getan!

Wenn ein bestimmter Schweregrad der Depression überschritten ist und die Depression eine eigene und von außen nur schwer beeinflussbare Eigendynamik entwickelt hat, kommt man wie schon beschrieben ohne Medikamente nicht aus.

Leider lassen sich die vielfältigen Gründe für das Burnout nicht ohne weiteres sofort herausfinden, geschweige denn »auf Knopfdruck« verändern: die Schule, das Lernpensum, der Lerndruck, das Lernverhalten, die familiäre Situation und weitere Stressoren, wie die Kinder sie im ersten Teil des Buchs und auch ich im Kapitel »Ursachen« beschreiben.

Was man psychotherapeutisch immer anzugehen versucht, ist der Umgang des Jugendlichen mit solchen Stressoren, wir bemühen uns in der Therapie darum, ihn oder sie »stressresistenter« zu machen.

Helena (16) weinte im Erstgespräch bei mir fast die ganze Stunde. Es war offensichtlich, wie depressiv und erschöpft sie war. Hintergrund war bei Helena eine nervenaufreibende Trennung der Eltern ein Jahr zuvor, die schnell in einen Rosenkrieg übergegangen war. Neben dem kaum auszuhaltenden Loyalitätskonflikt war Helena in der Schule kontinuierlich schlechter geworden und hatte sich in einen Teufelskreis hineingedreht. Je mehr sie sich anstrengte, an die früheren Leistungen anzuknüpfen, desto schlechter wurde sie. Sie fühlte sich nur noch einsam, zog sich von Freunden zurück und wusste nicht, wie sie ihr Leben bewältigen sollte. Dann hatte vor drei Monaten ihr Freund Schluss gemacht, weil »er keinen Bock auf meine Depression hat«, und jetzt saß Helena also tief traurig und verzweifelt vor mir. Der Schmerz über die Trennung der Eltern war eigentlich überwunden – doch jetzt hatte sich bei Helena durch eine lang andauernde und übermäßige Anstrengung eine Erschöpfungsdepression eines erheblichen Schweregrads ausgebildet.

Eine von mir verordnete und schnell begonnene antidepressive Medikation beschreibt sie so: »Anfangs hatte ich etwas Kopfschmerzen und einen trockenen Mund. Meine Hände waren feucht, und ich habe ein bisschen gezittert. Das war nach drei Tagen weg. Nach einer Woche habe ich gemerkt, dass meine Stimmung nicht mehr so schlecht ist, und jetzt, nach vier Wochen, fühle ich mich deutlich stabiler, weine nicht mehr so schnell und grundlos, und auch meine Konzentration ist besser geworden. Ich bin froh, dass ich die Medikamente genommen habe, obwohl ich anfangs nicht wollte. So gut habe ich mich lange nicht mehr gefühlt.«

Wenn die Medikation optimal verträglich ist – und das gilt für die meisten modernen Antidepressiva – und entsprechend wirkt, sollte die Behandlung so lange fortgesetzt werden, bis sich durch die psychotherapeutische Unterstützung eine ausreichende Stabilität eingestellt hat, in der Regel dauert das etwas ein halbes Jahr. Die Medikation darf nicht zu früh abgesetzt werden, und eine Grundregel lautet: im Zweifelsfall länger einnehmen. Wir haben bei Helena parallel versucht, ihr mit einer psychotherapeutischen Behandlung weiterzuhelfen, ihr Hamsterrad verlassen zu können.

Die psychotherapeutische Behandlung

Die psychotherapeutischen Behandlungsverfahren teilen sich grob gesagt auf in die Verhaltenstherapie und die tiefenpsychologisch orientierten Verfahren. Eine Verhaltenstherapie versucht – wie schon im Namen angedeutet –, das Verhalten eines Menschen zu verändern, wobei sich das auch auf Gedanken oder Einstellungen beziehen kann, während die tiefenpsychologischen Verfahren davon ausgehen, dass entweder traumatisierende oder belastende Lebensereignisse oder Faktoren bzw. innerseelische Konflikte zu bearbeiten sind. Bei Burnout würde das verhaltenstherapeutisch bedeuten, dass man mit dem Patienten bzw. der Familie versucht, die Verhaltensweisen, die es begünstigt haben, dass jemand erschöpftdepressiv geworden ist – z. B. Perfektionismus oder übermäßiges Leistungsstreben –, durch Verhaltensanalyse und anschließendes Üben zu verändern. Tiefenpsychologisch kann es sinnvoll sein, die schon erwähnten Dynamiken in Familien aufzugreifen und allen bewusst werden zu lassen.

Für die Suche nach einem Therapieplatz ist wichtig, dass »die Chemie stimmt« zwischen Kind und Therapeut und dass der Therapeut sich auskennt mit dem Krankheitsbild. Neben der klinischen Behandlung durch Profis ist es sinnvoll, auch zu Hause zu schauen, was das Burnout der Kids begünstigt hat und was man vorbeugend oder unterstützend tun kann. Und das hat viel mit der Analyse des eigenen Verhaltens zu tun, auch dem der Eltern oder Lehrer, aber auch mit der Einstellung unserer Gesellschaft im Allgemeinen.

Prävention oder: »Behandlung zu Hause«

Ein Blick in meinen Kalender

Ich bin ein typischer Vertreter einer Generation, deren Kalender ausdrückt, dass ich wichtig und unabkömmlich bin und wirklich keine Zeit habe! Auch wenn ich es ironisch und selbstkritisch hinterfragen kann, ändert es nichts daran, dass ich mich zum Knecht meines Kalenders gemacht habe und immer wieder – am liebsten nach dem Urlaub – damit ringe, wie ich mehr Freiräume hinbekomme, um z. B. Unerwartetes oder auch Routinen neben der klinischen Versorgung von Patienten, die bei mir immer vorgeht, im Kalender zu berücksichtigen.

Ich habe in den letzten Jahren verschiedene Modelle ausprobiert, wie ich mit dem täglichen Mail-Aufkommen, insbesondere den vielen Mails außerhalb der Arbeitszeit zurechtkomme. Und sogar, wenn ich eine Abwesenheitsmeldung einschalte, erreicht mich selbst in den Ferien alles auf mein Smartphone, um mindestens eine Zeit am Tag die wichtigsten beantworten zu können. Ich habe auch alternativ ausprobiert, gleich nach den Ferien alle Mails abzuarbeiten, aber das hat mir den Arbeitsstart jedes Mal so erschwert, dass ich mit der Lösung, ständig online zu sein, besser leben kann.

Ein besonderes Problem meiner Arbeit ist, dass sich Patienten nur bedingt verschieben und vertrösten lassen. Überall gibt es Wartezeiten, und oft ist die Not so groß, dass man (ich) nicht sagen kann, dass der Betreffende in zwei Monaten kommen soll. Dann verlängert sich mein Arbeitstag regelmäßig auf zwölf Stunden, und ausführlichere Mails beantworte ich am Sonntag.

Ich bin für meine eigenen Kinder ein abschreckendes Beispiel. Ich fürchte, dass sie damit aufgewachsen sind, dass Leben zu einem Großteil aus Arbeit besteht.

Paul (12)

Paul hat eine Zwangsstörung entwickelt. Er muss insbesondere abends die Dinge in seinem Zimmer, sein Spielzeug, seinen Schreibtisch, seine Bücher in einer bestimmten Art und Weise exakt anordnen. Jeder Millimeter muss stimmen, sonst kann Paul nicht einschlafen. Das führt dazu, dass Paul abends nicht ins Bett findet und erst viel zu spät und übermüdet einschläft. Die Zwangsstörung von Paul ist dringend behandlungsbedürftig. Als ich versuche, mit ihm einen regelmäßigen Termin zu finden, stellt sich heraus, dass es keinen Nachmittag gibt, an dem Paul nicht beschäftigt ist. Er spielt zweimal pro Woche Fußball, am Samstag häufig mit einem Turnierspiel, er hat Klarinettenunterricht und ist in der Schach-AG. Zweimal in der Woche hat er bis 15 Uhr Schulunterricht. Eine regelmäßige Psychotherapie kann nur gelingen, wenn Paul wenigstens einen Termin weglässt, was ihm nicht zuletzt aufgrund seiner zwanghaften Persönlichkeit schwerfällt. Erschwerend kommt hinzu, dass die vielen Aktivitäten ihm dazu dienen, sich stundenweise von der Zwangssymptomatik, die auf zu Hause begrenzt ist, frei zu halten. Muss ich erwähnen, wie erschöpft Paul ist? Er befindet sich in einem Kreislauf, einem Hamsterrad, aus dem ihm nur eine intensive, am besten zweimal pro Woche stattfindende Behandlung heraushelfen kann. Damit dreht sich alles im Kreis: Er muss eine stabilisierende Aktivität weglassen und gegen eine Psychotherapie eintauschen. Man versteht sofort, dass die Motivation von Paul für eine Behandlung gering ist. Und gleichzeitig tritt man als Therapeut in das Hamsterrad von Paul ein und kann nicht automatisch gute Lösungen vorschlagen, außer dass Paul verzichten muss. Man kann sich bessere Startbedingungen für eine Psychotherapie vorstellen. Paul ist ein kindlicher Prototyp für einen Menschen, der vom Kalender bestimmt wird, und ohne Intervention ist es wohl nur eine Frage der Zeit, wann er so erschöpft ist, dass sich eine Depression unaufhaltbar entwickeln wird.

Ich gehöre im Gegensatz zu ihm nicht mehr in die Welt der Kinder. Meine Generation schafft sich die Grundlagen, die es für ein Burnout braucht, selbst. Und bestimmt ist es unser Vorbild, warum so viele Kinder heute erkranken. Vielleicht hilft es ja, ein Buch darüber zu schreiben? Mir zumindest hilft es, mit meinem Gewissen klarzukommen. Allerdings bin ich nicht in der Gefahr, selbst auszubrennen, dazu macht mir meine Arbeit zu viel Spaß und bringt tiefe Befriedigung mit sich, aber ich merke beispielsweise, dass ich gegenüber Mitarbeitern, die bei einer Erkältung gleich zu Hause bleiben, in der Gefahr bin, schnell verächtlich zu reagieren. Solche Menschen werden sich von mir abgewertet fühlen, ohne dass ich etwas gesagt habe. Solche nonverbalen Mechanismen spielen in der Familie eine noch größere Rolle, weil Familienmitglieder automatisch ineinander eingefühlt sind.

Wie aber kann man als Familie das Burnout der eigenen Kinder verhindern?

Die ersten Fragen, die sich jeder für seine Familie stellen muss, lauten:

> Wie verbringe ich meine Zeit?
> Welchen Stellenwert räume ich der Arbeit ein?
> Was vermittele ich über meine Arbeit: Ist sie befriedigend oder notwendiges Übel?
> Wo sind Stressquellen in meinem Leben?
> Wie sehr verstecke ich mich hinter der Arbeit?
> Weiche ich mit der Arbeit der Familie aus?

Was bedeuten meine Ziele? Für mich? Für die Familie?
Welche »Nebenwirkungen« (z. B. Abwesenheit) meiner Arbeit bin ich bereit für welche »Hauptwirkungen« (z. B. finanzielles Auskommen) in Kauf zu nehmen?
Wie sieht der Kalender meiner Kinder aus?
Wie viel gemeinsame Zeit gibt es in der Familie?
Wie viel weiß ich über den seelischen Zustand meiner Kinder?
Wie oft tauschen wir uns aus?
Gibt es Inseln der Gemeinsamkeit, in der sich Interessen teilen lassen?
Welche Fragen sollte ich mir noch stellen?

...

Familienwerte und Familienwelten

Immer wieder komme ich in diesem Buch an der Erkenntnis nicht vorbei, dass unsere Werte das Leben und Stressempfinden der Kinder maßgeblich beeinflussen. Man kann sich diese Frage nach den Werten abstrakt stellen, also in einem globalen, kollektiven Sinn, oder auch ganz konkret für die eigene Familie. Welche Werte leben wir, und welche wollen wir vermitteln?

Es lohnt sich, als Eltern in einer ruhigen Minute und immer mal wieder dieser Frage nachzugehen. Denn wichtige innere Werte vermitteln wir automatisch, ohne sie explizit den Kindern gegenüber zu äußern. Wir sprechen ja mit ihnen über das, was uns wichtig ist. Aber es gibt auch viele Werte – oft sind wir in diesen Punkten mit uns selbst nicht zufrieden –, die wir über unser Verhalten weitergeben.

Viele Eltern haben das Gefühl, dass Werte sich nur über pädagogisches Handeln und nicht über die innere Haltung vermitteln. Ich wundere mich oft darüber, weil ich nicht selten erlebe, dass Eltern bei ihren Kindern etwas einfordern, was für sie selbst nicht gilt. Als Außenstehender sieht man das viel leichter, wenn jemand zwar einen Wert als solchen hochhält, ihn aber im eigenen Leben nicht umsetzt oder gar lebt. Lassen Sie es mich gleich auf den Punkt bringen: Solche pädagogischen Maßnahmen sind wirkungslos!

Das betrifft in der heutigen Zeit gerade den Umgang mit den digitalen Medien oder mit Alkohol. Viele Eltern sind stolz, wenn es ihnen gelingt, ihre Kinder möglichst lange von Computern fernzuhalten und dafür zu sorgen, dass sie möglichst spät in Kontakt mit Alkohol kommen. Das sind nicht selten Eltern, die selbst täglich mit dem PC arbeiten, surfen und spielen, und es sind diejenigen, die mit großer Selbstverständlichkeit abends regelmäßig Alkohol trinken. Am Ende sitzen eben diese Eltern vor mir, weil sie hochgradig in Sorge sind darüber, dass ihr jugendliches Kind mit einer Alkoholvergiftung in die Klinik eingeliefert werden musste oder es sich herausgestellt hat, dass der Jugendliche bei Freunden endlos am PC »rumhängt« und spielt.

Werte vermitteln sich über unser Handeln, über unser Sein, über unsere Beziehungsgestaltung innerhalb der Familie. Wenn ein Vater mit seiner Frau abwertend umgeht und gleichzeitig andere Frauen hofiert, wird die Tochter die Brüchigkeit spüren, und sie wird sich in einem falschen Maß bewertet fühlen. Das kann nicht zu einem guten Selbstwertgefühl führen!

Wenn ich meinen Kindern »predige«, dass man Konflikte friedlich lösen muss, dabei aber sowohl in ehelichen als auch in Konflikten mit den Kindern anfange zu schreien, dann verhallt die Predigt ungehört. Zentral ist, was ich vorlebe.

Das gilt auch für den außerfamiliären Bereich, und ein Beispiel möchte ich Ihnen nicht vorenthalten, denn die Berichte meiner Patienten über ihre Erlebnisse mit Lehrern sind niederschmetternd. Weise ich Kinder darauf hin, dass man auch mit einem schwierigen Lehrer sprechen muss, sich gegebenenfalls die Eltern kümmern sollen, erhalte ich die Antwort, dass die Lehrer zwei Gesichter haben: eines im Elterngespräch und eines vor der Klasse, wenn die Klassentür geschlossen ist und sie unhöflich werden, ausfallend, beleidigend ...

So weit zur Diskrepanz zwischen den offiziell vertretenen Werten und dem alltäglichen Verhalten. Diese Schere zwischen Schein und Sein führt zu einer Aushöhlung des Systems. Es sollte sich also niemand wundern, wenn Kinder nicht gerne zur Schule gehen, demotiviert sind – und unser Erwachsenenverhalten übernehmen, das die Dinge nach außen anders darstellt, als sie nach innen gelebt werden.

Die Lösung ist eigentlich ganz einfach: (vor-)leben genügt. Das ist natürlich genau das Problem: Ich bin nicht so perfekt, wie ich es mir für meine Kinder vielleicht wünsche. Dabei sind wir vielleicht einmal angetreten, es besser zu machen als die eigenen Eltern! Es ist paradox: Je mehr wir an dieser Stelle beginnen, uns anzustrengen und uns zu verstellen, desto schädlicher für die psychische Entwicklung der Kinder. Nur wenn es uns gelingt, uns selbst in Frage zu stellen, und nur wenn wir uns damit abfinden, dass wir nichts anderes als das zu bieten haben, was wir sind, dass dies aber nicht der Weisheit letzter Schluss sein muss, kann Raum für Entwicklung entstehen.

Ich habe in meinem Berufsleben so viele Kinder und Jugendliche erlebt: Wie oft habe ich im Kind typische Verhaltensweisen von Vater oder Mutter wiedergefunden, wie oft haben Jugendliche ungefragt die Werte der Familie verteidigt und ihre Eltern in Schutz genommen ... Wenn man sich als Eltern auf etwas verlassen kann, dann ist es die Loyalität der eigenen Kinder! Das ändert sich erst, wenn Kinder sich betrogen fühlen und erleben, dass von ihnen etwas verlangt wird, was die Eltern nicht leben.

Ähnlich ist es mit der Familienwelt. Versuchen Sie einmal, von außen auf Ihre Familie zu schauen.

> Was sehen Sie? Was für eine Familie sind Sie?
> Wie sehr weicht das reale Bild von Ihrem Idealbild ab?
> Wer versteht sich wie mit wem?
> Welche Persönlichkeiten treffen aufeinander?
> Wo gibt es Gemeinsamkeiten?
> Wie werden diese gelebt?
> ...

Eine Familie ist eine Kleingruppe. In ihr funktionieren dieselben Gesetze und Regelmäßigkeiten, die in anderen Gruppen auch gelten, wenn auch immer unter dem etwas anderen Vorzeichen: Familie. Denn Familie ist – anders als jede andere

Gruppe (in der Schule, auf der Arbeit, im Sportverein) – primär durch Liebesbeziehungen gekennzeichnet. Diese Liebe wird von vielen Mythen umrankt: Einer davon ist der Mythos der bedingungslosen Liebe. Das Schlimmste, was Eltern geschehen kann, ist, ihre Kinder zu hassen. Wir wissen um die Folgen solcher negativen Gefühle und halten die Fahne der Liebe in der Familie hoch.

Natürlich ist die Liebe zwischen Mutter und Vater eine wichtige Grundlage jeder Familie. Obwohl jetzt alle eifrig nicken werden, müssen wir feststellen, dass knapp die Hälfte aller Ehen heute wieder geschieden wird. Jede bestehende Ehe hat Krisen und ist darauf angewiesen, dass die beiden Eheleute aktiv etwas für ihre Liebe tun. Niemand würde dies anzweifeln, und jeder würde eine Ehe, die im Laufe der Zeit keine Krise durchmacht, vorsichtig ausgedrückt für ungewöhnlich halten. Sobald jedoch Kinder dazukommen, wird alles anders: In der Vorahnung auf die Bedeutung des Versprechens, gerade dann zusammenzubleiben, wenn Kinder da sind, wächst der Druck auf die beiden Elternteile immens, und gerade die Verdrängung dieser Gefahr führt zu Idealisierungen.

Eine Idealisierung ist immer auch ein Abwehrmechanismus, der dann greift, wenn ich etwas Unangenehmes abwehren, eine Befürchtung entkräften will, indem ich »aus der Not eine Tugend« mache und das Schwierige umdeute. Dann sind beispielsweise Menschen, die mir unheimlich sind, plötzlich besonders bewundernswert. Die Idealisierung verschont mich vor der Konfrontation mit der Realität. Leider sind aus kinderpsychiatrischer Sicht Idealisierungen, zumindest wenn sie nahe Beziehungen betreffen, ungesund: Wenn ich mir nicht zugestehen kann, dass ich meine Kinder mitunter schrecklich (... anstrengend) finde, und stattdessen immer vor mir und der Welt betonen muss, was für wunderbare Kinder ich habe, so wird sich der verdrängte Affekt seinen Weg suchen. Verstehen Sie mich nicht falsch, das sollte noch lange nicht heißen, dass man seinen Kindern ins Gesicht sagen soll, wie schrecklich man sie mitunter findet, aber die innere Anerkenntnis der Schwierigkeit ist psychohygienisch hilfreicher als die Idealisierung.

Ich bin inzwischen besonders aufmerksam bis skeptisch, wenn ich Eltern bei mir habe, die betonen, was für »entzückende, wunderbare« Kinder sie haben. Nicht selten stellen sich gerade diese entzückenden Kinder bei näherer Betrachtung als besonders schwierig heraus.

Liebe als tragender Bestandteil familiärer Beziehungen wird umso brüchiger, je weniger die einzelnen Mitglieder Probleme und Konflikte anerkennen können. Häufig wird gerne idealisiert (es gibt natürlich noch andere Abwehrmechanismen), wenn ein Geschwisterkind zur Welt kommt. Als liebende Eltern anzuerkennen, dass die Geschwister mindestens in Konkurrenz zueinander stehen, ist sehr schwer, weil man selbst ja beide Kinder liebt. Die Zuschreibung an das ältere Kind, es gehe besonders liebevoll mit dem nachgeborenen um, ist fast immer eine Beschönigung, eine Selbstlüge, die es leichter machen soll, die Konkurrenz der Kinder auszuhalten.

Es ist daher gesünder für die psychische Entwicklung aller Beteiligten – ja, auch Eltern entwickeln sich seelisch weiter –, wenn man in der Lage ist, die eigenen Werte mit der Realität (!) abzugleichen und anzuerkennen, dass beides bisweilen sehr weit auseinanderliegt.

Kommt ein Kind das erste Mal mit dem erwachten Bewusstsein für Andersartigkeit und Unterschiede in andere Familien, ist es häufig erstaunt über die vielen Möglichkeiten, wie Familien funktionieren und leben können. Andere Gerüche, andere Gewohnheiten, andere intime Details – der Reflex darauf lautet fast immer: Bei uns ist es schöner! Die eigene Familienwelt ist der Ort der Sicherheit, der Geborgenheit, ist der Mikrokosmos, in dem alles stattfindet. Sie ist die Bühne, auf der vorgelebt und gelehrt wird, was »die Welt im Innern zusammenhält«, und der Ort, wo alle Werte verinnerlicht werden. Wie oft muss ich Eltern bitten, sich ihrem Kind gegenüber nicht zu verstellen, sondern authentisch zu leben!

Was das alles mit dem Thema Burnout zu tun hat? Von Beginn an sind die gelebten Werte prägend und mindestens von derselben Bedeutung wie unsere Wirtschaft und das damit einhergehende Leistungsdenken in der Gesellschaft. Die familiären Werte dominieren über die von außen an die Kinder herangetragenen. Deshalb müssen wir uns gerade bei der Frage nach den Gründen für Burnout an die eigene Nase fassen und sehen, wo wir frühzeitig Maßnahmen ergreifen können, die im eigenen familiären Bereich Wirkung zeigen und ein Burnout verhindern helfen. Fragen Sie sich doch einmal:

Wie gehe ich mit Belohnungen um?
Wie mit Taschengeld und der Ausstattung meiner Kinder?
Wie sehr lasse ich sie partizipieren an meiner Welt, meinen Werten?
Wie diskussionsbereit bin ich in Bezug darauf?

Auch Eheleute tauschen sich in der Regel allenfalls während der Flitterwochen über ihre Werte aus (indem sie sich gegenseitig auf maximale Übereinstimmung einschwören) und verlassen sich von da an unausgesprochen auf den Schwur. Es lohnt sich, darüber im Gespräch zu bleiben, im Austausch und auch im konstruktiven Streit. Je weniger die Kinder mit dem Gefühl aufwachsen, dass es hinter der (glänzenden) Fassade der Eltern genauso viel Unsicherheit und manchmal auch Ratlosigkeit gibt, wie sie selbst es für sich jeden Tag erleben, desto weniger müssen sie ihre Kraft dafür verausgaben, den Geist des Zweifels oder auch den der Disharmonie bei sich zu verbergen. Und glauben Sie mir: Eine Scheinwelt kostet mehr Kraft, als Fehler einzugestehen frei nach dem Motto »Niemand ist perfekt«.

Je selbstverständlicher Werte transparent gelebt werden können, desto größer wird das eigene Selbstbewusstsein der Kinder, auch mit schwiegen Situationen umzugehen – oder ein Scheitern zu riskieren in der sicheren Gewissheit, dass Fehler klug machen und auch den eigenen Eltern nicht immer alles auf Anhieb gelingt.

Selbstbewusste Eltern

Wie macht man das: selbstbewusst werden? In meinen Kontakten mit Eltern appelliere ich gern an deren Expertise in Bezug auf ihre Kinder. Eltern reagieren verwundert, dass ich sie so intensiv als Experten ihrer Kinder anspreche und fordere. Meine klinische Erfahrung zeigt, dass ich im Gespräch mit Eltern eher gemeinsam mit ihnen Lösungen erarbeiten kann, als dass ich als Experte diese immer nur vorgebe. Häufig trauen Eltern sich nicht, ihrer intuitiven Einfühlung nachzugehen. Sollten Sie für sich selbst nicht der Meinung sein, dass Sie sich in Ihr Kind aus unterschiedlichen Gründen einfühlen können: Vertrauen Sie auf Ihre Beziehung zu Ihrem Kind, hören Sie sehr aufmerksam auf das, was Ihr Kind Ihnen mitteilt, und trauen Sie sich zu, Bedürfnisse Ihres Kindes aufzugreifen und zu formulieren. Wenn Sie sich unsicher sind, ist es ebenfalls ein Kennzeichen von Selbstbewusstsein, bei Experten um Rat und Hilfe nachzusuchen.

Selbstbewusste Eltern sind nicht die Eltern, die immer schon wussten, was mit ihrem Kind los ist, oder die sehr genaue Vorstellungen davon haben, was aus ihrem Kind werden soll. Selbstbewusste Eltern sind Experten für die Beziehung zu ihrem Kind, die ihr Kind z. B. in der Schule gegenüber Lehrern verteidigen, wenn es notwendig ist. Eltern, die sehr aufmerksam auf ihr Kind eingehen können, ohne es lediglich zu verwöhnen. Und selbstbewusste Eltern leiten ihr Kind fürsorglich durch alle Anforderungen hindurch. Sie können fördern und fordern, und sie sind stolz auf ihr Kind – und auf sich. Wenn ich wiederholt habe durchblicken lassen, wie wunderbar Kinder sich in den letzten dreißig Jahren entwickelt haben, dann hat das etwas mit kompetenten Eltern zu tun. Lassen Sie sich Ihre Kompetenz nicht absprechen. Aber machen Sie es so, wie es in einer Klinik mit unterschiedlichen Fachbereichen und kompetenten Ärzten geschieht: Im Zweifel holt man ein »Konsil« ein, d. h., man zieht einen Kollegen der anderen Fachrichtung hinzu, in der man selbst nicht ausreichend kompetent ist. Die Behandlung bleibt immer bei dem anfordernden Arzt. Auch Sie bleiben die Eltern, die sich Rat holen dürfen – und manchmal sogar müssen. Seien Sie misstrauisch gegenüber allen, die, ohne Sie oder Ihr Kind einzubeziehen, genau wissen, was der (einzig) richtige Weg ist.

In diesem Sinn selbstbewusste Eltern helfen dem Burnout-Kind, weil sie sicher sein können, gesehen und gehört und nicht einfach überrannt zu werden.

Familientherapie

Wenn die Beziehungsgestaltung und die Kommunikation in der Familie nicht gelingen oder Krisen auftreten, kann es sinnvoll sein, die Indikation für eine Familientherapie zu stellen. In den Familien, die ich dann sehe, fehlt es oft an einem: gelingender Kommunikation. Dann bleibt mir als Therapeut als zentrale Aufgabe die Übersetzungsarbeit, wie ich es nenne. Ich stelle fest, dass die eigentlichen Wünsche nach Harmonie, Zusammengehörigkeit und Liebe so verschüttet sind, dass sie völlig verdreht gelebt und kommuniziert werden. Da ich Psychodramatiker – eine Methode der Psychotherapie, auf die ich noch etwas näher eingehen werde – bin, habe ich es gelernt, in solchen Fällen zu doppeln: Ich stelle mich in der Runde hinter das Familienmitglied, das gerade zu Wort kommt, unabhängig davon, ob es sich um Eltern oder Kinder handelt, und spreche in der Ich-Form zusammenfassend aus, was ich für den eigentlichen Redeimpuls halte. Fühlt sich jemand von mir nicht verstanden, wird er mich sofort korrigieren. Es berührt mich sehr, zu sehen, was geschieht, wenn ich die liebevollen Impulse (wenn sie denn vorhanden sind) ausspreche und so dafür sorge, dass verschüttete Beziehungsimpulse zumindest aufscheinen. Es gibt Familien, die auch im Alltag einen ständigen Dolmetscher dieser Art brauchten. Man kann versuchen, diese Dolmetscherfunktion selbst zu übernehmen. Dann beginnen hilfreiche Sätze mit: »Was ich eigentlich meine«, oder: »Was ich eigentlich sagen möchte«, oder: »Wenn ich dich richtig verstehe …« Gut ist es, wenn man die Ich-Regel befolgt und tatsächlich und authentisch von sich spricht, bevor man »mal wieder« weiß, was im Kind vorgeht. Je besser Familienmitglieder sich in den anderen einfühlen können – die notwendige Hierarchie von Eltern zu Kindern einmal vorausgesetzt –, umso besser gelingt es, sich gegenseitig weiterzuentwickeln im Austausch mit den anderen.

Das Prinzip Begegnung

Meine psychotherapeutische Kompetenz bezieht sich wie schon erwähnt u. a. auf das Psychodrama. Was schon im Wort Drama belastend so manche familiäre Situation spiegeln mag, ist eine Psychotherapiemethode, die sich ursprünglich – von Jacob Levy Moreno als Zeitgenossen Sigmund Freuds im Wien des 19. Jahrhunderts entwickelt – am Stegreifspiel von Kindern orientiert hat. Ein wichtiges Prinzip des Psychodramas ist die Begegnung. Moreno zufolge tauschen sich schon in der ersten Sekunde einer Begegnung zwei Menschen zentrale Botschaften von Persönlichkeit zu Persönlichkeit aus. Das gelingt in den ersten Sekundenbruchteilen. Deutlich wird das, wenn man Menschen, die sich nicht kennen, darüber phantasieren lässt, was der jeweils andere für ein Mensch ist. Dabei stellt man eine erstaunlich große Übereinstimmung fest. Die non-verbale Kommunikation funktioniert. In der Psychotherapie ist dies natürlich besonders wichtig, weil wir auf möglichst viele Informationen angewiesen sind – und die Analyse des Unbewussten unserer Patienten zentrale Hinweise für ein vertieftes Verstehen liefert.

Im Alltag spielt Begegnung eine wichtige Rolle. Sie ist das zentrale Moment jeder Beziehung, in ihr finden sich die entscheidenden Impulse von Liebe und Hass, Interesse und Ablehnung, Freude und Skepsis, Vertrauen und Misstrauen – alles, was zu unserer Beziehungswelt nun einmal gehört.

Man kann an der Dauer des Blickkontakts von Säuglingen zu ihren Müttern im Alter von sechs Monaten bereits Prognosen über das Explorationsverhalten – also das Neugierverhalten, mit dem ein Kind seine Umwelt exploriert, untersucht, erkundet – zehn Monate später ableiten. In unseren Tageskliniken für Mütter mit Säuglingen in Hamburg führen wir zu Beginn gerne eine erste Videoanalyse der Beziehung zwischen Mutter und Kind durch, und die Qualität und Dauer des Blickkontakts ist ein Kriterium, an dem wir ablesen, wie gut die beiden miteinander synchronisiert sind. Die Bedeutung des Blickkontakts bleibt lebenslang erhalten und ist ein Kern von Begegnung. Der Blickkontakt ist eine gute Möglichkeit, die eigene Beziehung zum Kind zu steuern und diese von Beginn an auf Augenhöhe stattfinden zu lassen.

Warum ist das wichtig? Psychische Entwicklung gelingt am besten, wenn der Raum hierfür möglichst groß ist. Je enger Eltern diesen gestalten, je strenger sie sind und je mehr sie das Kind ständig maßregeln, desto geringer ist die Möglichkeit zur Entfaltung, zur Entwicklung einer eigenständigen Persönlichkeit.

Die Zahl der Burnout-Kids zeigt, wie sehr wir Kinder brauchen, die sich konstruktiv mit dem Prinzip Leistung auseinandersetzen und nach Möglichkeit so stressresistent sind, dass sie die Bedingungen nicht nur gesund überleben, sondern als Erwachsene tatsächlich verändern können. Kinder, die ihren Eltern ganz selbstverständlich auf Augenhöhe begegnet sind, haben eine andere Ausgangsposition im Leben, sind anders aufgestellt.

Bitte verstehen Sie mich richtig: Das Prinzip Augenhöhe bedeutet nicht, dass man die Kinder in einem verwahrlosenden Sinn gewähren lässt. Augenhöhe heißt im Gegenteil, einander ernst nehmen, gegenseitig voller Respekt sein und als Eltern die Kinder fürsorglich lenken. Wir müssen unseren Kindern immer neu begegnen, und Begegnung bedeutet für mich, diese Beziehung zum eigenen Kind in der Familie und mit Freunden und Berufskollegen zu leben. Begegnet man sich mit seinen Kindern in diesem Sinn täglich, wird in gegenseitigem Respekt ein intuitiver Austausch möglich. Und deshalb schreibe ich das hier in meinem Buch über Burnout: Durch diese ständige Begegnung kann man als Eltern schneller fürsorglich steuern, wenn der Anstrengungspegel der Kinder steigt.

Dabei ist es wichtig, nicht einfach bestimmte Anforderungsbereiche wie Sport, Musikunterricht oder Schachclub zu streichen, sondern wirklich sehr sorgfältig an der Persönlichkeit des Kindes entlang zu überlegen, wie man helfen kann, dass die Anstrengung kleiner und das Kind weniger anfällig wird. Hierzu kann man sich mit dem Kind und seinem Kalender hinsetzen und aus der Liste der Aktivitäten eine Hierarchie erstellen, also was ist aus welchen Gründen besonders wichtig, und was ist nachgeordnet. Dabei den Spaß- und Erholungsfaktor nicht vergessen. Wenn das Kind kleiner ist, sind Eltern natürlich aufgefordert, dieses Anforderungsprofil stellvertretend anzufertigen. Am Beispiel von Paul könnte das so aussehen: Fußball, Klarinette und Schach stehen auf dem Stundenplan. Fußball macht Paul viel Spaß, stresst ihn aber auch oft, weil er sich im Kontext der Turniere sehr unter Druck setzt, Klarinette spielt er sehr gerne, allerdings ist Paul oft genervt und gerät mit seiner Mutter in Streit, wenn er die Vorgabe »zehn Minuten täglich üben« nicht einhält, Schach macht ihm viel Spaß, dabei ist er für seine Verhältnisse immer entspannt. Man könnte jetzt mit dem Trainer sprechen, ob Paul tatsächlich ein Turnierspieler bleiben muss oder ob es andere Möglichkeiten gibt, zur Not auch einen anderen Verein, in dem das Spielen und nicht die Siege im Vordergrund stehen. Auf die Klarinette bezogen bedeutet es: Wozu der Übungsstress? Reicht es nicht, wenn Paul mit seiner Musiklehrerin einmal wöchentlich übt? Es sei denn, er soll Konzertmusiker werden. Und Schach sollte man ihm nicht nehmen. Wahrscheinlich würde Paul mit diesem Anforderungsprofil sehr viel zufriedener werden. Ob man dann noch die Psychotherapie einbaut, muss man vom Schweregrad seiner Zwangserkrankung und dem Ausmaß seiner Beeinträchtigung im Alltag abhängig machen.

Fördern ohne zu überfordern

Das wollen wir alle: unsere Kinder so fördern, dass sie in ihrem Leben zurechtkommen und ein zufriedenes und eigenständiges Leben führen können. Die Grenze zwischen Fördern und Überfordern ist dabei manchmal sehr schmal. Das eigene Kind so zu »scannen«, dass wirklich im Kind angelegte Talente entdeckt und gefördert werden und es nicht darum geht, dass das Kind die Wünsche der Eltern lebt, ist schwierig. Wie oft erlebe ich Kinder, die offensichtlich nicht gelebte Anteile der Eltern umsetzen. Wie oft müssen Kinder, die eigentlich unmusikalisch sind, dann ein Instrument spielen, weil wir heute gelernt haben, dass dies für die Gehirnentwicklung von Vorteil ist.

Fördern ist unumgänglich. Kinder sich einfach »nur« entwickeln lassen, überfordert sie genauso wie das maximale von außen an sie herangetragene und ohne Rücksicht übernommene Leistungsprogramm.

Auch das gibt es manchmal: Eltern sind davon überzeugt, dass sich ein innerlich angelegtes genetisch bedingtes Profil ihres Kindes in jedem Fall Bahn schlägt und man am besten nur den äußeren Rahmen sichert, damit sich alles andere »von allein« entwickelt. Die Wahrheit liegt sicherlich in der Mitte: Während Wolfskinder sterben, verkümmern die, bei denen ein vorgefertigtes elterliches Programm keinen Raum für Abweichungen zulässt. Doch Einengung ist in jedem Fall schädlich, denn dann basteln wir als Eltern selbst den Hamsterkäfig, den das Kind nicht mehr zu verlassen vermag.

Fürsorge

Fürsorge ist ein veralteter Begriff, der heute kaum noch verwendet wird. Ich bedaure das sehr, weil es darum wesentlich geht: unsere Kinder fürsorglich an die Hand zu nehmen, ihnen die Welt so zu erklären, dass sie verstehen, es gibt nicht nur einen Zugang dazu, und sich ermuntert fühlen, ihre eigene Haltung zu entdecken und frei zu entwickeln. Nicht umsonst heißt der juristische Hintergrund hierfür: die elterliche Sorge. Damit ist nicht die Sorge im Sinne quälender Gedanken gemeint, sondern die vorausschauende Anteilnahme – wie es in Wikipedia definiert wird – sowie das Bemühen um das Wohlergehen des Kindes.

Es ist merkwürdig, dass man Eltern in Deutschland die Sorge für ihr Kind entziehen kann. Eltern bleibt man lebenslang. Es gibt Länder auf der Welt, in denen ein Sorgerechtsentzug juristisch nicht möglich ist. Natürlich gibt es Eltern, die mit der Erziehung ihrer Kinder überfordert sind und deren Er- und Beziehungsfähigkeit so eingeschränkt ist, dass sie es mit ihren Kindern nicht schaffen. Wir in der Klinik für Kinder- und Jugendpsychiatrie sorgen dann dafür, dass Kinder nicht mehr nach Hause kommen, sondern heilpädagogisch fremdbetreut werden. Dies geht manchmal auch mit einem Entzug der elterlichen Sorge einher. Viel lieber wäre es uns, wenn die Kinder andernorts untergebracht, also fremdplaziert würden, wir die Eltern aber von ihrer Sorge nicht automatisch entbinden müssten. Der Sorgerechtsentzug entmündigt nicht nur die Eltern, sondern stellt auch eine große Kränkung für die Kinder dar, weil sie das Gefühl vermittelt bekommen, dass ihre Eltern, bzw. ein Elternteil, nicht ausreichend in der Lage sind, für sie zu sorgen, sie ausreichend zu lieben. Lieber wäre es uns, wenn professionelle Hilfe möglich wäre unter Aufrechterhaltung der elterlichen Sorge.

Fürsorge kann ebenso in Überfürsorge umschlagen wie Fördern in Überfordern. Wenn wir das Prinzip Leistung verändern möchten, wenn wir unsere Kinder dem nicht übermäßig aussetzen wollen und sie stärken wollen gegen den Sog der Leistungsökonomie, müssen wir eine Balance herstellen zwischen fördern, fordern und fürsorglich unterstützen. Kinder, die gar nicht gefördert werden, bleiben hinter ihren Möglichkeiten zurück. Kinder, die überfordert werden, bleiben ebenfalls hinter ihren Möglichkeiten zurück oder sie entwickeln ein Überforderungssyndrom als Eingangsticket in ein Burnout.

Doch Kinder werden heute nicht nur von ihren Eltern großgezogen. Eine ganze Armada von professionellen Helfern wie Erzieherinnen, Lehrer, Musiklehrer, Sportlehrer, Nachhilfelehrer und Lerntherapeuten kann helfen, gemeinsam mit den Eltern die fürsorgliche Förderung im Auge zu behalten und Überforderung zu verhindern. Alle zusammen sind verantwortlich dafür, inwieweit das Prinzip Leistung unsere Kinder durchdringt. Deshalb ist eine breite Diskussion hierüber dringend notwendig und längst überfällig. Damit der Einzelne Mut hat, seine Sorge zu äußern, ohne überfürsorglich dazustehen. Damit Kinder, die sich überfordert fühlen, diese Einschätzung ihren Eltern oder anderen Förderern mitteilen können, ohne Angst haben zu müssen.

Ökonomie und Gier: Leistung auf dem Prüfstand

Ökonomie funktioniert nur auf der Basis des beständigen Wachstums, das sagt die Theorie, und das haben wir alle verinnerlicht. Die Diskussion um die Rendite von Unternehmen oder die Bezüge von Firmenchefs oder Profisportlern hat sich jedoch nicht entwickelt, weil wir das Prinzip Leistung als schädlich erkannt hätten und anprangern wollten, sondern es drückt sich darin eher kollektiver Neid aus. Dieser Neid speist sich aus unserem Hunger nach Geld (= Anerkennung) und geht fließend in unsere Gier über.

Leider drücken wir Anerkennung in Geld aus – und das nimmt eher zu, ist fast schon ein Automatismus geworden. Daher verkommt die elterliche Sorge um ein gutes Abitur zum Ausdruck von Lebensangst – unbestreitbar ein Element, das zur Entstehung eines Burnout beiträgt. Doch wenn Sorge um gute Ausbildung sich zu Zukunftsangst steigert, einer fundierten Sorge um ein zukünftiges Auskommen, dann rücken Werte wie Zufriedenheit und Glück automatisch weiter in den Hintergrund.

Gier klingt negativ, und wahrscheinlich würden die meisten von uns für sich in Anspruch nehmen, auf keinen Fall gierig zu sein. Und dennoch haben wir es mit einem kollektiven Phänomen zu tun, das zur Grundausstattung des Menschen gehört. Wir haben es in der Hand, unseren Kindern zu vermitteln, wie man mit der eigenen Gier umgeht. Normalerweise sind Kinder intrinsisch, das heißt aus sich heraus, satt, wenn sie genügend zu Essen bekommen, und nur, wenn Essen als Kompensation für etwas anderes steht oder sie die falschen Vorbilder mit der falschen Ernährung haben, essen sie über ihr Hungergefühl hinaus. Das gilt auch für andere Bereiche des Lebens.

Unsere Aufgabe ist es, den Kindern vorzuleben, wie man sich beschränkt, ohne zu »hungern«, wie man verzichtet (ohne dies künstlich zu übertreiben!), wie man einerseits die eigene Gier so »füttert«, dass sie immer ein klein wenig gesättigt ist und andererseits die Zügel in der Hand behält, ohne dass die Kräfte des Gewinnstrebens und der ständigen materiellen Befriedigung mit einem durchgehen.

Ohne den beständigen Motor nach mehr stehen die Räder irgendwann still, prophezeien uns die Wirtschaftswissenschaftler. Gleichzeitig denken sie darüber nach, wie mit den Grenzen von Wachstum umgegangen werden kann, wie Konzepte des Teilens (Sharing) zu wirtschaftlichen Prinzipien werden können und nicht immer nur der Gegenwert in Euro zählt, sondern auch die Gegenleistung. Längst gibt es spannende Projekte, Untersuchungen und Theorien über kreative und flexible Anreizsysteme, die sich nicht nur aus dem bloßen Mehr speisen.

Wir alle sind aufgerufen, uns für eine Zukunft einzusetzen, die für unsere Kinder lebbar ist und in der das Prinzip Leistung nicht das einzige und wirksamste Prinzip gesellschaftlichen Lebens ist. Wenn mehr Vielfalt möglich ist, verringert sich die Gefahr des Ausbrennens – abgesehen davon, dass es der seelischen Gesundheit insgesamt zugutekommt. Dem »markengierigen« Kind lediglich den Kauf zu verweigern, wird die Gier nicht zügeln. Gemeinsam mit dem Kind nach Alternativen zu suchen, nach einem eigenen Stil und es darin zu unterstützen, lässt schnell eine Befriedigung an die Stelle der Gier treten, mit der sich die Markensucht erledigt hat (bis zum nächsten »Anfall«). Unbefriedigte Gier ist stressig und erhöht die Geschwindigkeit im Hamsterrad sowie das Gefühl, sich anstrengen zu müssen, weil am eigenen Selbst immer etwas fehlt. Gierige Menschen und nach Bestnoten gierende Schüler sind schneller ausgebrannt als Kinder, denen es erlaubt ist, ihren Talenten entsprechend ihr Profil zu schärfen.

Und wie gierig – nach Erfolg, nach Geld, nach Anerkennung – es in der Familie zugeht, haben wir Eltern in der Hand.

Inseln der Gemeinsamkeit

Wenn ich mit Familien zusammensitze, lasse ich mir oft erzählen, wer wann zu Hause ist und welche Gemeinsamkeiten es gibt. In vielen Familien gibt es noch nicht einmal gemeinsame Mahlzeiten, geschweige denn andere Aktivitäten. Mit Aktivität ist nicht unbedingt gemeint, dass man gemeinsam etwas unternimmt. Weniger ist in solchen Fällen manchmal mehr, sage ich meinen Familien oft. Es geht gar nicht darum, eine gemeinsame Unternehmung in die Ferne zu starten, es genügt, sich im Wohnzimmer zu treffen, um einfach beieinander zu sein. Altersabhängig werden Kinder erwarten, dass man gemeinsam etwas spielt, und natürlich gehören Gesellschaftsspiele zum täglichen Miteinander einer Familie dazu. Wenn die Kinder älter sind, ist ein Gespräch – nicht aufgezwungen! –, ein nebeneinander Lesen oder Teetrinken viel Gemeinsamkeit.

Wenn es Eltern gelingt, darauf zu achten, wo sich Schnittmengen gemeinsamer Interessen ausbilden, die zusammen oder auch in Teilbesetzungen der Familie gelebt werden können, geht es nicht mehr um viele Stunden, sondern um die Qualität und Intensität des Zusammenlebens. Oft höre ich von Kindern geschiedener Eltern, dass sie bei allem Schmerz die neue Regelmäßigkeit im Kontakt zum Vater genießen und das Gefühl haben, er stand noch nie so verlässlich und ausschließlich zur Verfügung.

Familien mit gelebter und zufriedener Gemeinsamkeit sind ein Ort der Sicherheit und eine Prophylaxe gegen Burnout. Verlässlichkeit in der Beziehung lautet die »Zauberformel«, und dann kann weniger manchmal mehr werden, wenn die Begegnungen, die stattfinden, eine hohe Zuverlässigkeit und Intensität haben.

Urlaub

Sosehr Urlaube Highlights des Jahres für viele Familien sind, so sehr sind sie immer wieder Kumulationspunkt von extremen Konflikten und Enttäuschungen. Dies hängt damit zusammen, dass einerseits große Hoffnungen auf Gemeinsamkeit und ein harmonisches Familienerlebnis mit den unterschiedlichen Erwartungen der einzelnen Familienmitglieder kollidieren. Wenn dann noch alle abgehetzt und erschöpft losfahren, ist die Wahrscheinlichkeit groß, dass das Gegenteil des Erhofften eintritt. Dann folgt auf die Enttäuschung schnell der Streit, und alle freuen sich darauf, wieder in den grauen Alltag entfliehen zu können. Nicht selten gelingt es Eltern nicht gut, die Wünsche und Bedürfnisse ihrer Kinder bei der Auswahl des Ortes und der Art der Ferien zu antizipieren. Ferienplanung ist eine gute Metapher, in der sich die Fähigkeit einer Familie zeigt, tatsächlich Inseln der Gemeinsamkeit entstehen zu lassen. Irgendwann in der Adoleszenz geht es natürlich darum, anzuerkennen, dass die Inseln nicht mehr in dieser Form existieren.

Laura (4)

Die Eltern von Laura kommen zu mir, nachdem ein gemeinsamer Urlaub auf einer kanarischen Insel »komplett gescheitert« ist, wie die Eltern berichten. Laura ist das jüngste von vier Kindern im Alter zwischen vier und zwölf Jahren, zwei Jungen und zwei Mädchen. Laura war schon immer »launisch« und empfindlich, aber in diesem Urlaub hat sie es geschafft, dass alle schlecht gelaunt und gereizt wurden, weil sie viele Situationen des täglichen Lebens im Hotel gesprengt hat. So gab es nie das richtige Essen für sie, die Sonnenmilch war in der falschen Reihenfolge aufgetragen, das Poolwasser zu kalt, der Koffer in der falschen Reihenfolge gepackt ... Es gab nichts, was nicht schieflaufen konnte. Und dann war Laura nicht nur schlecht gelaunt, sondern verbreitete mit ihrer Unzufriedenheit und ihrem Geschrei für alle Anspannung. Vor allem: Nichts half! Die Geschwister wendeten sich bald ab von ihrer kleinen zickigen Schwester und suchten so gut es ging im Hotel das Weite, und die Eltern waren angestrengt, stritten sich über die richtige Erziehung für Laura und hörten von den anderen Kindern und bald auch von den anderen Gästen, was für ein verzogenes Kind sie hätten. Bald war es zu viel, und die ganze Familie reiste genervt wieder ab.

Laura hat eine affektive Dysregulation, die Diagnose ist uns schon öfter begegnet.

> Affektive Dysregulation
>
> Es gibt Kinder, die – manchmal von Geburt an – darunter leiden, dass sie Gefühle (Affekte) nicht gut steuern können. Im Säuglingsalter kann sich das dadurch äußern, dass die Kinder sogenannte Regulationsstörungen haben, Schreibabys sind oder unter Fütterstörungen leiden. Wenn die Kinder älter sind, äußert sich diese Erkrankung in Form von extremer Empfindlichkeit z. B. in Bezug auf Wechselsituationen (vom Schlafanzug in die Jeans, von drinnen nach draußen, von zu Hause in die Schule etc.) oder auf normale Anforderungen. Die Kinder wirken dann so, als würden sie ständig Wutausbrüche haben oder sich verweigern. Dahinter steckt aber die Unfähigkeit, mit für andere Kinder normalen Gefühlen der Frustration, der Freude, der Enttäuschung und anderen mehr umzugehen.

Das bedeutet auch bei Familie L, dass weder Laura noch die Eltern etwas dafür können, sondern dass nur ein besonders fürsorglicher Umgang Laura helfen kann. In diesem Fall hätte es bedeutet, einen anderen oder vielleicht noch besser: keinen Urlaub im Sinne von Wegfahren zu planen.

Zugegebenermaßen ist die Geschichte von Familie L ein extremes Beispiel. Und nicht jedes Kind, das mal empfindlich ist, bekommt gleich die Diagnose einer affektiven Dysregulation. Wenn es um Inseln der Gemeinsamkeit geht, dann wirken diese Inseln nur dann positiv, wenn es tatsächlich um Gemeinsamkeit geht. Das bedeutet, dass Eltern die Wünsche und Notwendigkeiten ihrer Kinder antizipieren müssen, fürsorglich herausfinden sollten, was ihnen guttut – und sie sich die Frage stellen, ob es sich mit den eigenen Wünschen nach Erholung deckt.

Inseln der Gemeinsamkeit sind im Alltag noch wichtiger als im Urlaub. Allein das gemeinsame Wegfahren hat für sich schon einen Erholungswert. Im Alltag herauszufinden, in welcher Form Gemeinsamkeiten stattfinden, ist viel schwerer, weil alle mit ihrer Arbeit und Schule beschäftigt sind. Dabei muss sich das Gemeinsame nicht auf Freizeitaktivitäten beziehen. Für Kinder gibt es diese Trennung zwischen Arbeit und Freizeit sowieso nicht in derselben Form wie für Erwachsene. Eine gemeinsame Aktivität im Garten oder in der Küche kann genauso viel bewirken wie gemeinsames Spielen – wenn es nicht verordnet ist, sondern eine freiwillige interessante Tätigkeit für alle Beteiligten bleibt.

Wenn es gelingt, Inseln der Gemeinsamkeit im Alltag einer Familie herzustellen, können erholsame und spaßbringende Momente für alle entstehen. Sie sind damit automatisch präventive Maßnahmen gegen jede Form von Ausbrennen. Gemeinsam mit den Eltern in dieser Weise ausgefüllt zu sein und gesehen zu werden – das sind Dimensionen, die präventiv helfen können gegen Stress und Erschöpfung. Spaß und Freude sind Vitaminspritzen gegen das Burnout.

Mit Grenzen leben lernen

Schon wieder so ein Wort, bei dem man nur negative Assoziationen hat: die depressive Position (in Anlehnung an Melanie Klein, Psychoanalytikerin 1882–1960). Kurz beschrieben, ist damit gemeint, dass ein Kind im Laufe seiner Entwicklung verschiedene Phasen durchläuft, von denen die depressive Position die reifste aller möglichen ist. Mit dieser Position ist das Kind in der Lage, eigene Grenzen altersgerecht anzuerkennen und sich damit abzufinden, dass nicht alles möglich ist. Natürlich finden im Laufe des Lebens ständige Anpassungsprozesse statt, und man wird auch unter Erwachsenen Menschen finden, die in ihrer narzisstischen Entwicklung auf einer unreiferen Stufe steckengeblieben sind, so dass sie sich durchgehend überschätzen, sehr intensiv auf Anerkennung von außen angewiesen sind und eben nicht verzichten können.

Weil das so ein wichtiger Begriff bleibt, möchte ich das gerne etwas ausführlicher beschreiben: Das menschliche Leben ist durch Begrenzung gekennzeichnet. Auch wenn ein heranwachsendes Kind erlebt, dass es immer mehr kann, so muss es gleichzeitig auf immer mehr verzichten. Die Fähigkeit zur Selbstbestimmung wird eingetauscht gegen den Verzicht auf das Versorgtwerden. Erwachsen werden heißt also auch, ein »manque à être« zu spüren, wie es der französische Psychoanalytiker Jacques Lacan (1901–1981) bezeichnet hat, also einen »Mangel am Sein«. Damit ist gemeint, dass sich jede neu erworbene Fähigkeit mit der Aufgabe eines Versorgtwerdens verbindet.

Verzicht ist eine wichtige Fähigkeit des Menschen, die der Gier entgegengesetzt werden kann – und muss.

Kinder und Verzicht

Besonders intensiv müssen sich Menschen mit der Frage des Verzichts auseinandersetzen, wenn sie Kinder bekommen möchten. Kinder zu haben heißt verzichten. Das ist ganz konkret und bezieht sich auf Kontakte mit Freunden, auf den eigenen Schlaf, auf die Selbstbestimmung am Abend, aber auch in einem weniger materiellen Sinn auf eigene Bedürfnisse im Allgemeinen.

Manchmal fällt es Eltern nicht leicht, auf diesen Verzicht authentisch einzugehen und die Kinder nicht bei jeder Gelegenheit spüren zu lassen, wie schwierig und anstrengend der Verzicht ist. Wer allerdings den Verzicht aktiv bewältigt, lernt schnell, wie viel er dafür von den Kindern zurückbekommt.

Auch Kinder müssen verzichten, allein dadurch, dass sie nie alles können. Wenn sie sich mit anderen Kindern messen – und das geschieht schon im Kleinkindalter, später dann in der Schule allerdings in viel messbarerer Form –, wird ihnen ständig bewusst, wo ihre Möglichkeiten und Fähigkeiten sind und auf welche Erfolge sie wohl verzichten müssen.

Diese Art von immateriellem Verzicht schmerzt oft mehr, als wenn ein Kind auf Markenkleidung verzichten müsste, auf eine Äußerlichkeit. Daher ist es weder hilfreich noch sinnvoll, die Kinder beständig zum Verzicht anzuhalten.

Kinder, die erleben, dass ihre Bedürfnisse liebevoll und fürsorglich aufgegriffen werden, müssen nicht mit ständig neuen Forderungen gegenhalten. Versorgte, also in ihren seelischen Bedürfnissen satte Kinder haben keinen übermäßigen Hunger. Kinder, die immer wieder darauf hingewiesen werden, dass sie zu viel wollen und sich endlich beschränken sollen, werden jedoch in dem Gefühl der Unterversorgung verharren und ständig neue Forderungen stellen – und am Ende hungrig bleiben. Das hektische »Mehr-Mehr« von Kindern ist anstrengend für alle Beteiligten. Wem es gelingt, Verzicht als psychische Leistung vorzuleben, und wer es seinem Kind beibringen kann, dass in der Begrenzung nicht nur Kränkung steckt, sondern auch eine Befreiung aus dem Hamsterrad, eine Möglichkeit zur Entspannung und zum Genuss, der führt es auf einen Weg zu mehr Selbstsicherheit und Stressresistenz. Die Eltern, die ihren Kindern vorleben, dass sie nie gut genug sind in allem, die treiben das Rad an, erhöhen beständig die Geschwindigkeit, weil es ja nie reicht, was sie tun, und erzeugen dadurch Stressvulnerabilität, also eine große Anfälligkeit statt Widerstandsfähigkeit bei sich und ihren Kindern.

Entspannung

Das sagt sich so leicht: »Entspann dich!«, ist aber im Alltag oft schwer herzustellen. Hilfreich auch für Kinder sind Entspannungsverfahren wie Yoga, Autogenes Training, Progressive Muskelrelaxation u. a. m. Wichtig ist, dass nicht der Termin dafür als solcher schon wieder Stress auslöst. Viele Übungen kann man getrost zu Hause anwenden, wenn man vertraut damit ist. Da viele Erwachsene leider davon ausgehen, dass Kinder von Natur aus nicht verspannt sein können, wird z. B. Massage gar nicht oder erst sehr spät verordnet.

Entspannung kann sich einstellen, wenn man abends noch Zeit hat, das Einschlafen zu begleiten. Sei es durch Vorlesen bei den jüngeren oder Gespräche mit den älteren Kids. Gerade beim Einschlafen ist die Stimmung aus sich heraus schon entspannter, und es werden Dialoge möglich, die am Tag nur schwer zustande kommen.

Es lohnt sich, für und mit seinem Kind über Entspannungsstrategien nachzudenken und diese umzusetzen. Leider kranken solche Pläne nach kurzer Zeit daran, dass sie wieder in Vergessenheit geraten, deshalb ist es wichtig, möglichst feste Rituale oder Termine einzuführen, die für alle verbindlich sind. Und was ganz wichtig ist: keine Entspannung auf Krampf. Nicht jede Methode eignet sich für jedes Kind. Manchmal ist eine entspannte Haltung (wie im Urlaub) viel effektiver als verordnete Entspannungsverfahren. Am besten ist es, wenn es einer Familie gelingt, herauszufinden, wie und womit der Stress reduziert werden kann. Gar keinen Stress mehr zu wollen kann allerdings auch wiederum ein Stressgefühl hervorrufen – deshalb gibt es immer nur individuelle Lösungen.

Burnout, das Prinzip Leistung und unsere Verantwortung

Es ist unzweifelhaft: Burnout bei Kindern nimmt zu. Und die Erkrankung steht in einem direkten Zusammenhang mit dem von unserer Gesellschaft, von jedem Einzelnen gelebten Prinzip Leistung. Meine Forderung: Wir müssen Verantwortung übernehmen. Dafür, dass Burnout bei Kindern rechtzeitig erkannt und behandelt wird. Dafür, dass wir für Bedingungen streiten, unter denen Burnout weniger vorkommt. Dafür, dass jede Familie fürsorglich Lebensbedingungen schafft, die präventiv gegen Burnout wirksam sind.

Ganz konkret gilt es, ein paar Regeln zu beachten. Die erste lautet: Übersehen Sie Symptome der Erschöpfung oder der Erschöpfungsdepression bei Ihren Kindern nicht. Scheuen Sie sich nicht, rechtzeitig fachärztliche und/oder psychotherapeutische Hilfe aufzusuchen. Nehmen Sie die Symptome ernst, die Sie, die Mutter, als Expertin (!) für Ihr Kind wahrnehmen. Lassen Sie sich nicht abspeisen mit Sätzen wie »Das wächst sich aus« oder »Sie haben eben ein übersensibles Kind«. Befragen Sie Ihr Kind in Ruhe und möglichst differenziert. Geben Sie Ihrem Kind vertrauensvoll die Medikamente, die ein anerkannter Kinderpsychiater verordnet hat, aber fordern Sie nicht von ungeschulten Medizinern »ruhigstellende« Mittel ein.

Die zweite Regel: Schauen Sie auf sich selbst und die ganze Familie. Analysieren Sie eigene Verhaltensweisen, achten Sie darauf, was für ein Vorbild Sie selbst abgeben. Machen Sie sich bewusst, welche Werte Sie vermitteln – wollen. In welche Richtung soll Ihr Kind sich entwickeln? Entspricht das Ihrem Kind? Tatsächlich?

Die dritte Regel: Nehmen Sie die Umgebung Ihres Kindes

ernst. Erwarten und verlangen Sie von allen Professionellen, die in Ihrem Auftrag mit Ihrem Kind beschäftigt sind, dass sie sich mit derselben Wertschätzung und Aufmerksamkeit um Ihr Kind kümmern, wie Sie selbst es dem Kind gegenüber, aber auch wie Erwachsene das normalerweise untereinander tun. Scheuen Sie nicht den Dialog mit Lehrern, Trainern, Ärzten und Psychotherapeuten. Streiten Sie für Ihr Kind! Erfüllen Sie den Begriff Fürsorge für sich mit Leben.

Die vierte Regel: Sorgen Sie für ausreichend Anregung und Entspannung, für Spaß und Freude, für Nachdenklichkeit und Übermut, für Leistung und Lernfreude. Leben wird lebendig, wenn Abwechslung und Gegensätze gelebt werden können.

Was aber tun, wenn ein Kind bereits auszubrennen droht?

Ausgebrannte Kinder brauchen Pflege und Nachsicht. Bis sie wiederhergestellt sind, können sie nur verständnisvoll und mit Rücksicht begleitet werden. Sie müssen wieder zu Kräften kommen, ihre Zuversicht neu entdecken, bis »der Verband gelockert werden kann« und Luft und Sonne die Wunde weiter heilen lassen. Einer sichtbaren Verletzung des Körpers gegenüber sind wir als Gesellschaft oft sehr viel geduldiger. Ich würde es gerne sehen, wenn wir die Zeit, die wir Knochenbrüchen zum Heilen geben, auch der seelischen Heilung schenken könnten. Und wie wir nach dem Knochenbruch das Laufen wieder lernen, so geht es nach der Heilung vom Burnout darum, die Kinder neu zu begleiten, zu entdecken, wie das spezifische Anforderungsprofil und Förderungsprofil für das jeweilige Kind aussieht.

Wenn es uns gelingt, in diesem Sinn eine fürsorgliche Verantwortung für unsere Kinder zu übernehmen, dann werden sie es uns mit ihrem wunderbaren Wesen danken – und uns zeigen, welche Wege es noch gibt in der Welt. Einer Welt, die dann hoffentlich mehr zufriedene und weniger gestresste Kinder hervorbringt. Das wird Zeit brauchen, aber es lohnt sich, den Wertewandel einzufordern und selbst zu leben. Im Interesse unserer Nachkommen. Ein indianisches Sprichwort lautet: »Wir haben die Welt nur von unseren Kindern geliehen.« Es beeindruckt mich immer wieder, wie weise dieser Satz ist. Er geht nämlich nicht – wie vielleicht viele von uns – davon aus, dass wir die Welt für unsere Kinder bereiten, ihnen selbstgefällig das Tor zur Welt öffnen, sondern dass wir, denen uns noch weniger Zeit auf dieser Welt verbleibt als unseren Kindern, in der unmittelbaren Verantwortung von »Entleihern« stehen, die verpflichtet sind, das geliehene Gut unbeschadet und gepflegt wieder zurückzugeben. Wenn es uns gelingt, die Welt, die Werte in ihr, immer darauf auszurichten, was unsere Kinder brauchen, um ein gutes Leben zu haben, dann würden wir bestimmt manches anders machen. Auf keinen Fall würden wir diese Kinder ausbrennen lassen und in ein Burnout treiben. Immerhin geht es unmittelbar darum, dass auch unsere Kinder wieder Kinder zur Welt bringen wollen und werden. Und auf diese Enkel sollten wir uns freuen können.

Nachwort

Burnout ist eine ernst zu nehmende Krankheit unserer Zeit. Jetzt ist sie auch bei unseren Kindern angekommen. Die Burnout-Kids sind nicht mehr zu übersehen.

»Ich kann nicht mehr!«, »Ich weiß nicht, wie ich das schaffen soll«, »Ich bin erschöpft, traurig, und mein Leben ist sinnlos geworden« – das sind die Sätze, die ich von Kindern und Jugendlichen in meiner Ambulanz höre. Sie befinden sich in einer verzweifelten Lage und wissen keinen Ausweg – und ihre Eltern auch nicht. Noch ist es keine große Gruppe von Patienten, aber wir sind gefordert, zu verhindern, dass es immer mehr werden.

Alle Anzeichen sprechen dafür, dass Burnout sich deutlich in das Kindes- und Jugendalter vorschiebt. Und die Verantwortung dafür tragen wir Erwachsenen.

Es gibt keine einzelne Ursache dafür. Wir müssen zurückblicken in unsere jüngere Vergangenheit, die immer noch ihren Ursprung hat in den Folgen des Zweiten Weltkriegs und den gesellschaftlichen Strukturen des Aufbaus. Diese Zeit, die durch die (Ur-)Großeltern repräsentiert wird, ist gekennzeichnet durch Schuld und Verleugnung. Schuld durch die nationalsozialistische Zerstörung von Ländern und die Ermordung von Millionen von Menschen und Verleugnung im Wiederaufbau und in der Anhäufung von Schulden, die der jetzigen und den nächsten Generationen noch auf den Schultern liegen. Die Schuld und die Verleugnung sind nicht nur kollektive Phänomene, sondern sie finden ihren Niederschlag in Familiendynamiken. Dann vermitteln sich Schuld und Verleugnung über die Elterngeneration als ein Gefühl der Anstrengung und des Getriebenseins an die Enkel, die plötzlich scheinbar ohne Grund gestresst sind und ausbrennen bis zur Erschöpfungsdepression. Burnout wird zum Familienerbe und sich transgenerational fortsetzen von Generation zu Generation. Die Großeltern sind in der Regel nicht behandelt worden – und haben ihr Erbe unbewusst weitergereicht.

Die historischen Gründe werden flankiert von einer Fülle von Ursachen in unserer Gegenwart, und darauf haben wir Einfluss, hier gilt es, etwas zu ändern. Unsere Gegenwart ist gekennzeichnet von einer durchökonomisierten Welt, in der es um die Maximierung von Konsum und monetären Werten geht. Familien geraten in eine Ökonomiefalle, in der es immer um »mehr« geht und nicht um Qualität und Sinn. Egal, ob Hartz IV oder Prachtstraße: Die Ökonomie bestimmt alles. Und wir wundern uns dann, wenn die Kids den Äußerlichkeiten, etwa der Designerjeans, hinterherrennen. Die Jagd nach den »Werten« in Form der neuesten Mode wird zur Hetze, zum Marathonlauf, der kein Endziel hat. Und die jugendliche Shoppingqueen wird zum erschöpften Model auf dem täglichen digital begleiteten Catwalk – vergeblich auf der Suche nach Sinn und Wert, bis auch sie erschöpft und depressiv nicht mehr weiterkann. Die Ursache liegt nicht im Angebot, sondern in der Nachfrage der Kids, denen wir nicht vorleben, wie andere Werte entstehen können. Stattdessen lehnen wir uns innerlich zurück und schauen tatenlos zu, wie sie irgendwann ein Burnout haben. Das sollten wir ändern!

Familien sind wie Unternehmen, in denen alles klappen muss. Maximale Organisation ist die Devise, und wenn jemand ausfällt, ist die Katastrophe da. Eltern sind angestrengt und maximal darum bemüht, ihren Kindern beste Bedingungen zu liefern. Der Verzicht, den Kinder natürlicherweise mit sich bringen, wird kompensiert durch hohe Ansprüche an sich selbst – und an die Kinder. Eine Flut von Ratgeberliteratur macht nicht kompetenter, sondern angesichts der Fülle an widersprüchlichen Hinweisen vergrößert sich die Ratlosigkeit – unmittelbar den Kindern durch Eltern und Medien weitervermittelt. Ratlosigkeit ist jedoch kein guter Begleiter, wenn man weniger anfällig gegen Stress sein möchte.

Wir präsentieren unseren Kindern eine zersplitterte Welt: Auf der einen Seite unsere maximalen Bemühungen um das Wohl unserer Kids, um Demokratie und Frieden – und auf der anderen Seite religionsbasierte, in unseren Augen unglaubliche Destruktion und dazu ein Wiederaufflammen des Kalten Krieges. Es scheint, als wollten wir den endgültigen Beweis dafür liefern, dass wir nicht friedensfähig sind. Das aber hat Auswirkungen auf unsere Kinder, die wir weltweit damit ängstigen, traumatisieren und denen wir im Aufwachsen vermitteln, dass die ganze Anstrengung vermutlich sinnlos sein wird.
Anstrengung aber ist eine Grundlage für Burnout, genauso wie Frust und das Gefühl, nichts ausrichten zu können.

In unserem Umfeld, auf das wir direkten Einfluss zu haben scheinen (zumindest sagen wir das den Kindern gerne), sind es die Mütter, die sich anstrengen, alles miteinander zu vereinbaren: die eigene Karriere, den Beruf, den Zuverdienst, dazu die Anforderungen an Frühförderung, die maximale Ausschöpfung der kindlichen Fähigkeiten und Talente. Diese Mama-Logistik findet ihren Niederschlag u. a. im Mama-Shuttle und der unersetzlichen Mama-Nachhilfe. Ohne diese unglaubliche Leistung der Mütter, die von unserer Gesellschaft nicht angemessen honoriert wird (auch dieser Frust der Mütter teilt sich den Kindern mit), würde »in Sachen Kinder« nichts laufen. Und die Mütter sind mit der Abwehr des eigenen Burnout beschäftigt: Es bleibt ihnen gar nichts anderes übrig, als ihren Kindern ein Modell des erschöpften

Ausgebranntseins vorzuleben. Das andauernde schlechte Gewissen dieser Mütter verstärkt den Kreislauf, der das Hamsterrad in den Köpfen der Kinder antreibt.

Um Eltern und Kids herum hat sich die digitale Welt etabliert, die mit ihren extrem narzisstischen Zuordnungen dafür sorgt, dass unsere Kids atemlos und gehetzt vor den Smartphones und Tablets sitzen, um keine Nachricht zu verpassen und mit Milliarden von Selfies zu dokumentieren, dass sie da sind, dass sie wichtig und hübsch sind. Digitale Medien sorgen weder für Dummheit noch für Vereinsamung. Doch wir Erwachsenen haben ein Umfeld geschaffen, in dem die Digitalisierung zum Leben unserer Kids dazugehört, und wir können diese Medien nicht einfach wieder abschaffen, zumal wir sie selbst intensiv nutzen. Wir sind allerdings gefordert, einen guten Umgang mit den digitalen Medien vorzuleben, ohne den einfachsten Weg zu gehen und zu versuchen, durch Verbote zu regulieren, was wir bei uns selbst nicht eindämmen können.

Trotz allem Wenn und Aber bleibt die Familie auch in unserer Zeit ein Ort der Sicherheit, der Fürsorglichkeit und der gegenseitigen Liebe. Wie eine Festung mutet sie an gegen die weltweite Destruktion und Traumatisierungsgefahr. Doch diese Sicherheit ist brüchig, weil immer mehr Eltern ausbrennen und erschöpft sind – und sie dies an ihre Kinder weitergeben.

Kindheit ist ohne Schule nicht denkbar. Schule sollte ein Ort des motivierten, neugierigen und zufriedenen Lernens sein: Wir sind so weit davon entfernt, dass der Lernzustand (nicht: der Wissenszustand) unserer Kinder einer Bankrotterklärung des Schulsystems gleichkommt. Enttäuschte, demotivierte und pessimistische Kinder berichten mir täglich von Lehrern, die insbesondere am Gymnasium alle Verantwortung für den

Lernerfolg auf die Kinder abwälzen, statt sich selbst zu hinterfragen. Dann sind die Kids aber spätestens mit dem Eintritt in die Oberstufe davon überzeugt, dass ein Abitur jenseits von 1,5 ein schlechtes Abitur ist. Der Druck steigt immens, und niemand – außer Mama – hilft auch nur ansatzweise bei der Bewältigung. Vor fünf Jahren waren das die ersten Burnout-Kids, die in meiner Ambulanz auftauchten: die erschöpft-depressiven Jugendlichen, die mit einer Fünfzigstundenwoche versuchten, ein gutes Abitur zu erreichen. Heute werden die Patienten immer jünger, und ich habe Kinder vor mir, die schon am Ende der Grundschule in Stress geraten, weil sie unbedingt den Übergang auf das Gymnasium schaffen »wollen«. Ein Übergang, der nicht gut begleitet ist und zu einem Lernschock führt. Die Kids lernen eines dabei: ein Gefühl des Ausgeliefertseins, eine Einsamkeit im Ringen um die von uns, der Gesellschaft, gewollte Perfektion. Und von Seiten der Lehrer gibt es auch bei größter Anstrengung selten Lob, es fehlt an Wertschätzung, an Anerkennung für diese enorme Leistung. Spätestens von diesem Moment an werden die Kids von der Wahrnehmung begleitet, nie zu genügen, egal, wie sehr sie sich anstrengen. Unsere – und ich wähle bewusst das Wort »unsere«, weil wir als Erwachsenengesellschaft tatenlos zusehen – Pädagogik ist eine Pädagogik der Demotivation, der Enttäuschung und der Destruktion von Selbstbewusstsein, die entscheidend dazu beiträgt, dass Kinder ausbrennen.

Zusammengenommen ist es das Prinzip Leistung, das mit maximaler Ökonomisierung bis in den letzten Familienwinkel hinein und mit einer Vermittlung falscher Werte – flankiert von einer Pädagogik des Mittelalters – dafür sorgt, dass Burnout DAS Phänomen unserer Zeit geworden ist. Wen wundert es da, dass es sich konsequent auf die Kids überträgt?

Auch wenn die gesellschaftlichen Bedingungen nicht ohne weiteres zu verändern sind: Analysieren Sie Ihre eigene Situation für sich, Ihre Familie und Ihre Kinder. Stellen Sie fest, in welcher Situation sich die Familie befindet. Welche Werte vermitteln Sie wirklich? Wer braucht in der Familie was? Stellen Sie die Möglichkeit zu authentischer, liebevoller Begegnung her und lassen Sie diese zum bestimmenden Faktor werden. Pflegen Sie innerfamiliäre Dialoge, sie sind hilfreich für Ihre Kinder wie für Sie. Sorgen Sie für Entspannung, für Eu-Stress, guten Stress, und für Spaß am Lernen. Kämpfen Sie für Ihre Kinder in der Schule. Suchen Sie den konstruktiven Dialog mit den Lehrern. Fordern Sie ein, was Ihnen wertvoll ist.

Scheuen Sie sich aber auch nicht, rechtzeitig bei Ihrem Kind Anzeichen von Burnout anzuerkennen. Vertrauen Sie darauf, dass Sie als Eltern die Experten für Ihr Kind sind. Suchen Sie rechtzeitig professionelle Hilfe, sei sie fachärztlich kinder- und jugendpsychiatrisch oder psychotherapeutisch. Wenn es notwendig wird: Enthalten Sie Ihrem Kind keine Medikamente vor.

Unterstützen Sie Ihr Kind dabei, herauszufinden, welche Anforderungsprofile tatsächlich hilfreich sind, was im Kalender vorkommen muss – was aber auch nicht. Schaffen Sie Inseln der Gemeinsamkeit. Seien Sie fürsorglich – ohne sich selbst und die übrige Familie dabei zu vergessen. Verhindern Sie die Burnout-Kids.

Unsere Kinder sind wunderbar. Sie haben sich in den letzten dreißig Jahren mehrheitlich zu selbstbewussten, reflektierten, unglaublich liebenswerten Kindern und Jugendlichen entwickelt, die in zutiefst anrührender Weise um ihren Weg in das Leben ringen und sich maximal anstrengen. Sie wollen uns Geschenke machen, indem sie gut sind in der Schule – einer Schule, die mit dazu beiträgt, dass sie ausbrennen und erschöpft in den Ambulanzen auftauchen und behandelt werden müssen. Wir alle sind verantwortlich dafür, dass wir unsere Kids in die Mühlen werfen, denen wir selbst entkommen möchten. Mühlen, die Seelen zermahlen und blasse, angestrengte und am Ende ausgebrannte Kinder ausspucken.

Wir müssen streiten. Für unsere Kinder. Dazu brauchen wir dringend eine Wertediskussion: Welche Werte wollen wir vermitteln? Was für Lehrer mit welcher Pädagogik brauchen unsere Kids? Wollen wir das Prinzip Leistung in der Form, in der wir es derzeit unseren Kindern – und uns – zumuten? Wie wachsen zufriedene, lernbegierige Kinder heran? Wie können wir auch als Gesellschaft die Burnout-Kids verhindern?

Dieses Buch liefert erste Antworten. Aber ich möchte viel mehr, ich möchte sensibilisieren, aufrütteln und eine Diskussion anstoßen. Unsere Kinder sollen fürsorglich begleitet werden, stressresistent sein und rechtzeitig signalisieren, wenn etwas zu viel für sie wird. Kinder, die fraglos allen Leistungsanforderungen nachkommen, werden keine kritischen Gestalter der Welt. Unsere Kinder sollten gerne lernen und gerne zur Schule gehen. In einer Welt, die nicht atemlos fragwürdigen Werten hinterherjagt und die Kinder von einer Hürde zu nächsten hetzt.

Es ist unsere Aufgabe, die Entstehung von Burnout-Kids zu verhindern. Sie sind das Thermometer, das uns anzeigt, dass wir ein zu hohes Tempo gehen, dass das Fieber zu hoch ist. Wir müssen das Fieber senken. Wadenwickel helfen nicht mehr.

Der Befund, dass Burnout bei unseren Kindern angekommen ist, sollte uns alle aufrütteln, ob wir selbst Eltern sind oder nicht. Es sind nicht etwa überempfindliche Kinder, die am Anspruch unserer Wirklichkeit scheitern, sondern die von uns zu verantwortenden Lebens- und Lernbedingungen zeigen Folgen.

Dieses Buch macht den ersten Aufschlag. Die Gedanken und Analysen darin sind unfertig, sie können und sollten weitergedacht werden. Grundlage der Diskussion sein. Streiten wir alle um den besten Weg. Der Befund hingegen ist unstrittig. Er macht deutlich, wie sehr uns unsere Kids brauchen. Sie brauchen Eltern und Erwachsene, die die Diagnose Burnout bei Kindern ernst nehmen. Lassen wir einen Dialog der Kindheit entstehen. Einen Dialog, der die Diskussion und den konstruktiven Streit nicht scheut. Und der vielleicht dafür sorgt, dass Burnout-Kids gepflegt und geheilt werden. Es gibt viele Expertenmeinungen. Sie alle pochen darauf, recht zu haben. Doch viel wichtiger als Rechthaberei ist es, dass wir als Gesellschaft uns in Frage stellen. Damit ein Burnout seltener wird. Lassen Sie uns gemeinsam streiten für die Zukunft unserer Kinder.

Dank

Dank an Dr. Caroline Draeger für das aufmerksame Lesen meines Interviews in der ZEIT, ohne das es dieses Buch nicht gegeben hätte. Dank an sie für geduldig-genaues Korrigieren, kreatives Lenken und freundliches Hinweisen.

Dank an Elisabeth für ihre einmalige und nunmehr schon sehr lange andauernde liebevolle Unterstützung – und fürs Aushalten.

Dank an Vinzenz für visionäres Schulterklopfen.

Dank an Antonia für gemeinsame Hausaufgaben.

Dank an viele tausend Kinder und Jugendliche, die mich immer wieder hineinschauen lassen in ihr Leben, mir vertrauen, mich teilhaben lassen, mir Gedanken und Gefühle schenken.

Dank meinen Mitarbeitern in beiden Kliniken für Vertrauen und Zutrauen.

Dank dem Pattloch Verlag und dem Knaur Taschenbuch Verlag für professionelle Begleitung.

Danke.

Michael Schulte-Markwort

SUPERKIDS

Warum der Erziehungsehrgeiz unsere Familien unglücklich macht

Unsere Kinder leben in einem engen Korsett und nach festem Zeitplan. Dafür sorgen ihre ehrgeizigen Eltern, die eigentlich nur ihr Bestes wollen. Sie machen Wind um die Zukunft der Jungen und Mädchen und vergessen dabei, dass diese den Wirbel ertragen müssen. Doch es gibt Möglichkeiten, eine gesunde Balance zu finden zwischen Fordern und Fördern: Der bekannte Jugendpsychiater Michael Schulte-Markwort zeigt anhand zahlreicher Beispiele, wie das Bestreben nach optimaler Erziehung den Lebensalltag von Eltern und Kindern belastet – und lehrt uns, Kinder und Jugendliche wieder mit offenen Augen zu sehen.

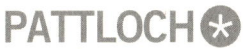